# 공중보건학

안용근 김승겸 박상곤 김현정 송황순  공저

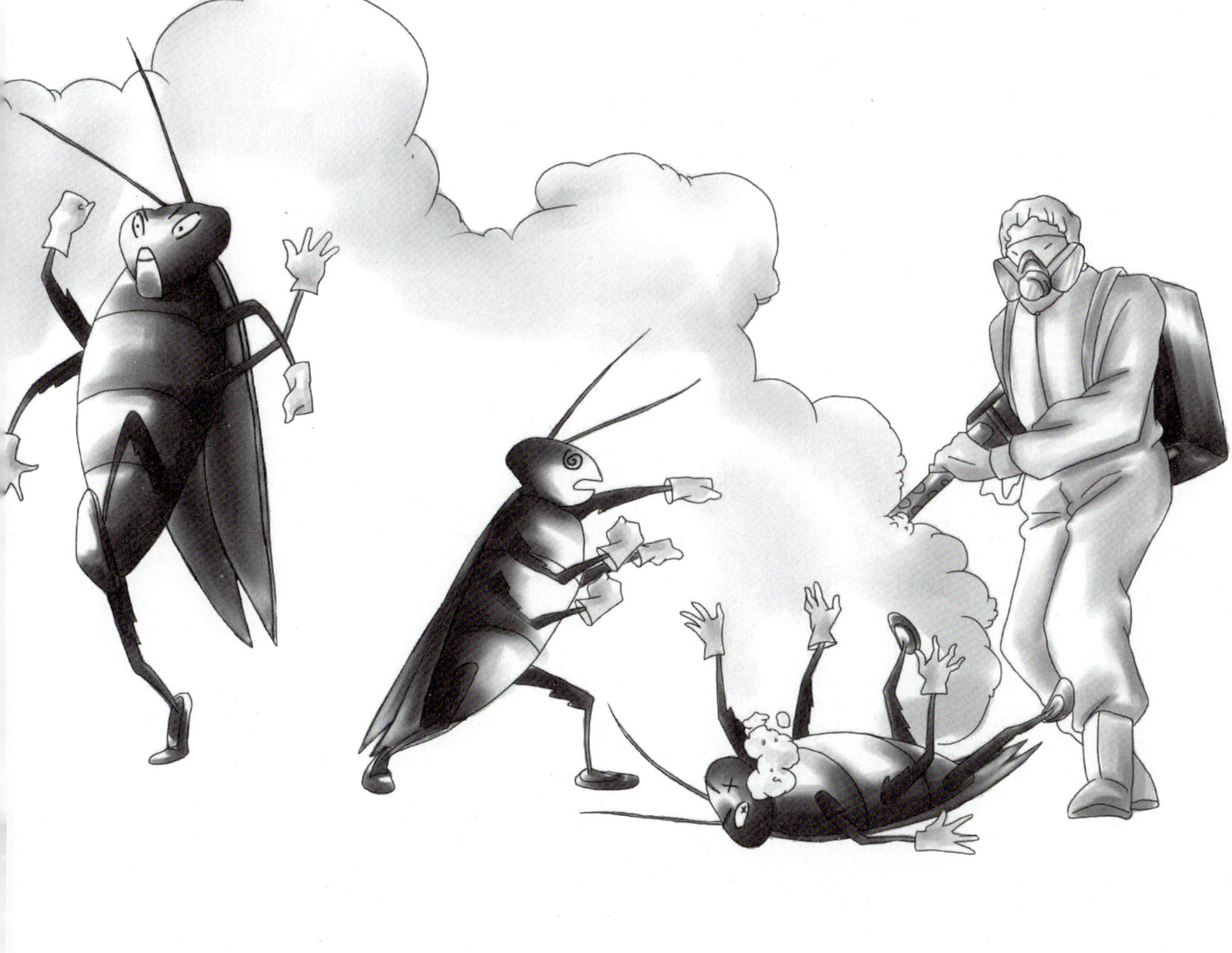

# 머리말

공중보건학은 질병과 위생을 다루며 식품, 간호, 미용, 의학, 약학, 위생 분야에서 널리 배우는 필수 학문으로, 건강의 유지와 증진에 대한 관심이 높아지면서 중요성이 더해 가고 있다.

공중보건학 초판을 발행한 뒤 많은 변화가 있어서 2006년과 2008년에 이어 법규 등 바뀐 내용을 고쳐 2016년에 개정판을 내었다. 그러나 전염병 관련 법이 감염병 관련 법으로 바뀌면서 항목과 범위가 세분 · 확대되어, 다시 전면적인 개정판을 내게 되었다.

이번 개정판에서는 감염병 관련 법뿐 아니라 다른 법과 통계도 최신자료를 담았으므로 본서는 공중보건학 분야에서 가장 최신의 지식을 담은 알찬 책이라고 할 수 있다. 앞으로도 개정되는 관련 법과 시대 상황 변화에 맞추어 새로운 자료를 계속 업데이트할 것이다.

본서가 공중보건 지식을 필요로 하는 독자와 보건의료인 자격 시험에 응시하는 학생의 든든한 길잡이가 될 것으로 믿는다.

끝으로 본 개정판을 낼 수 있도록 하여 준 효일 김홍용 대표께 감사드리며, 세밀하게 교정을 보아 준 편집부에도 감사한다.

2016년 1월

저자 안용근

# 차례

## 제6장 식품위생



## 제7장 소독



## 제8장 공기, 기후 및 일광



## 제9장 옷과 주택



## 제10장 상수



## 제11장 환경오염



## 제12장 하수, 분뇨 및 폐기물 처리



## 제13장 산업보건

## 제21장 보건통계

chapter 1

# 개념

## 1. 정의

공중보건은 집단을 대상으로 공중이 건강하게 생활하게 하는 데 목적이 있다.

전에는 건강은 개인의 책임이라고 하였으나 산업의 발달과 도시화 등으로 인구집중, 빈민촌, 근로자, 상수도 등의 집단 및 지역사회의 문제 때문에 건강을 개인이 책임지는 것은 힘들어서 조직화된 지역사회의 노력으로 달성하지 않으면 안 된다.

Winslow는 공중보건학이란 '조직된 지역사회의 노력을 통하여 질병을 예방하고 수명을 연장하며, 신체적·정신적 효율을 증진시키는 기술이며 과학이다'라고 정의하였다. 조직된 지역사회의 노력에는 환경위생, 감염병 관리, 개인위생의 개별교육, 질병의 조기진단과 예방을 위한 의료서비스의 조직, 건강을 적절하게 유지하는 데 필요한 삶의 표준을 보장하기 위한 사회적 메커니즘의 개발 등이 있다.

## 2. 공중보건학의 범위

공중보건학은 집단을 대상으로 사망률, 이환율 등의 통계자료를 조사하여 보건교육, 질병관리, 환경위생관리, 영양관리 등을 통하여 건강을 관리한다.

그리고 환경위생과 감염병예방에 국한시켰던 범위에서 환경관련분야, 질병관리분야 및 보건관리분야로 확대되어 역학 및 감염병예방, 환경보건(환경위생, 대기오염, 수질오염, 소음, 진동 기타), 식품위생, 보건영양, 기생충질환 관리, 정신보건, 인구학, 산업보건, 모자보건, 가족계획, 학교보건, 보건교육, 보건행정, 보건통계 등을 다루고 있다.

## 3. 건강의 개념

WHO 헌장은 '건강이란 신체적, 정신적 및 사회적 안녕의 완전상태이며 단지 질병이나 허약의 부재상태만을 뜻하는 것이 아니다'라고 정의하고 있다. 이같이 오늘날에는 신체적 안녕에 사회적 개념이 추가되고 있다.

건강저해 요인으로 선천적인 것은 유전, 모체의 건강, 후천적인 것은 영·유아의 양육환경, 식생활, 질병, 스트레스 등이 있다.

## 4. 건강에 대한 지표

건강도를 나타내는 보건지표로는 조사망률, 영아사망률, 유아사망률, 모성사망률, 평균여명, 비례사망지수 등이 있다. WHO는 국가간 보건수준을 비교하는 척도로서 비례사망지수, 평균여명, 조사망률, 유아사망률, 사인별 사망률을 사용하고 있다.

비례사망지수는 전 사망에 대한 50세 이상의 사망을 백분율로 표시한 것으로 수치가 높을수록 전 사망자 중 고령자가 많고, 선진국이 일반적으로 높다. 평균여명은 어떤 연령의 사람이 더 살 수 있는 평균연도이고, 평균수명은 0세의 평균여명이다. 조사망률은 인구 1,000명당 1년간 전 사망수이고, 영아사망률은 출생 1,000명에 대한 생후 1년 미만의 사망자수이다.

## 5. 인간의 수명

인간의 평균수명은 석기시대에 약 31세, 청동기시대에 36세였으나 현재는 70세를 넘는 나라가 많다. 우리 국민의 평균 수명은 2001년 76.4세, 2002년 77세, 2003년 77.4세, 2004년 78세, 2005년 78.5세, 그리고 2006년에는 OECD 평균수명을 넘어 78.9세를 기록하였으며 현재는 80세 정도이다. 이대로 매년 0.5세씩 증가한다면 2400년에는 99~100세가 될 것으로 추정하고 있다. 의료와 생활환경의 발달로 질병의 예방과 치료방법이 발전하여 인간의 수명은 점점 증가하고 있다.

우리나라의 주요 사망원인은 전에는 폐결핵, 폐렴 등의 감염성 질환염이었으나, 요즈음에는 감염병 예방의 강화와 방역사업의 개선, 각종 예방접종과 집단 검진, 보건교육 실시, 진단의 정확성 강화와 치료사업의 확충, 화학요법의 발달 등으로 감염성 질환의 사망률은 감소되고 있지만 영아사망률, 조사망률, 평균수명, 질병이환율 등에서 선진국보다 뒤떨어져 있다.

## 6. 질병 예방

체세포, 조직, 기관 등 생체기능이나 구조의 장애로 내부환경의 항상성이 파괴된 상태를 질병이라 하며, 질병 발생은 환자 자체뿐 아니라 환경요인 및 병인적 요인도 작용한다.

질병의 1차 예방은 인간의 생활환경 개선, 안전관리 및 예방접종 등의 활동, 2차 예방은 질병의 조기발견, 조기치료 등의 활동, 3차 예방은 질병의 악화 방지, 잔여기능의 최대화, 재활활동 등을 통한 예방이 있다.

chapter 2

# 감염병

## 1. 감염병의 분류

감염병은 병원체가 사람 몸에 들어와서 생기는 병으로 사람 사이에 감염된다. 감염기간과 감염력에 따라 급성 감염병과 만성 감염병이 있고, 급성 감염병은 법정 감염병과 비법정 감염병이 있다. 병인별로는 호흡기계, 소화기계 등으로 나눈다.

### (1) 병인별

- 호흡기계 감염병 : 디프테리아, 백일해, 폐렴, 성홍열, 폐결핵, 한센병, 두창, 감기, 인플루엔자, 홍역, 풍진, 메르스 등
- 소화기계 감염병 : 유행성설사병, 이질, 살모넬라식중독, 장티푸스, 파라티푸스, 기생충간염, 유행성간염 등
- 피부, 점막 감염병 : 신생아의 눈 감염, 매독, 유행성각막염, 결막염, 트라코마, 옴, 도장부스럼 등
- 동물·곤충에 의한 감염병 : 탄저병, 웨일씨병, 파상풍, 공수병, 말라리아, 발진티푸스, 뇌염

## (2) 법정감염병

전염에 관한 법률은 2010년 1월 18일 '기생충질환 예방법'과 '전염병예방법'을 통합하여 '감염병의 예방 및 관리에 관한 법률'로 바뀌면서 '전염병'이라는 용어가 '감염병'으로 바뀌었다.

### 1) 제1군감염병

마시는 물 또는 식품을 매개로 발생하고 집단 발생의 우려가 커서 발생 또는 유행 즉시 방역대책을 수립하여야 하는 감염병(법2조2).

가. 콜레라
나. 장티푸스
다. 파라티푸스
라. 세균성이질
마. 장출혈성대장균감염증
바. A형간염

### 2) 제2군감염병

예방접종을 통하여 예방 및 관리가 가능하여 국가예방접종사업의 대상이 되는 감염병(법2조3).

가. 디프테리아
나. 백일해
다. 파상풍
라. 홍역
마. 유행성이하선염
바. 풍진
사. 폴리오
아. B형간염
자. 일본뇌염
차. 수두
카. b형 헤모필루스인플루엔자
타. 폐렴구균

### 3) 제3군감염병

간헐적으로 유행할 가능성이 있어서 발생을 계속 감시하고 방역대책의 수립이 필요한 감염병(법2조4).

가. 말라리아
나. 결핵
다. 한센병
라. 성홍열

마. 수막구균성수막염　　바. 레지오넬라증
사. 비브리오패혈증　　아. 발진티푸스
자. 발진열　　차. 쓰쓰가무시증
카. 렙토스피라증　　타. 브루셀라증
파. 탄저　　하. 공수병
거. 신증후군출혈열　　너. 인플루엔자
더. 후천성면역결핍증(AIDS)　　러. 매독
머. 크로이츠펠트-야콥병(CJD) 및 변종 크로이츠펠트-야콥병(vCJD)

### 4) 제4군감염병

국내에서 새롭게 발생하였거나 발생할 우려가 있는 감염병 또는 국내 유입이 우려되는 해외 유행 감염병(법2조5 시행규칙2).

가. 페스트　　나. 황열
다. 뎅기열　　라. 바이러스성 출혈열
마. 두창　　바. 보툴리눔독소증
사. 중증급성호흡기증후군(SARS)
아. 조류인플루엔사인체감염증
자. 신종인플루엔자　　차. 야토병
카. 큐열　　타. 웨스트나일열
파. 신종감염병증후군　　하. 라임병
거. 진드기 매개 뇌염　　너. 유비저
더. 치쿤구니야열　　러. 중증열성혈소판 감소증후군(SFTS)
머. 중동호흡기증후군(MERS)　　버. 지카 바이러스(zika virus) 감염증

### 5) 제5군감염병

기생충에 감염되어 발생하는 감염병으로서 정기적인 조사를 통한 감시가 필요한 감염병(법2조6 시행규칙3).

가. 회충증　　나. 편충증

다. 요충증 라. 간흡충증
마. 폐흡충증 바. 장흡충증

### 6) 지정감염병

제1군감염병부터 제5군감염병까지의 감염병 외에 유행 여부를 조사하기 위하여 감시활동이 필요한 감염병(법2조7 시행규칙 3).

가. C형간염 나. 수족구병
다. 임질 라. 클라미디아
마. 연성하감 바. 성기단순포진
사. 첨규 콘딜롬
아. 반코마이신내성 황색포도알균 감염증
자. 반코마이신내성 장알균 감염증
차. 메티실린내성 황색포도알균 감염증
카. 다제내성 녹농균 감염증
타. 다제내성 아시네토박터 바우마니균 감염증
파. 카바페넴내성 장내세균속균종 감염증
하. 장관감염증 거. 급성호흡기 감염증
너. 해외유입기생충감염증 더. 엔테로바이러스감염증

### 7) 세계보건기구 감시대상 감염병

세계보건기구가 국제공중보건의 비상사태에 대비하기 위하여 감시대상으로 정한 감염병(법2조8).

가. 두창 나. 폴리오
다. 신종인플루엔자 라. 중증급성호흡기증후군(SARS)
마. 콜레라 바. 폐렴형페스트
사. 황열 아. 바이러스성 출혈열
자. 웨스트나일열

### 8) 생물테러감염병

고의 또는 테러 등을 목적으로 이용된 병원체에 의하여 발생하는 감염병(법2조9).

가. 탄저　　나. 보툴리눔독소증
다. 페스트　　라. 마버그열
마. 에볼라열　　바. 라싸열
사. 두창　　아. 야토병

### 9) 성 매개 감염병

성접촉을 통하여 전파되는 감염병(2조10).

가. 매독　　나. 임질
다. 클라미디아　　라. 연성하감
마. 성기단순포진　　바. 첨규 콘딜롬

### 10) 인수공통감염병

동물과 사람 간에 서로 전파되는 병원체에 의하여 발생되는 감염병(법2조11).

가. 장출혈성대장균감염증　　나. 일본뇌염
다. 브루셀라증　　라. 탄저
마. 공수병　　바. 조류인플루엔자인체감염증
사. 중증급성호흡기증후군(SARS)
아. 변종 크로이츠펠트-야콥병(vCJD)
자. 큐열　　차. 결핵

### 11) 의료감염 병원증

환자나 임산부 등이 의료행위를 받는 과정에서 발생한, 감시가 필요한 감염병(법2조12, 고시 2010-125). 슈퍼박테리아로 불리며 지정감염병에도 들어 있다.

가. 반코마이신내성 황색포도알균 감염증
나. 반코마이신내성 장알균 감염증
다. 메티실린내성 황색포도알균 감염증

라. 다제내성 녹농균 감염증
마. 다제내성 아시네토박터 바우마니균 감염증
바. 카바페넴내성 장내세균속균종 감염증

### 12) 고위험병원체

생물테러의 목적으로 이용되거나 사고 등에 의하여 외부에 유출될 경우 국민 건강에 심각한 위험을 초래할 수 있는 감염병 병원체(법2조19 별표1)

세균 및 진균

가. 페스트균
나. 탄저균
다. 브루셀라균
라. 비저균
마. 멜리오이도시스균
바. 보튤리눔균
사. 이질균
아. 클라미디아 프시타키
자. 큐열균
차. 야토균
카. 발진티푸스균
타. 홍반열 리케치아균
파. 콕시디오이데스 이미티스균
하. 콜레라균

바이러스 및 프리온

가. 헤르페스 B 바이러스
나. 크리미안 콩고 출혈열 바이러스
다. 이스턴 이콰인 뇌염 바이러스
라. 에볼라 바이러스
마. 헨드라 바이러스
바. 라싸 바이러스
사. 마버그 바이러스
아. 원숭이폭스 바이러스
자. 니파 바이러스
차. 리프트 밸리열 바이러스
카. 남아메리카 출혈열 바이러스
타. 황열 바이러스
파. 서부 마뇌염 바이러스
하. 진드기 매개 뇌염 바이러스
거. 두창 바이러스
너. 소두창 바이러스
더. 베네주엘라 이콰인 뇌염 바이러스
러. 중증급성호흡기증후군 코로나 바이러스
머. 조류인플루엔자 인체감염증 바이러스
버. 고위험 인플루엔자 바이러스
서. 전염성 해면상 뇌병증 병원체

### 13) 표본감시 대상 감염병

제3군감염병 중 인플루엔자, 지정감염병, 제5군감염병(법16조5 시행규칙 13)

### 14) 긴급 검역조치가 필요하다고 인정하는 감염병

(보건복지부 고시 2011-63)

가. 급성출혈열증상, 급성호흡기증상, 급성설사증상, 급성황달증상 또는 급성신경증상을 나타내는 신종증후군

나. 폴리오

다. 세계보건기구가 공중보건 위기관리 대상으로 선포한 감염병

# 2. 감염병 생성과정

질병은 병인, 숙주, 환경의 세 요소가 관련하여 발생된다. 감염병은 병원체, 병원소, 병원소로부터 병원체의 탈출, 전파, 새로운 숙주로의 침입, 숙주의 감수성(저항력)의 6개 요소가 연쇄적으로 작용하여 감염병이 발생한다. 즉, 이 6개 요소 중 어느 한 가지가 결여되어도 감염병은 발생하지 않는다.

## (1) 병원체

병원체는 독력과 감염성을 가지고 병을 일으켜서 감염시킨다. 독력은 숙주에게 질병을 일으키는 능력이다.

### 1) 병원체의 종류

- **세균** : 육안으로 볼 수 없는 작은 생물로 어디에나 존재한다. 콜레라, 장티푸스, 디프테리아, 결핵, 한센병, 백일해 등을 일으킨다.
- **바이러스** : 세균보다 더 작으며 DNA나 RNA 중 한쪽만 가지고 있고 숙주세포에 의존하여 증식한다. 홍역, 폴리오, 유행성이하선염, 일본뇌염, 공수병, 후천성

면역결핍증, 간염 등을 일으킨다.

- **기생충** : 말라리아, 사상충, 아메바성이질, 회충증, 간·폐흡충증, 유구·무구조충증 등을 일으킨다.
- **진균** : 광합성하지 않고 운동성이 없으며 세포벽이 단단하고 백선, 캔디다증 등을 일으킨다.
- **리케차** : 세균보다 작고 살아 있는 세포에서만 기생한다. 발진티푸스, 발진열, 쓰쓰가무시병, 로키산홍반열 등을 일으킨다.
- **클라미디아** : 진핵생물의 세포 안에서만 증식하며, 리케차와 달리 절지동물 매개를 필수로 하지 않고 에너지 생산계를 갖지 않는다. 간염, 앵무새병(psittacosis) 등을 일으킨다.

### 2) 병원체의 병인성, 병독성과 감염력

병인성은 감염된 숙주가 병이 나게 하는 병원체의 능력으로 발병자수를 총감염자수로 나눈 값이다.

독성이나 병독성은 중독한 질병을 일으키는 능력으로 중증환자 및 사망자수를 총 발병자수로 나눈 값이다. 병독성은 독력, 침습성 및 감염을 조장하는 물질의 영향을 받는다.

$$병인성(병원성) = \frac{환자수}{총감염자수}$$

$$병독성(독성) = \frac{중환자수 + 사망자수}{환자수}$$

감염력은 병원체가 한 숙주에서 다른 숙주로 이행해 나가는 능력으로 병원체의 배출경로, 침입구, 숙주체 내에서의 생존기간, 외계에서의 저항성, 침입균의 양 등에 영향을 받는다.

## (2) 병원소

병원체가 생활하고 증식하면서 다른 숙주에 전파할 수 있는 상태로 저장된 장소로 인간병원소, 동물병원소, 토양병원소 등이 있다.

### 1) 인간병원소

인간병원소는 증상이 뚜렷한 환자, 간과되기 쉬운 무증상 감염자, 겉으로 나타나는 증상이 없지만 병원체 균을 배출하는 보균자, 회복기 보균자, 만성 보균자 등이 있다. 배출지속기간에 따라 일시적 보균자, 영구적 보균자, 만성적 보균자로 구분하기도 한다.

- 현성감염자 : 병원체에 감염되어 증상을 나타내는 감염자로 환자이다.
- 불현성감염자 : 병원체에 감염되었으나 증세가 가벼워서 거의 나타나지 않는 사람으로 행동이 자유롭고 행동 영역도 제한이 없어서 중요 관리대상이다. 장티푸스, 세균성이질, 콜레라, 성홍열 등이 불현성감염을 일으킨다.
- 보균자 : 임상증상이 없는 병원체 보유자로서 감염원으로 작용하는 감염자를 말한다. 보균자는 활동에 제한이 없어서 감염 영역이 넓고 자타가 경계하지 않으므로 전파 기회가 많으며, 보균자수가 현성 환자수보다 많으므로 중요 관리대상이다.
  ① 회복기 보균자(병후 보균자) : 감염병에 걸려서 증상이 완전히 없어졌지만 병원체를 배출하는 보균자로서 세균성이질, 디프테리아 감염자 등이 이에 속한다.
  ② 잠복기 보균자 : 감염병이 발병하기 전 잠복기간 중에 병원체를 배출하는 감염자로 디프테리아, 홍역, 백일해 등이 이에 속한다.
  ③ 건강 보균자 : 병원체가 침입하였으나 임상증상이 전혀 없어서 건강한 사람과 같으나 병원체를 배출하여 감염병 관리상 문제가 된다. 디프테리아, 폴리오, 일본뇌염 등이 이에 속한다.

### 2) 동물병원소

감염병 중 동물병원소를 갖는 것을 인수(인축)공통감염병이라 한다.

- 소 : 결핵, 탄저, 살모넬라증, 보툴리눔

- 돼지 : 일본뇌염, 탄저, 렙토스피라증, 살모넬라증
- 양 : Q열, 탄저, 보툴리눔
- 개 : 공수병, 톡소플라즈마증
- 말 : 탄저, 뇌염, 살모넬라증
- 쥐 : 페스트, 발진열, 살모넬라증, 렙토스피라증, 쓰쓰가무시병
- 고양이 : 살모넬라증, 톡소플라즈마증

### 3) 토양

진균인 *Histoplasmosis*, *Blastomycosis*, *Sporotrichosis* 와 파상풍은 토양을 병원소로 한다.

## (3) 병원소로부터 병원체의 탈출

- **호흡기 계통 탈출** : 호흡기 감염병은 병원체가 코, 비강, 기도, 기관지, 폐 등에서 대화, 기침, 재채기를 통해 나가서 전파된다. 폐결핵, 폐렴, 백일해, 홍역, 수두, 두창 등이 해당된다.
- **소화기 계통 탈출** : 위 장관을 통한 탈출로, 소화기계 감염병과 기생충 질환은 분변을 통해 배출된다. 이질, 콜레라, 장티푸스, 파라티푸스, 폴리오 등이 해당된다.
- **비뇨생식기 계통 탈출** : 소변이나 성기 분비물로 탈출한다.
- **개방병소 탈출** : 신체 표면의 농양, 피부병 등의 상처에서 병원체가 직접 탈출한다. 한센병 등이 있다.
- **기계적 탈출** : 흡혈성 곤충에 의한 탈출과 주사기 등에 의한 탈출로, 발진열, 발진티푸스, 말라리아 등이 있다.

## (4) 전파

### 1) 직접전파

병원체가 전파체(매개체) 없이 숙주에서 다른 숙주로 접촉이나 기침, 재채기 등으로 직접 전파된다. 한센병·성병 등은 신체 접촉을 통하여, 탄저·파상풍은 토양 접촉을 통하여, 홍역·인플루엔자·폴리오는 기침, 재채기, 대화 시에 입에서 나오는 비말(飛沫: 입이나 코에서 튀어나오는 작은 입자)에 의하여 전파된다. 비말은 옮기는 거리가 아주 짧아서(2m 이내) 직접 전파로 간주한다.

### 2) 간접전파

병원체와 숙주 간에 밀접한 관계없이 중간 매체를 통해 숙주에게 전파되는 경우이며, 대부분이 세균감염이다. 활성 전파체는 절족동물이 있고, 비활성 전파체는 무생물인 음용수, 우유, 식품, 공기, 개달물(매개가 되는 물질)이 있다.

- 비활성전파 : 식품, 물, 생활용구, 완구, 수술기구 등의 무생물에 의한 전파이다. 물, 우유, 식품과 같이 섭취를 하는 것과, 매개체 자체는 숙주의 내부로 들어가지 않고 병원체를 운반만 하는 개달물이 있다. 개달물에 의한 감염병의 전파를 개달물감염이라 하며 개달물은 의복, 침구, 책, 완구 등을 말한다. 물과 식품은 이질, 장티푸스, 파라티푸스, 간염, 폴리오, 콜레라 등 소화기계 감염병과 기생충 질환을 매개한다.
- 활성전파 : 생물이 매개하여 전파되며, 절지동물 전파와 중간숙주 전파가 있다. 매개곤충(절지동물)에 의한 전파는 기계적 전파와 생물학적 전파가 있다. 기계적 전파는 매개곤충이 기계적으로 병원체를 운반하는 것으로서 매개곤충 내에서 병원체의 증식이 일어나지 않는다. 생물학적 전파는 병원체가 매개곤충 내에서 성장이나 증식을 한 뒤에 전파하는 것으로 증식형 전파, 발육형 전파, 발육·증식형 전파, 배설형 전파, 경란형 전파 등이 있다.
- 공기전파 : 먼지에 의한 전파와 비말핵에 의한 전파가 있으며 Q열·브루셀라증·앵무새병·히스토플라즈마병·결핵 등이 공기전파된다.

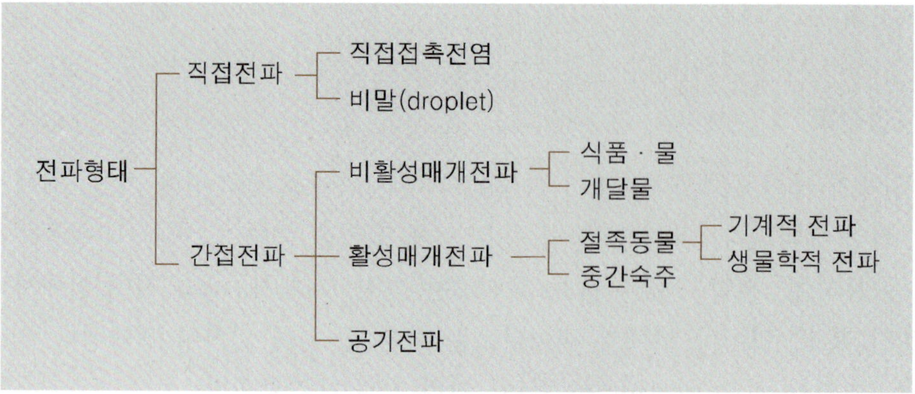


그림 2-1 병원체의 전파형태

## (5) 새로운 숙주로의 침입

병원체가 새로운 숙주로 침입하는 양식은 병원체가 병원소로부터 탈출하는 경로와 대체로 같다. 소화기계 감염병은 경구적으로, 호흡기계 감염병은 호흡기계로 침입하고, 매개곤충이나 주사기 등으로 기계적 침입을 하기도 한다. 그 밖에도 성병처럼 점막이나 상처부위 등의 경피 침입 등이 있다.

## (6) 숙주의 감수성

숙주에 병원체가 침입하여도 모두 감염되거나 발병하는 것은 아니다. 숙주의 저항력은 전반적인 비특이적 저항력과 특정 병원체에 대한 특이적 저항력이 있다. 특이적 저항력을 면역이라 한다. 칩입한 병원체를 방지할 능력이 없어서 감염되거나 발병되는 상태를 감수성이라 하며, 저항력이 높으면 감수성이 낮고, 저항력이 낮으면 감수성이 높다. 감수성이 높으면 감염된다. 저항력이 클 때를 면역(immunity)이라고 한다.

### 1) 감수성

숙주에 침입한 병원체에 대하여 감염이나 발병을 막을 수 없는 상태를 감수성이라 한다.

감수성지수는 두창 95%, 백일해 60~80%, 성홍열 40%, 디프테리아 10%, 폴리오 0.1%로서 두창과 홍역이 가장 높고 폴리오가 가장 낮다.

### 2) 면역

특이적 저항력인 면역은 어떤 특정한 감염균에 대하여 자기 몸을 방어하는 것으로 임상적인 증상이다.

- **선천면역** : 동물에 따라 선천적으로 면역되는 종속(종별)면역이나 종족(인종) 간에 차이가 있는 경우와, 개인에 따라 면역이 형성되는 것을 말한다.
- **후천면역** : 병이 나은 후나 예방접종하여 후천적으로 얻은 면역으로 능동면역과 수동면역이 있다.
- **능동면역** : 숙주 스스로 면역체를 만들어 면역을 갖게 되는 것으로 어떤 항원의 자극으로 항체가 형성된다. 항원(면역원)은 생체 내에 들어 가서 항체를 생산하는 물질이다. 백신(vaccine)은 생균이나 사균(死菌) 모두 균 자체가 항원으로 작용할 수 있다. 생균(독) 백신은 콜레라, 장티푸스, 파라티푸스, 백일해, 일본뇌염, 폴리오이다. 디프테리아, 파상풍은 체외독소를 변질시켜 만든 순화독소(toxoid)이다. 능동면역에는 자연능동면역과 인공능동면역이 있다.
  - ① 자연능동면역 : 병에 걸린 후 형성되는 면역으로서 지속기간은 병에 따라 다르다.
  - ② 인공능동면역 : 항원을 인위적으로 체내에 투입하여 항체를 생성시키는 방법으로 생균 백신, 사균 백신, 순화독소 등의 예방접종으로 얻어진다.
- **수동면역(피동면역)** : 다른 숙주가 만든 면역체를 받아서 면역력을 갖는 것이다. 자연수동면역은 어머니에게서 태반이나 수유로 얻는 면역이고, 인공수동면역은 γ-글로불린이나 항독소 등을 투입하여 잠정적으로 질병에 대한 방어를 하는 것이다. 수동면역은 인공면역에 비하여 면역효력이 빨리 나타나지만 지속시간이 짧다.
- **면역성 질병** : 한번 걸렸다 나으면 그 병에 다시 걸리지 않는 질병으로 두창, 홍역, 수두, 백일해, 유행성이하선염, 장티푸스, 페스트, 성홍열, 발진티푸스, 황열 등이 있다. 중간 정도의 면역질병은 디프테리아, 수막구균성수막염, 결핵,

발진열 등이 있다. 이질, 콜레라, 폐렴 등은 면역이 약하고, 임질, 매독, 트리코모나스 등은 면역이 전혀 안 된다.

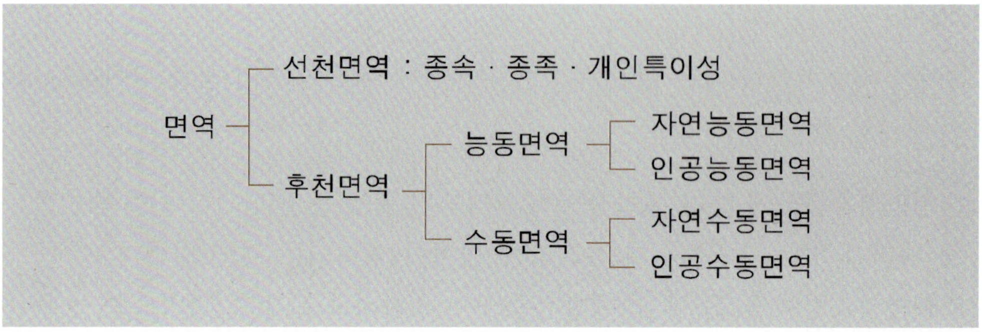


그림 2-2 **면역의 종류**

**표 2-1 자연능동면역되는 질병**

| 방법별 | 질병 |
|---|---|
| 생균 백신 | 두창·탄저·공수병·결핵·황열·폴리오·홍역·볼거리·풍진 |
| 사균 백신 | 장티푸스·파라티푸스·콜레라·백일해·일본뇌염·B형간염 |
| 순화독소(toxoid) | 디프테리아·파상풍 |

**표 2-2 인공능동면역방법과 관련 질병**

| 면역기간 | 질병 |
|---|---|
| 영구면역이 잘 형성되는 것 (질병이환 후) | 두창·홍역·수두·유행성이하선염·백일해·성홍열·발진티푸스·콜레라·장티푸스·페스트 |
| 영구면역이 잘 형성되는 것 (불현성감염 후) | 일본뇌염·폴리오 |
| 이환되어도 약한 면역만 형성되는 것 | 디프테리아·폐렴·인플루엔자·수막구균성수막염·세균성이질 |
| 감염면역만 형성되는 것 | 매독·임질·말라리아 |

## 3. 감염병 유행의 형태 및 조사

감염병 유행이란 평상시보다 환자가 많이 발생하였을 때이다. 감염병 유행 시 발생과정을 역학적으로 규명하여 효율적으로 관리하기 위하여 조사를 한다.

### (1) 감염병 유행 형태

#### 1) 공동매개체 유행

공동매개체 유행은 다수의 사람들이 공동으로 사용하는 물, 음식, 우유 등을 통하여 사용하는 사람에게 질병이 발생하는 것을 말한다.

단순노출전파는 식중독과 같이 여러 사람이 동시에 감염되는 경우로 특정지역, 특정집단에만 발병하며, 2차 감염이 거의 없다.

복수노출전파는 오염된 공동매개체에 여러 사람이 계속 노출되는 경우로, 오염된 식수를 많은 사람이 마시는 경우가 있다. 복수노출전파는 수인성 감염병이 대표적이며 특성은 다음과 같다.

- 환자 발생이 폭발적이어서 2~3일 내에 환자가 급증한다.
- 환자 발생은 급수지역 내에만 있고, 급수원에 오염원이 있다.
- 연령, 성별, 직업 등의 차이에 따른 이환율 차이가 없다.
- 이환율과 치명률이 낮고, 2차 감염자가 적다.
- 계절과 관계가 없이 발생하고 가족 집적성이 낮다.

#### 2) 진행성 유행(연쇄전파)

감염균이 한 숙주로부터 다른 숙주로 계속 전파되는 것으로 환자가 새 환자를 발생시킨다. 발생 초기에는 환자수가 점차 증가하다가 유행 진행에 따라 감수성이 있는 사람의 수가 적어지면 환자발생이 감소한다.

### (2) 유행에 미치는 요인과 주기성

- 생물학적 현상 : 감염병에 걸리는 데 미치는 요인은 연령, 성, 인종, 직업적 소

인 등이 있다.

- 시간적 현상 : 시간과 주기에 따라 다음과 같이 나눈다.
  ① 추세변화 : 10년 이상의 주기로 발생 빈도가 변한다. 장티푸스는 30~40년, 디프테리아는 20년, 인플루엔자는 약 30년 주기로 유행한다.
  ② 순환변화(주기변화) : 인플루엔자 A형은 2~3년, B형은 4~6년, 홍역은 2년, 뇌염은 3~4년 주기로 유행한다.
  ③ 계절적 변화 : 1년을 계절적 주기로 반복하며, 소화기계는 여름에, 호흡기계는 겨울에 유행한다.
  ④ 불규칙적 변화 : 돌발적으로 유행하며 외래감염병이나 수계감염병이 있다.
- 지리적 현상 : 기후대 지대의 고저, 풍향에 따라 유행 양상이 다른 경우가 있다.
- 사회적 현상 : 거주, 인구이동, 직업, 경제와 문화의 정도에 따라 유행 양상이 다르다.

### (3) 감염병 유행의 조사

감염병 유행을 효율적으로 관리하기 위하여 유행원인을 조사한다. 즉, 진단의 확인, 유행여부의 확인, 발생일시의 확인, 유행지역의 분포 확인, 환자의 인적특성 확인, 가설수립 및 검토 등의 결과를 토대로 예방대책을 수립하여 보고하거나 건의사항을 제출한다.

## 4. 감염병 관리대책

감염병은 감염병의 생성과정 6개 요소 중 어느 한 요소만을 제거, 차단하여도 발생할 수 없다. 감염병 관리는 전파 예방, 숙주의 면역증강, 예방되지 않은 환자의 관리가 있다. 외래감염병은 항만과 항공의 검역을 철저히 한다. 또한 감수성 숙주를 찾아내어 면역성을 갖도록 능동면역화하여야 하며, 평소 영양관리, 운동 등을 통하여 건강을 관리하도록 하여야 한다.

## (1) 전파예방

감염병을 예방하기 위해서는 병원소를 제거하거나 격리하고, 병원체의 전파력을 감소시키고, 환경을 위생적으로 관리해야 한다. 그리고 국민에게 지속적인 보건교육을 실시해야 한다. 전파 예방은 병원소 관리와 환경적 관리가 있다.

### 1) 외래감염병 관리

외래감염병의 병원체 유입을 막는 데 가장 중요한 것은 검역이다. 검역은 감염병 유행지역에서 입국하는 감염병 감염 의심자를 강제격리(건강격리)하는 것으로 감염병의 최장 잠복기간을 감시기간으로 한다. 우리나라 검역법의 중요 내용은 다음과 같다.

- 검역대상 : 항공기, 선박, 승무원 및 승객, 화물 및 소지품, 동식물의 위생상태, 쥐나 해충의 유무
- 검역감염병 및 감시기간(검역법) : 콜레라 5일, 페스트 6일, 황열 6일, 중증급성호흡기증후군 10일, 조류인플루엔자 인체감염증 10일이다. 신종인플루엔자감염증과 외국에서 발생하여 국내로 들어올 우려가 있거나 우리나라에서 발생하여 외국으로 번질 우려가 있는 감염병은 보건복지부장관이 검역을 긴급 고시한다.

### 2) 병원소 관리

병원소가 동물인 인수(인축)공통감염병은 병원소 동물을 제거하여 예방한다. 공수병, 소형 결핵, 페스트, 탄저, 브루셀라증 등이 해당된다.

병원소가 사람이면 감염균이 있는 장기를 제거하거나(장티푸스의 경우 담낭제거), 환자를 격리한다. 결핵, 한센병, 콜레라, 페스트, 디프테리아, 장티푸스, 세균성이질 등은 격리하여 전파를 예방할 수 있다.

### 3) 전파과정 단절

환경 요소 개선으로 전파를 차단하기 위하여 식품의 관리, 상하수도 관리, 구충·구서 등 매개동물의 관리 및 소독을 한다. 그러나 홍역, 인플루엔자 등 호흡기계

감염병 등은 환경개선으로 효과를 볼 수 없다.

감염병의 예방 및 관리에 관한 법률 제42조에 의하면 제1군감염병, 제2군감염병 중 디프테리아, 홍역 및 폴리오, 제3군감염병 중 결핵, 성홍열 및 수막구균성수막염, 제4군감염병 중 보건복지부장관이 정하는 감염병, 세계보건기구 감시대상 감염병, 생물테러감염병의 경우는 전파를 막기 위하여 환자가 있는 건물이나 수송수단에 강제로 진입하여 조사를 받게 한 다음 치료와 입원을 시킬 수 있다.

#### 4) 중요 감염병 집중관리(법정감염병 관리)

감염병예방법에 법정감염병을 정하여 집중관리하고 있다.

- **법정감염병** : 제1군감염병 – 유행 즉시 방역대책을 수립해야 하는 감염병
  제2군감염병 – 국가예방접종대상 감염병
  제3군감염병 – 발생감시와 방역대책이 필요한 감염병
  제4군감염병 – 신종 또는 해외 유행감염병으로 방역대책이 긴급한 감염병
  제5군감염병 – 정기적인 조사·감시가 필요한 기생충감염병
- **법정감염병의 목적** : 중요 감염병을 국가가 관리하여 감염병에서 국민을 보호하기 위해서이다.
- **감염병 감시** : 법정감염병의 발생을 인지한 의사·한의사 및 기타 신고의무자(학교장, 기관장, 부대장, 세대주, 각종 시설의 장 등)가 보건소장을 거쳐서 시장·군수·구청장에게 신고(보고)한다. 그 후 시·도지사가 보건복지부장관에게 보고한다.
- **신고대상 및 신고기간** : 신고대상은 법정감염병과 제1군감염병은 유사증세나 병원체 보유자도 대상이 되며, 제 1, 2, 4군감염병은 발생 즉시 신고하여야 하며, 제3군 및 지정감염병은 7일 이내에 보고한다.

### (2) 숙주의 면역증강

숙주의 면역증강을 위해 인공능동면역을 시킨다. 단기효과를 위해서는 면

역혈청이나 γ-글로불린을 접종하기도 한다. 말라리아, 결핵, 임질, 매독 등과 같이 사전에 화학약품이나 항생제를 투여하여 예방하는 화학적 방법도 있다. 그리고 숙주의 건강 자체를 높이는 영양관리, 운동, 휴식 등의 관리가 필요하다.

### (3) 예방되지 못한 환자의 조치

감염병 관리에 노력을 하더라도 예방하지 못하거나 질병에 이환되는 환자가 발생하게 된다. 감염병이나 의사감염병이 발생하였을 때는 즉시 보건소에 신고한다. 조기진단과 치료를 하여 피해를 최소화시킬 수 있도록 진단시설을 확충해야 한다. 검사물을 병리검사하고, 감염병 환자를 격리병원에 입원시키고 외인과 접촉을 금한다. 발진티푸스, 유행성일본뇌염, 쓰쓰가무시병, 파상풍, 기생충질병 등은 격리가 필요 없다. 수도, 하수, 오물, 식품, 주거 등의 환경위생을 철저히 한다. 그리고 감염병자의 병력을 기록하여 보존하고 면역성의 증강, 영양증진, 감수성의 감퇴 등으로 저항력을 증진시키고, 소독하고 보건교육을 한다.

영유아에 대한 예방접종은 **표 2-3**과 같다.

**표 2-3 예방접종**

| 구분 | 실시시기 및 횟수 |
|---|---|
| 결핵 | 생후 4주 이내에서 12개월 이전 |
| B형간염 | 모체가 HBsAg 양성이면 생후 12시간 이내, 음성이면 생후 1개월, HBsAg 검사결과를 모르면 12시간 이내, 산모가 양성이면 7일 이내 |
| 홍역, 볼거리, 풍진 | 12~15개월, 4~6세 |
| 폴리오 | 2, 4, 6개월, 4~6세 |
| 디프테리아, 파상풍, 백일해 | 2, 4, 6개월, 추가접종은 15~18개월, 4~6세, 14~16세 |
| 일본뇌염 | 12~24개월, 다시 12개월 후, 6세, 12세 |
| 장티푸스 | 식품위생접객업소·집단급식종사자·장티푸스가 유행하는 지역(주로 열대개발도상국)여행자·파병군인 등. 폴리사카라이드 백신은 3년마다 접종, 2세 이하는 하지 않음. 경구용 생백신은 격일로 3~4회 접종, 3년마다 추가, 5세 미만은 하지 않음 |

## 5. 감염병 발생률

우리나라 감염병 발생자수는 2004년 8,994명, 2006년도 23,499명, 2009년도 746,136명으로 급증하였다. 2004년도에는 쓰쓰가무시증이 4,698명으로 가장 많았고, 2006년에는 수두가 11,027명으로 가장 많고, 2009년도는 신종전염병증후군이 706,911명으로 가장 많이 발생하였다. 발생률은 해마다 수두가 높고, 유행성이하선염, 말라리아도 높다. 1군 페스트, 2군 디프테리아, 폴리오, 3군 발진티푸스, 탄저, 4군 황열, 마버그열, 에볼라열, 라싸열, 아프리카 수면병, 요우스, 핀타는 발생실적이 없다.

**표 2-4 법정 감염병 발생 현황** (단위: 발생자수)

| 감염병 \ 연도 | 2006 | 2007 | 2008 | 2009 | 2010 | 2011 | 2012 | 2013 | 2014 |
|---|---|---|---|---|---|---|---|---|---|
| 합계 | 59,665 | 70,416 | 70,941 | 782,754 | 133,559 | 98,470 | 91,936 | 112,842 | 128,678 |
| 제1군 | 681 | 447 | 504 | 446 | 480 | 5,970 | 1,532 | 1,435 | 1,816 |
| -콜레라 | 5 | 7 | 5 | 0 | 8 | 3 | 0 | 3 | 0 |
| -장티푸스 | 200 | 223 | 188 | 168 | 133 | 148 | 129 | 156 | 251 |
| -파라티푸스 | 50 | 45 | 44 | 36 | 55 | 56 | 58 | 54 | 37 |
| -세균성이질 | 389 | 131 | 209 | 180 | 228 | 171 | 90 | 294 | 110 |
| -장출혈성대장균감염증 | 37 | 41 | 58 | 62 | 56 | 71 | 58 | 61 | 111 |
| -A형간염 | - | - | - | - | - | 5,521 | 1,197 | 867 | 1,307 |
| 제2군 | 13,189 | 25,099 | 27,454 | 31,738 | 30,718 | 44,028 | 38,306 | 57,969 | 74,477 |
| -디프테리아 | 0 | 0 | 0 | 0 | 0 | 0 | 0 | 0 | 0 |
| -백일해 | 17 | 14 | 9 | 66 | 27 | 97 | 230 | 36 | 88 |
| -파상풍 | 10 | 8 | 16 | 17 | 14 | 19 | 17 | 22 | 23 |
| -홍역 | 28 | 194 | 2 | 17 | 114 | 42 | 3 | 107 | 442 |
| -유행성이하선염 | 2,089 | 4,557 | 4,542 | 6,399 | 6,094 | 6,137 | 7,492 | 17,024 | 28,286 |
| -풍진 | 18 | 35 | 30 | 36 | 43 | 53 | 28 | 18 | 11 |
| -폴리오 | 0 | 0 | 0 | 0 | 0 | 0 | 0 | 0 | 0 |
| -B형간염 | - | - | - | - | - | 1,428 | 2,753 | 3,387 | 4,115 |
| -일본뇌염 | 0 | 7 | 6 | 6 | 26 | 3 | 20 | 14 | 26 |
| -수두 | 11,027 | 20,284 | 22,849 | 25,197 | 24,400 | 36,249 | 27,763 | 37,361 | 44,450 |
| -b형헤모필루스인플루엔자 | - | - | - | - | - | - | - | 0 | 0 |
| -폐렴구균 | - | - | - | - | - | - | - | - | 36 |

| | | | | | | | | | |
|---|---|---|---|---|---|---|---|---|---|
| 제3군 | 45,753 | 44,759 | 42,912 | 43,585 | 45,372 | 48,388 | 51,907 | 53,124 | 52,137 |
| -말라리아 | 2,051 | 2,227 | 1,052 | 1,345 | 1,772 | 826 | 542 | 445 | 638 |
| -성홍열 | 108 | 146 | 151 | 127 | 106 | 406 | 968 | 3,678 | 5,809 |
| -수막구균성수막염 | 11 | 4 | 1 | 3 | 12 | 7 | 4 | 6 | 5 |
| -레지오넬라증 | 20 | 19 | 21 | 24 | 30 | 28 | 25 | 21 | 30 |
| -비브리오패혈증 | 88 | 59 | 49 | 24 | 73 | 51 | 64 | 56 | 61 |
| -발진티푸스 | 0 | 0 | 0 | 0 | 0 | 0 | 0 | 0 | 0 |
| -발진열 | 73 | 61 | 87 | 29 | 54 | 23 | 41 | 19 | 9 |
| -쓰쓰가무시증 | 6,480 | 6,022 | 6,057 | 4,9954 | 5,671 | 5.151 | 9,604 | 10,365 | 8,130 |
| -렙토스피라증 | 119 | 208 | 100 | 62 | 66 | 49 | 28 | 50 | 58 |
| -브루셀라증 | 215 | 101 | 58 | 24 | 31 | 19 | 17 | 16 | 17 |
| -탄저 | 0 | 0 | 0 | 0 | 0 | 0 | 0 | 0 | 0 |
| -공수병 | 0 | 0 | 0 | 0 | 0 | 0 | 0 | 0 | 0 |
| -신증후군출혈열 | 422 | 450 | 375 | 334 | 473 | 370 | 364 | 527 | 344 |
| -크로이펠츠-야콥병(CJD) | - | - | - | - | - | 29 | 445 | 34 | 65 |
| -매독 | - | - | - | - | - | 965 | 787 | 798 | 1,015 |
| -결핵 | 35,361 | 34,710 | 34,157 | 35,845 | 36,305 | 39,557 | 39,545 | 36,089 | 34,869 |
| -한센병 | 56 | 12 | 7 | 5 | 6 | 7 | 5 | 7 | 6 |
| -후천성면역결핍증 | 749 | 740 | 797 | 768 | 773 | 888 | 868 | 1,013 | 1,081 |
| 제4군 | 42 | 111 | 71 | 706,985 | 56,989 | 84 | 163 | 314 | 248 |
| -페스트 | 0 | 0 | 0 | 0 | 0 | 0 | 0 | 0 | 0 |
| -황열 | 0 | 0 | 0 | 0 | 0 | 0 | 0 | 0 | 0 |
| -뎅기열 | 35 | 97 | 51 | 59 | 125 | 72 | 149 | 252 | 165 |
| -바이러스성출혈열 | - | - | - | - | - | 0 | 0 | 0 | 0 |
| -두창 | 0 | 0 | 0 | 0 | 0 | 0 | 0 | 0 | 0 |
| -보툴리눔독소증 | 0 | 0 | 0 | 0 | 0 | 0 | 0 | 0 | 1 |
| -중증급성호흡기증후군 | 0 | 0 | 0 | 0 | 0 | 0 | 0 | 0 | 0 |
| -동물인플루엔자인체감염증 | 0 | 0 | 0 | 0 | 0 | 0 | 0 | 0 | 0 |
| -신종인플루엔자 | - | - | - | - | - | 0 | 0 | 0 | 0 |
| -야토병 | - | - | - | - | - | 0 | 0 | 0 | 0 |
| -큐열 | 6 | 12 | 19 | 14 | 13 | 8 | 10 | 11 | 11 |
| -웨스트나일열 | - | - | - | - | - | 0 | 1 | 0 | 0 |
| -신종감염병증후군 | 0 | 0 | 0 | 706,911 | 56,850 | 0 | 0 | 0 | 0 |
| -라임병 | - | - | - | - | - | 2 | 3 | 11 | 13 |
| -진드기매개뇌염 | - | - | - | - | - | 0 | 0 | 0 | 0 |
| -유비저 | - | - | - | - | - | 1 | 0 | 2 | 2 |
| -치쿤쿠니야열 | - | - | - | - | - | 0 | 0 | 2 | 1 |
| -중증열성혈소판감소증후군 | - | - | - | - | - | - | - | 36 | 55 |
| -리슈마니아증 | 0 | 0 | 0 | 0 | 1 | - | - | - | - |
| -바베시아증 | 0 | 0 | 0 | 0 | 0 | - | - | - | - |
| -크립토스포리디움증 | 0 | 0 | 0 | 0 | 0 | - | - | - | - |
| -주혈흡충증 | 0 | 2 | 1 | 0 | 0 | - | - | - | - |

자료: 보건복지부 질병관리본부

chapter 3

# 감염병 각론

## 1. 소화기계(수인성) 감염병

### (1) 콜레라(cholera, 제1군감염병, 세계보건기구 감시대상 감염병, 균체는 고위험병원체)

괴질, 호열자, 쥣병 등이라고도 하며 검역대상감염병으로 감시 기간은 120시간(5일)이다. 인도, 방글라데시, 동남아 일대에 항상 존재하고 있다. 우리나라에서는 7, 8, 9월에 많이 발생한다. 20~40세의 치명률은 10~15% 정도인데 조기 발견하여 치료하면 5% 정도 감소시킬 수 있다.

- **병원체** : *Vibrio cholerae*로 한 개의 편모를 가진 단간균이다.
- **병원소** : 환자이며 감염원은 대변 및 토사물에 의한 오염수, 오염음식 및 식기 등이다. 보균자는 큰 문제가 되지 않는다.
- **전파** : 분변이나 토사물로 배출된 병원체가 물과 음식물로 전파되며, 잠복기는 보통 12~48시간이지만 5일까지인 경우도 있다. 처음의 유행은 오염된 물로 일

어나고 그 후는 식기, 손, 파리 등으로 오염된 식품을 통해서 일어난다.

- **증상** : 심한 설사로 탈수상태에 빠지며, 위경련을 동반하는 불안증세와 의식불명상태를 동반하는 전신증상을 보이기도 하지만 열이 없다. 잠복기 후 설사, 구토, 복통 등과 아울러 균체의 독소가 혈행 중에 들어가 의식 혼탁과 탈수증세가 나타난다. 심한 급성 위장장애로 빠르면 24시간 이내에 사망하고 치명률은 25~50%이다. 엘토르형은 증상이 없거나 경미하며 감염률이 높다.
- **감수성** : 전반적으로 높으며, 병이 회복된 후에는 수년간 면역이 생기고, 인공능동면역은 사균 백신을 사용한다.
- **예방 및 치료** : 해외에서 유입되지 않도록 검역하고, 환자를 신속히 보고하고 격리한다. 환경위생을 강화(대변, 물의 소독, 파리의 구제 등)하고 식품을 가열 섭취한다. 예방으로는 콜레라백신을 주사한다. 치료는 생리식염수와 유산나트륨을 점적주사하여 탈수로 인해 손실된 수분과 전해질을 공급하고, 테트라사이클린 항생제를 사용한다.

### (2) 장티푸스(typhoid fever, 제1군감염병)

장질부사, 염병이라고도 하며 열병이다. 여름과 겨울에 많으며 해마다 200명 가까이 발생한다. 비위생적 생활, 불결한 음식, 오염된 음료수 등으로 감염된다. 장의 림프 조직, 담낭, 신장 등에만 감염되지만 골, 연골, 뇌막 등에도 나타난다. 치명률은 10~15%이다. 15~25세에게 다발하며 남성이 많다.

- **병원체** : *Salmonella typhi*. 그람음성간균으로 아포 및 협막이 없다.
- **병원소** : 환자와 보균자. 감염원은 환자나 보균자의 대소변이다. 보균자는 회복기 환자, 만성형, 영구형이 있다. 회복기 환자는 급성증상이 없어진 후 2~3주 균을 배출하며 1년 후 만성 보균자가 된다. 감염자의 약 2~4%가 영구 보균자가 된다.
- **전파** : 분뇨로 배출된 병원체를 통해 감염된다. 직접전파는 환자 취급 시 손을 통하여 균이 입으로 침입하며 물, 우유, 식품, 파리 등으로 간접전파된다. 잠복기는 1~3주, 평균 2주간이며 감염부위는 장의 림프조직, 담낭 및 신장 등

이다.

- 증상 : 발진하며 39~40℃의 고열이 된다. 간비종, 변비, 설사, 혀의 백태(우유처럼 흰 것이 낌), 식욕부진이 나타나며 두통, 혼수 등의 신경증상도 있다. 장출혈이나 장천공(장에 구멍이 나는 것)으로 혈변을 보거나 복막염이 되기도 한다. 위험한 것은 장출혈이다. 수인성 감염은 잠복기가 길고 우유를 통한 감염은 짧다.
- 감수성 : 전반적으로 높다.
- 예방 및 치료 : 예방 대책은 환자 및 보균자 색출, 환자관리, 감염경로 대책으로 분뇨, 물, 음식물, 파리 등 환경 관리가 필요하다. 나은 후 영구면역되지만 화학요법으로 치료하면 영구면역되기 힘들다. 면역은 사균 백신을 사용한다. 치료에는 클로람페니콜, 암피실린을 사용한다. 폴리사카라이드 백신을 사용하는 경우는 3년마다 접종하며, 2세 이하는 접종하지 않아도 된다. 생백신을 사용하는 경우는 격일로 3~4회 접종하고 3년마다 추가접종하며, 5세 미만은 접종하지 않아도 된다.

### (3) 파라티푸스(paratyphoid fever, 제1군감염병)

- 병원체 : *Salmonella paratyphi* – A, B, C
- 병원소 : 환자 및 보균자
- 전파 : 환자나 보균자의 배설물을 통하여 배출된 병원체가 직접 또는 간접적으로 전파된다. 연간 40~50명 정도 발생한다.
- 증상 : 잠복기는 수일, 짧으면 24시간이다. 여름에 많이 발생하고 증상은 장티푸스와 같은 열병으로도 나타나고 식중독같이 급성 위장염으로 2~3일 설사와 약간의 열과 불쾌감 정도로 나타나기도 한다. 장티푸스와 비슷하나 증상이 가볍고 짧다. 우리나라는 B형이 많고 A형은 적고 C형은 거의 없다. A : B의 발생율은 1 : 15 정도이다.
- 감수성 : 일반적이고 질병이 나은 후 수년간 면역력이 생긴다.
- 예방 및 치료 : 회복 후 1~2주 사이에 병원체가 많이 배출되므로 주의한다. 치료는 장티푸스와 같이 클로람페니콜이나 암피실린 항생제를 사용한다.

### (4) 세균성이질(細菌性痢疾, bacillary dysentery, 제1군감염병, 이질균은 고위험병원체)

- **병원체** : *Shigella dysenteriae*, *S. flexneri*, *S. boydii*, *S. sonnei*
- **병원소** : 회복기 환자 및 불현성 환자, 영구 보균자
- **전파** : 병원체는 분변으로 배출되며 장티푸스와 비슷하게 전파되지만 체외로 나오면 쉽게 죽는다. 환자와 직접접촉으로 많이 감염되며, 파리가 주 매개체로 인분을 비료로 사용하는 곳은 지저분한 화장실 변기, 채소나 과실로도 감염된다.
- **증상** : 잠복기는 2~7일이며 대장점막에 궤양을 일으켜 점액과 농, 피설사를 싸는 급성질환이다. 건강한 성인은 혈변 없이 설사만 하는 경우도 많지만 소아나 허약한 성인은 증상이 심해서 혈액성 설사와 신경증상도 나타난다.
- **예방 및 치료** : 환경위생을 개선하고 환자는 격리한다. 어패류를 위생적으로 관리하고 비위생 지역에서는 생식 등을 삼가고 끓인 음식을 섭취한다. 탈수가 심하면 수액제제를 주사하고, 설사에는 기저귀를 채운다. 치료는 암피실린, 박트림이 쓰이며 내성균에는 퀴놀론제제를 쓴다.

### (5) 장출혈성대장균감염증(腸出血性大腸菌感染症, enterohemorrhagic escherichia coli, 제1군감염병, 인수공통감염병)

- **병원체** : 장출혈성대장균(*Escherichia coli*) O-157, O-17, O-26, O-111도 작용.
- **병원소** : 소 등의 가축
- **전파** : 6~9월에 발생. 햄버거, 우유, 물 등으로 경구 감염. 피부 접촉으로 사람끼리 감염되기도 하고 식수 등으로 감염되기도 한다. 잠복기는 3~8일. 연간 200명 정도 발생한다.
- **증상** : 발열이 없다. 베라톡신 독소를 분비하여 장출혈, 설사, 복통 등 식중독 증상을 일으킨다. 용혈성 요독증을 합병증으로 유발한다. 치사율은 유아 10%, 노인 50%.
- **예방 및 치료** : 가축과 접촉하지 말고, 우유는 멸균한 것을 마시고 고기는 75°C에서 3분 이상 가열하여 먹는다. 채소는 깨끗하게 씻는다. 유효 백신은 없다. 치료에 항생제는 도움이 되지 않고, 설사가 나지 않게 하는 지사제는 위험하다.

용혈성 요독증은 수혈, 투석이 필요하다.

### (6) A형간염(A形肝炎, acute A viral hepatitis, 제1군감염병)

- **병원체** : A형, B형, C형 및 델타형이 있다. A형은 급성 유행성간염을 일으키며, B형은 치료가 잘 안 되는 만성으로 치사율이 높다. A형은 분변오염으로 걸리며 B형보다 감염성이 강하지만 잘 회복되고, B형은 수혈이나 오염주사기 및 모체로부터 수직감염되므로 혈청성감염이라고 한다.
- **병원소** : Hepatitis A virus. 실온에서도 몇 개월 이상 생존
- **전파** : 간세포에서 증식하여 혈액과 대변을 통해 배출되어 오염된 물과 음식으로 경구감염된다. 인구밀도가 높은 군대, 고아원, 탁아소 등에서 발생하기 쉽다. 잠복기는 4주 정도
- **증상** : 식욕저하, 고열, 구토, 오심, 복통, 황달, 간염. 합병증으로 자반증(피부발진증), 신염, 관절통, 크라이오글로불린 혈증(cryoglobulinemia, 혈장이 사지의 피부나 피하조직에 흘러 식혀졌을 때 침강하는 면역글로불린을 생성한다. C형 간염의 IgM-IgG 면역복합체도 이 작용을 한다) 등. 소아보다 20~30대가 많이 걸린다. 회복되면 다시 걸리지 않는다. 유아는 무증상감염되고 소아의 50%는 면역력이 있다.
- **예방 및 치료** : 날음식이나 오염된 음식물 섭취를 금한다. 음주도 삼가고, 개인위생(손씻기, 끓인 물 마시기 등), 대변 및 하수의 위생 처리가 필요하다. 백신주사가 있다. 급성은 자연적으로 치유되는 경우가 많다.

### (7) B형간염(제2군감염병)

- **병원체** : B형 바이러스
- **병원소** : 환자 및 보균자
- **전파** : 임신 시 산모로부터 수직감염될 수 있다. 대부분 비경구감염으로 감염되며 수혈, 환자의 혈액, 침, 정액, 질분비물 등과 오염된 주사기, 면도기, 피부상처, 성적 접촉 등으로 감염된다. 잠복기는 평균 2~3개월이며, 건강 보균자도

감염력이 있다.

- **감수성** : 감수성은 전반적이며 혈액취급자, 수혈자, 동성연애자, 약물중독자, 수용소, 집단생활자 등은 감염 기회가 많고, 자연감염 후 면역된다.
- **예방 및 치료** : 감마글로불린 접종, 백신 접종을 하며 수혈을 잘 관리하고, 물을 끓여 먹는 등 전파 경로를 차단해야 한다. 예방백신은 1차, 2차, 3차 추가 접종한다. 일회용 주사기를 사용하고, 면도기를 공동사용하지 않는다. 환경위생을 개선한다. 영유아에 대한 예방접종은 모체가 HBsAg 양성이면 생후 12시간 이내, 음성이면 생후 1~2개월, HBsAg 검사결과를 모르면 12시간 이내, 산모가 양성이면 7일 이내에 접종한다. 급성인 경우는 보전적 치료로 호전된다. 만성은 항바이러스제, 페그인터페론 주사 등으로 치료한다.

### (8) 폴리오(poliomyelitis, 제2군감염병, 세계보건기구 감시대상 감염병)

급성회백수염이라고도 하며 소아마비라고도 한다. 중추신경계의 손상으로 영구적인 마비를 일으킨다. 세계적으로 골고루 분포하며 6~9월에 많이 발생한다. 현재 우리나라에서는 환자발생이 거의 없다.

- **병원체** : 신경친화성 poliovirus Ⅰ, Ⅱ, Ⅲ 중 Ⅰ형이 관여한다.
- **병원소** : 환자 및 불현성 감염자
- **전파** : 환자 및 불현성 감염자의 호흡기관 분비물과 분을 통하여 병원체가 탈출하며 직접감염은 접촉, 간접감염은 음식물로 이루어진다.
- **증상** : 미감염자는 나이에 관계없이 불현성 감염되며, 소아기에 면역을 획득한다. 잠복기는 3~21일, 보통 7~12일이다. 발생 연령은 5세 이하이며 1~3세에 가장 많고 성별로는 남아가 여아보다 많다. 주로 중추신경계의 손상으로 소아에게 영구적인 마비(특히 하지)를 일으킨다. 초기에는 오한, 고열, 불안, 근육통, 근육경련 등이 나타나며 증상에 따라 마비형, 비마비형, 불완전형이 있다.
- **예방 및 치료** : 환자는 격리하고, 접촉한 사람도 건강격리한다. 환자의 인후 분비물과 대변 및 우유·음료수를 소독한다. 경구생백신이나 불활성화 백신으로

예방한다. 영유아의 예방접종은 생후 2, 4, 6개월, 4~6세에 한다. 특별한 치료법은 없다.

### (9) 비브리오패혈증(敗血症, vibrio vulnificus septicemia, 제3군감염병)

괴저병이라고도 한다.

- 병원체 : *Vibrio vulnificus* 균
- 병원소 : 어패류, 해수, 갯벌
- 전파 : 해수와 어패류를 손으로 취급하거나 생식하여 감염된다. 잠복기는 1~2일, 피부감염은 12시간, 6~9월에 주로 발생. 40대에서 90% 이상 발생.
- 증상 : 오한, 발열, 피로감, 근육통, 구토, 설사. 대퇴부, 둔부에 홍반, 구진(발진)이 생겨 수포, 궤양으로 발전한다. 만성적인 간질환과 신장질환 환자, 당뇨병 환자, 면역억제제 사용자, 알콜중독자들에게 주로 발생한다. 치사율 40~50%.
- 예방 및 치료 : 물과 어패류를 56℃ 이상 가열 조리한다. 치료는 항생제를 투여하고 저혈압 치료, 외과적 치료 등 대증요법을 사용한다.

## 2. 호흡기계 감염병

### (1) 디프테리아(diphtheria, 제2군감염병)

무서운 소아감염병으로 열대지방에는 없다. 10세 이하의 어린이 중 1~4세가 60%를 차지한다. 겨울에 많고 여름에 적다. 우리나라에 발생률은 없다.

- 병원체 : 디프테리아균(*Corynebacterium diphtheria*). 그람양성간균
- 병원소 : 환자 및 보균자
- 전파 : 환자, 보균자의 비인후 분비물에서 병원체가 직접 접촉 또는 비말 감염되어 코나 입으로 침입. 잠복기는 2~7일, 보통 3~5일.
- 증상 : 침범 부위에 따라 인두디프테리아, 후두디프테리아, 비강디프테리아, 기

도외 디프테리아가 있다. 증상으로 심장마비, 다발성신경염, 신경마비가 나타난다.

- **예방 및 치료** : 치료는 디프테리아 항독소와 페니실린 병행요법이 있다. 독소에 의한 합병증을 막기 위해 먼저 항독소를 투여하고 2차 감염을 줄이기 위해 항생제를 쓰는 것이다. 생후 2, 4, 6개월에 예방접종하고, 15~18개월, 4~6세, 14~16세에 추가접종한다.

### (2) 백일해(百日咳, pertussis, 제2군감염병)

기침을 백일 동안 한다고 하여 백일해라고 한다. 봄과 늦은 겨울에 많이 발생하며 7세 이하에 많고 1~4세의 이환율이 높다. 2009년에 66명 발생하였다.

- **병원체** : 백일해균(*Hemophilus pertussis*). 그람염색음성 간균이다. 소독으로 바로 죽는다.
- **병원소** : 환자
- **전파** : 환자의 상기도 분비물에 의하여 호흡이나 비말로 감염된다. 잠복기는 7~16일, 보통 10일.
- **증상** : 서서히 시작되며 2~3개월 지속된다. 전기는 식욕 부진, 미열이 생긴다. 발병 2주가 되면 기침 발작 시 얼굴이 빨갛고 입술이 파래지고 구토를 하기도 한다. 발작은 1회 수회, 4~6주간 계속된다. 회복기가 되면 기침 발작 횟수가 감소되고 농도가 약화되면서 서서히 회복한다. 합병증은 기관지 폐렴, 폐결핵, 탈장. 치명률은 3~20%, 평균 7% 정도
- **예방 및 치료** : 예방 접종은 출생 후 2, 4, 6개월과 15~18개월에 하고 추가접종은 4~6세, 14~16세에 한다. 치료는 에리트로마이신 등의 항생제가 효과적이다.

### (3) 홍역(紅疫, measles, 제2군감염병)

2~3년 간격으로 유행하며, 11~12월에 많이 발생하고 1~2살 때 많이 감염된다.

- **병원체** : *Measles virus*
- **병원소** : 환자
- **전파** : 환자의 객담, 비인후 분비물로 배출된 병원체가 공기나 비말 호흡기를 통하여 침입, 감염된다. 잠복기는 8~21일이며, 보통 10~14일이다. 2006년에 17명 발생하였다.
- **증상** : 유아기에 많다. 얼굴에 피부 발진이 나타나서 아래로 확산되어 사지에 생긴다. 심하면 전신 경련, 혼수 등이 생기며 사망한다. 한번 걸렸다 나으면 영구면역된다. 태어난 후 6개월까지는 모체에서 받은 항체 때문에 감염되지 않는다.
- **예방 및 치료** : 치료는 합병증으로 폐렴이 나타나지 않도록 하고 5~6일 안에 immune serum globulin(ISG)을 투여한다. 환자는 격리시키고 분비물을 소독한다. 생후 12~15개월과 4~6세에 예방접종한다.

### (4) 유행성이하선염(流行性耳下腺炎, mumps, 볼거리, 제2군감염병)

- **병원체** : *Paramyxo virus*
- **병원소** : 환자. 감염원은 환자의 타액이다.
- **전파** : 비말이나 공기전파하며, 타액으로도 배출되이 비부와 후두부를 통해서 침입하여 이하선이나 고환, 난소, 유선 등에 발병한다. 잠복기는 2~4주일이며 보통 18일이다. 2009년에 6,400명 정도 발생하였다.
- **증상** : 전신권태, 식욕부진, 각 장기의 부종, 고환출혈, 중추신경계의 염증과 출혈, 탈수 등이 발생한다. 종창, 오한, 미열, 두통이 계속되다가 이하선이나 고환, 난소, 젖샘 등에 감염된다. 뇌막염 등의 합병증을 일으키기도 하고 사춘기 후에는 고환염, 난소염을 일으켜 불임증의 원인이 된다. 특징은 양쪽 또는 한쪽 이하선의 비염증성 증대이다. 한번 걸렸다 나으면 영구면역된다.
- **예방 및 치료** : 환자를 격리해야 하고, 분비물에 오염된 물건을 소독하고 예방접종한다. 5~15세 소아에게 잘 발생하므로 주의하며 감기와 같이 예방한다. 독생균 백신이 있다. 생후 12~15개월, 4~6세에 예방접종한다. 특별한 치료법은 없다.

### (5) 풍진(風疹, german measles, 제2군감염병)

- **병원체** : *Rubella virus*
- **병원소** : 환자
- **전파** : 인후에서 배출되는 비말을 통하여 공기로 전파된다. 잠복기는 14~21일이며 보통 약 16일이다.
- **증상** : 홍역과 비슷하나 증상이 가볍다. 얼굴에서 발진이 시작되어 등이나 팔에 나타나며 고열이 난다. 발진은 홍역, 성홍열과 비슷하다. 산모가 임신 3개월 이내에 걸리면 선천성 백내장, 심장기형이 있는 아기나 귀머거리, 미숙아 등을 분만하며 아이의 정신·신체의 발육이 부진하게 되고 유산하기 쉽다.
- **예방 및 치료** : 약독생백신으로 예방할 수 있으나 임산부에게 백신을 접종해서는 안 된다. 임신기에 걸리면 감마글로불린을 주사한다. 병이 완쾌되면 영구면역된다. 생후 12~15개월, 4~6세에 예방접종한다. 대부분 치료는 필요하지 않다. 해열진통제를 복용하는 수준이다.

### (6) 수두(水痘, chickenpox, varicella, 제2군감염병)

- **병원체** : 수두 바이러스(*Varicella-zoster virus*)
- **병원소** : 사람
- **전파** : 비말이나 병변 접촉으로 감염. 잠복기는 9~21일이고 5~9세 때 잘 걸린다. 하나가 걸리면 가족의 90%가 걸린다.
- **증상** : 붉은 반점, 물집, 미열과 몸살. 반점은 몸에서 팔다리, 얼굴, 머리 등으로 번지며 구강 등 점막에도 생기고 물집이 터져 딱지가 앉았다가 2주 후 떨어져 나간다.
- **예방 및 치료** : 수두 백신을 투여한다. 감염 4일 이내에 수두대상포진 면역글로불린을 맞는다. 병에 걸린 아이는 격리한다. 주로 10세 이전에 걸리며, 한번 걸리면 평생 면역된다. 자연치유된다. 환부에 아시클로버 연고를 바른다.

### (7) 결핵(結核, tuberculosis, 제3군감염병, 인수공통감염병)

- **병원체** : *Mycobacterium tuberculosis*로서 그람양성간균. 균은 소독제에 강하다. 직사광선에서도 20~30시간 살며 70℃에서 5분 안에 사멸된다. 사람형, 소형, 새형, 파충형이 있다.
- **병원소** : 사람, 소
- **전파** : 파충형은 사람에게 전파되지 않는다. 신체의 모든 부분에 침입, 발병할 수 있다. 폐결핵은 객담이나 비말, 신장결핵은 소변, 장결핵은 분변으로 탈출한다. 소는 우유, 담, 분변으로 탈출한다. 잠복기는 4~6주.
- **증상** : 경증, 중등증, 중증으로 나누며 미열, 체중감소, 전신쇠약 등으로 서서히 진전되어 기침, 가래, 혈담 등이 나오고 합병증으로 늑막염, 뇌막염, 관절염 등도 생긴다. 원발감염이 회복되기 전에 결핵활성이 재현되는 것을 재감염이라 하며, 성인에게 많고 이것을 결핵병이라 한다. 농촌보다 도시에 많고 남자가 여자보다 2배 정도 감수성이 높다.
- **예방 및 치료** : 감염원 제거, 감염경로 차단, 면역증강이 있다. 관리는 환자 발견, 격리 및 치료, 예방접종(BCG)이 있다. 집단검진방법으로는 투베르쿨린 검사와 X선 간접촬영 방법이 있다. BCG는 출생 후 4주 이내, 12개월 이전에 접종한다. 그러나 완전 면역되지는 않는다. 치료는 2개월간 아이나, 리팜피신, 피라지나마이드, 에탐부톨을 투여하고, 이어서 4개월간 아이나, 리팜피신, 에탐부톨을 투여한다.

### (8) 성홍열(猩紅熱, scarlet fever, 제3군감염병)

온대지방에 유행하는 급성 감염병으로 사철 유행하며 우리나라는 5월 전후에 많이 발생한다.

- **병원체** : 화농연쇄상구균(*Streptococcus pyogenes*)으로 발적독(發赤毒, erythrogenic toxin)을 생성, 분비한다.
- **병원소** : 환자 및 보균자
- **전파** : 환자나 보균자의 비분비물(콧물, 침, 가래침)로 배출된 병원체가 접촉 및

비말감염이나 개달물 전파로 인두, 비강 또는 점막의 외상으로 침입한다. 잠복기는 3일.

- **증상** : 1~7일의 잠복기 후 오한과 39~40℃의 발열이 1주일간 계속되다가 열이 내린다. 혀에 붉은 반점이 생기면서 붓는다. 그 후 발진이 목과 가슴, 기타 부위에 생기며 1주일 후 딱지가 떨어진다. 합병증은 신장염, 폐렴, 기관지염이나 디프테리아.
- **예방 및 치료** : 환자를 격리한다. 우유나 식품의 위생에 유의한다. 능동면역화로 Dick 독소(erythrogenic toxin)를 사용하며 피동면역에는 회복기 혈청이 좋다. 필요에 따라 연쇄상구균에 유효한 페니실린, 에리트로마이신 등의 항생제나 설파제를 복용한다.

### (9) 수막구균성수막염(髓膜球菌性髓膜炎, meningococcal meningitis, 제3군감염병)

- **병원체** : 그람음성 쌍구균(*Neisseria meningitidis*) ABC군, 기타 군
- **병원소** : 사람
- **전파** : 비말 감염과 직접 감염. 잠복기는 2~10일, 일반적으로 3~4일.
- **증상** : 발열, 심한 두통, 구역질, 구토, 경부 경직. 심하면 핑크빛 점상반점. 섬망(착각, 망상, 헛소리 증세의 의식장애), 혼수, 허탈, 반상 출혈과 쇼크. 수막염 없는 패혈증이 생기기도 한다. 단순한 불현성 감염이나 급성 비인두염으로서 끝나는 경우가 많다. 무증상 감염자 5~10%, 사망률은 5~15%.
- **예방 및 치료** : 예방접종은 그다지 효과 없다. 치료는 페니실린, 암피실린, 클로람페니콜 사용.

### (10) 레지오넬라(legionellosis, 제3군감염병)

- **병원체** : 그람음성(*Legionella*)균
- **전파** : 호흡기로 전파되며 잠복기는 5~6일. 균은 대형빌딩의 냉각탑, 수도배관, 배수관 등의 오염수와 에어컨의 냉각수에 서식.
- **증상** : 오한·두통·구토·설사. 심하면 쇼크와 출혈·폐렴으로 사망할 수 있다. 폐렴

성과 비폐렴성이 있다.

- **예방 및 치료** : 냉각용 물은 염소로 소독하거나 55℃ 이상으로 가열하여 사용한다. 치료는 에리트로마이신 같은 항생제를 쓰며 14~21일 치료해야 한다.

## (11) 두창(痘瘡, smallpox, 제4군감염병, 세계보건기구 감시대상 감염병, 생물테러감염병)

소의 두창바이러스는 고위험병원체이다.

천연두, 마마, 손님이라고도 한다. 피부가 파인 흉이 남는데 곰보라고 한다. 세계적으로 유행이 종식되었다.

- **병원체** : *Smallpox virus*
- **병원소** : 환자
- **전파** : 환자의 호흡기 분비물과 피부 고름으로 배출되어 접촉 및 비말 감염이나 공기감염되어 호흡기 입구 또는 피부점막으로 침입한다. 1~4월에 유행하며 잠복기는 8~10일이다.
- **증상** : 잠복기 후 오한, 전율과 함께 체온이 40℃로 올라가고 심한 두통과 함께 발진이 생겼다가 없어진다(전구발진). 발병 4일부터 체온이 내려가고 얼굴부터 몸에 작은 홍반이 생겨 수포화되고, 9일부터 농포가 되고, 체온이 상승하고, 12일부터 가피(痂皮)를 만들고, 소양감이 생기고, 16일부터 가피가 떨어지며 흉터가 남는다. 발병의 경과는 4~6주일이며 병원체의 침입은 호흡기이지만 침입 후에는 망내계에서 번식한다.
- **예방 및 치료** : 소양감이 있을 때 붕대로 감고 항생제나 설파제로 치료한다. 예방은 생후 3개월 때 종두(우두)를 1회 접종하고 6세 때 2회, 10~12때 3회 접종한다. 예방접종 외에 특별한 치료법은 없다.

## (12) 인플루엔자(influenza, 제3군감염병, 표본감시대상 감염병)

- **병원체** : 인플루엔자 바이러스(*Influenza virus* ABC)
- **병원소** : 사람
- **전파** : 환자의 기침이나 재채기를 통하여 비말감염된다. 잠복기는 1~4일이다.

- **증상** : 38℃ 이상의 발열, 두통, 근육통, 피로감 등의 전신증상과 인후통, 기침, 객담. 드물게 복통, 구토, 경련. 합병증으로 폐렴.
- **예방 및 치료** : 예방과 치료에 특이 항바이러스제를 투여한다. 합병증 위험이 있을 때 오셀타미플루, 자나미플루(릴렌자) 등을 투여한다.

### (13) 중증급성호흡기증후군(重症急性呼吸器症候群, severe acute respiratory syndrome, SARS, 제4군감염병, 세계보건기구 감시대상 감염병, 인수공통감염병, 균체바이러스는 고위험병원체)

검역감시대상 감염병으로 감시기간은 10일이다.

- **병원체** : SARS corona virus(SARS-CoV). 제1혈청형과 제2혈청형이 있는데 SARS는 이 두 가지 혈청형과 다른 새로운 바이러스이다.
- **전파** : 대기 중에 떠다니는 고체나 액체의 미세한 입자에 의해 전파되는 것으로 추측. 잠복기는 2~7일.
- **증상** : 발열, 무력감, 두통, 근육통이 몸 전체에 생긴 후 기침과 호흡 곤란 증상 발생. 25%는 설사. 심하면 2주 이상 지속되며 호흡곤란 증후군 및 다기관 부전증으로 진행된다.
- **예방 및 치료** : 예방은 유행지역에 가지 않아야 한다. 특이적인 치료법은 없어서 항바이러스제도 소용이 없다. 사스에 효과가 있는 백신은 없다.

### (14) 중동호흡기증후군(中東呼吸器症候群, MERS, middle east respiratory syndrome, 제4군감염병, 병원체는 고위험병원체)

- **병원체** : Mers-corona virus
- **병원소** : 박쥐, 낙타, 사람
- **전파** : 침이나 콧물 등의 체액을 통한 비말감염으로 재채기를 통하여 튀어나온 바이러스 비말을 통하여 2m 이상 떨어진 사람에게도 감염되며 콧물 등을 손으로 닦고 악수와 피부 접촉을 하거나 대화를 통하여서도 감염된다.

- **증상** : 7~14일 잠복한 후 고열, 가슴통증과 함께 기침, 호흡곤란, 폐렴 등의 심한 호흡기 증상이 나타난다. 구토나 설사 같은 소화기 증상이 나타나기도 한다. 사스와 달리 신장 손상으로 인한 급성 신부전증이 나타나기도 한다. 치사율은 30~40%이다.
- **예방 및 치료** : 예방 백신이나 치료약이 개발되어 있지 않다. 사람이 밀집된 공공장소는 피하고 열이 있거나 호흡기 증상이 있는 사람과는 접촉을 피하고 마스크를 쓴다.

### (15) 조류인플루엔자인체감염증(avian influenza in human, 제4군감염병, 인수공통감염병, 고병원성 바이러스는 고위험병원체)

검역감시대상 감염병으로 감시기간은 10일이다.

- **병원체** : Avian influenza virus A·B·C형 중 A·B형에 감염되며, A형만 대유행을 일으킨다.
- **병원소** : 돼지, 개, 고양이, 닭, 오리
- **전파** : 감염자의 기침이나 재채기를 통해 나온 바이러스가 폐에 들어가 감염된다. 감염된 가축의 배설물, 침, 콧물, 대변과 혈액으로도 감염된다. 세계적으로 유행하여 수천만 명이 사망하였다. 잠복기는 1~5일이다.
- **증상** : 오한, 발열, 인후염, 근육통, 두통, 기침, 무력감, 불쾌감. 치명적인 합병증을 일으키기도 한다. 만성 심장·신장·폐질환자, 65세 이상 노인, 아스피린 장기복용자, 체질이 약한 영유아는 폐렴으로 목숨을 잃는 경우가 있다.
- **예방 및 치료** : 손을 자주 씻고 손으로 눈, 코, 입을 만지지 말아야 한다. 재채기 때는 화장지로 입과 코를 가린다. 마스크를 착용하고, 환자와 접촉을 금한다. 치료와 예방에 항바이러스제(oseltamivir)를 투여한다.

### (16) 신종인플루엔자[A(H1N1), novel swine origin influenza 신종플루, 제4군감염병, 세계보건기구 감시대상 감염병]

- **병원체** : 신종인플루엔자 A(H1N1)는 사람, 조류, 돼지 인플루엔자 바이러스의

유전물질이 혼합된 RNA 바이러스. 70℃ 이상 가열하면 사멸한다.

- **병원소** : 사람
- **전파** : 기침, 재채기 등의 비말전파와 접촉 전파가 있다. 배출된 인플루엔자 바이러스는 24시간까지만 감염성이 있고, 사람 손에서는 5분까지 산다. 노인의 감염률은 1% 이하.
- **증상** : 일반 계절인플루엔자 증상과 비슷하며 발열, 콧물, 인후통, 기침 등이 나타나며 오심, 무력감, 식욕부진도 생긴다. 계절인플루엔자와 달리 25%가 구토나 설사 등의 소화기증상이 나타난다. 치사율은 선진국은 0.2% 이하. 중증 폐렴, 호흡부전, 패혈증 및 다발성 장기부전(몸의 염증반응이 심해서 모든 장기가 함께 나빠지는 증상) 등의 합병증이 생겨 죽는 경우도 있다. 건강한 사람은 7일 이내에 회복.
- **예방 및 치료** : 손을 자주 씻고 눈·코·입을 만지지 말며 마스크를 쓰고, 집단활동을 삼간다. 치료에 타미플루와 릴렌자를 사용한다.

## 3. 동물 매개 감염병

### (1) 브루셀라증(brucellosis, 제3군감염병, 인수공통감염병, 균체는 고위험병원체)

- **병원체** : *Brucella abortus*(소), *B. melitensis*(양, 산양), *B. suis*(돼지)
- **병원소** : 가축
- **전파** : 브루셀라균을 갖고 있는 가축과 접촉하거나 고기를 먹으면 감염된다. 소아는 성인보다 저항력이 강하다. 사람에서 사람으로 전파되는 일은 드물다. 잠복기는 1~3주. 2009년에 24명 발병하였다.
- **증상** : 열, 오한, 발열, 두통, 근육통, 피로, 식욕부진, 관절통과 요통, 체중감소, 변비, 인후통, 마른 기침 등.
- **예방 및 치료** : 예방은 감염된 가축을 박멸하고 가축을 예방접종하고, 우유와 유제품은 살균하고 고기는 익혀 먹는다. 치료는 항생제인 술폰아미드제제와 스트

렙토마이신을 조합한다. 테트라사이클린계도 효과가 있다.

### (2) 탄저병(炭疽, anthrax, 제3군감염병, 생물테러감염병, 인수공통감염병, 균체는 고위 험병원체)

식물의 탄저는 사람에게 해를 끼치지 않는다.

- **병원체** : 탄저균(*Bacillus anthracis*). 포자를 형성하여 저항력이 있다.
- **병원소** : 소, 양, 산양, 말 등의 초식동물
- **전파** : 소, 말, 양, 산양 등의 가축에 급성 패혈증을 일으키며 소의 탄저가 가장 많다. 가축은 오염사료를 통해 경구감염되며, 사람은 양털이나 모피를 가공하거나 다룰 때 기도감염되어 폐탄저가 된다. 도살에 종사하는 사람은 상처를 통해 감염되고, 경구감염이나 흡혈곤충에 의한 감염도 있다.
- **증상** : 피부탄저, 폐탄저, 장탄저가 있다. 경피·흡입 감염 시 잠복기는 2~3일이다. 피부병변은 발적(빨갛게 됨), 종창(종기), 동통(아프고 쑤심), 화농(곪음), 궤양 등과 함께 패혈증이 온다. 흡입감염은 인플루엔자와 유사한 권태, 고열, 두통, 호흡곤란, 기관지폐렴 등의 증세를 나타내고 패혈증으로 사망한다. 자연면역이 안 된다. 수육 섭취 시 경구감염되며 식중독 증상이 나타난다. 동물의 치명률은 75~100%이다.
- **예방 및 치료** : 감염가축을 도살하고 가축을 위생적으로 다루고, 가축에 대하여 약독생균 백신을 접종한다. 폐사한 가축은 소각 내지 매몰시키고, 모피의 검역과 소독을 철저히 한다. 치료는 시프로플록사신, 독시사이클린, 페니실린 등의 항생제를 투여한다.

### (3) 크로이츠펠트-야콥병 및 변종 크로이츠펠트-야콥병
(Creutzfeldt-Jakob disease CJD 및 variant Creutzfeldt-Jakob disease vCJD, 인간 광우병, 제3군감염병, 인수공통감염병, 전염성 해면상 뇌병증, 병원체는 고위험병원체)

광우병에 걸린 소의 부산물을 섭취하여 사람에게 감염되는 것을 변종 크로이츠펠트-야콥병이라고 한다.

- **병원체** : 이상 prion 단백질. 프리온은 protein과 virion(바이러스 입자)의 합성어
- **병원소** : 광우병 소의 프리온 이상 단백질이 병을 일으킨다. 소의 부산물이 든 사료로 키운 소의 고기나 우유를 먹으면 걸린다.
- **전파** : 잠복기는 2~8년
- **종류** : 크로이츠펠트-야콥병은 산발 크로이츠펠트-야콥병이 85% 정도를 차지하고 가족 크로이츠펠트-야콥병이 10~15%, 의인성 크로이츠펠트-야콥병이 1~2%를 차지한다.

  산발형: 원인과 전파경로가 불명한 신경 퇴행성 질환으로 잠복기는 10~30년, 평균 60대에 질환이 나타난다. 질환이 나타나서 사망 시까지 8개월 정도 걸린다. 초기에 신경학적 이상이 빠르게 나타난다.

  변종 크로이츠펠트-야콥병: 소해면양뇌증(광우병)에 감염된 쇠고기와 부산물에 들어 있는 이상 프리온을 섭취하여 감염된다. 잠복기는 5~10년으로 20~30대에서도 발병한다.
- **증상** : 초기에 정신이상과 감각이상이 나타나고 후에 신경학이상이 나타나 건망증, 정신 착란, 치매를 보인다. 뇌가 스폰지처럼 구멍이 뚫린다. 사망까지 14개월 걸린다.
- **예방 및 치료** : 예방은 광우병 위험 쇠고기를 먹지 않는다. 치료방법은 없고 걸리면 100% 죽는다.

### (4) 큐열(Q熱, Q fever, 제4군감염병, 인수공통감염병, 균은 고위험 병원체)

오스트리아의 퀸즐랜드에서 처음 발견되어 query fever라고 하다가 큐열로 되었다.

- **병원체** : 리케차인 *Coxiella burnetii*. 동물 태반에 많으며 소독제에 강하다.
- **병원소** : 소, 양, 염소 등의 포유류와 조류
- **전파** : 감염된 태반조직이나 양수, 동물 분비물로 오염된 먼지를 흡입하여 감염된다. 동물과 직접 접촉, 오염된 물건을 통한 간접 접촉, 우유나 음식을 통한 감염. 2009년에 14명 발병하였다.

- 증상 : 급성큐열 - 고열, 오한, 심한 두통, 전신 권태감, 근육통, 혼돈(착란), 인후통, 땀흘림, 가래없는 기침, 구역, 구토, 설사, 복통, 흉통의 한 가지 이상을 수반. 합병증은 폐렴. 어린이들은 70% 이상 무증상으로 경과한다. 대부분 치료하지 않아도 수개월 안에 회복된다. 1~2%가 급성큐열로 사망.
  만성 큐열 - 6개월 이상 증상이 지속되며 더러 중증을 나타낸다. 감염 후 1년에서 20년 뒤까지 발생할 수 있다. 합병증으로 심각한 심내막염이 생긴다. 65%가 사망한다.
- 예방 및 치료 : 감염 가축의 태반, 태아막, 유산된 태아는 태워 없앤다. 우유는 살균하여 마신다. 급성큐열은 독시사이클린, 퀴놀린을 투여한다. 만성큐열로 심내막염이 생겼을 때는 치료가 어렵다. 독시사이클린과 하이드록시클로로퀸을 병행투여한다.

### (5) 유비저(類鼻疽, melioidosis, 제4군감염병)

유사 비저라는 의미이다. 비저는 탄저병과 비슷하다. 비저균은 고위험병원체이다.

- 병원체 : 토양박테리아 *Burkholderia pseudomallei*
- 병원소 : 흙, 가축
- 전파 : 오염된 흙이나 물을 접촉하거나 마시면 감염되며, 감염자의 체액이나 혈액을 통해서도 감염된다. 공기를 통해서도 감염될 수 있다.
- 증상 : 폐렴, 가슴통증, 근육통, 식욕감퇴 등을 나타낸다. 초기에 치료하지 않으면 패혈증이나 급성호흡부전으로 죽을 수 있다. 급성은 3~4주일에 사망한다. 감염되면 변이를 일으키고 잠복하여 25년이 지난 후 발병한 경우도 있어서 생물학무기가 될 수 있다.
- 예방 및 치료 : 동남아시아 등 열대지역에서 여행하거나 체류하는 동안 상처가 난 상태에서 물이나 흙에 접촉하지 않도록 한다. 클로람페니콜, 독시사이클린, 설파제 박트림 등의 항생제로 치료하고 종기는 짜낸다.

### (6) 공수병(恐水病, rabies, hydrophobia, lyssa, 제3군감염병, 인수공통감염병)

광견병이라고도 하며, 제3군 법정감염병이다.

- **병원체** : 바이러스(Rabies virus)
- **병원소** : 환자, 미친개, 고양이, 늑대, 여우, 스컹크, 박쥐, 쥐
- **전파** : 쥐나 들짐승과 접촉하여 감염된 미친개를 통해 전파되며, 감염동물의 타액에서 배출된 바이러스가 새 숙주의 상처를 통해 감염된다.
- **증상** : 근육마비, 혼수상태 등으로 거의 100% 사망하며, 치료법이 없다. 잠복기는 2~3주이지만 수족에 침범하면 3~6주이고, 물린 상처의 정도와 부위에 따라 15일~1년(보통 30~60일)이다. 처음에는 두통, 식욕결핍, 구토, 미열 등이 발생하다가 인두근(얼굴)의 통증으로 물이나 음식을 삼키지 못하고 광적 상태를 나타낸다.
- **예방 및 치료** : 병균을 가진 가축은 예방접종하거나 도살한다. 그러나 야생동물은 방법이 없다. 사람에 대해서는 공수병 감염 동물에 물린 후 신속하게 백신접종하여 바이러스가 중추신경에 도달되기 전에 면역을 형성시키는 접종법이 있다. 미친개에 물리면 10일간 관찰하여 수동면역 HRIG, 능동면역 HDCV 백신접종 여부를 결정한다.

## 4. 모기 매개 감염병

### (1) 일본뇌염(日本腦炎, japanese encephalitis, 제2군감염병, 인수공통감염병)

서부 마뇌염 바이러스, 베네주엘라 이콰인 뇌염 바이러스, 이스턴 이콰인 뇌염 바이러스는 고위험 병원체이다.

- **병원체** : 일본뇌염 바이러스(RNA 바이러스인 Japanese encephalitis virus)
- **병원소** : 돼지

- **전파** : 돼지피를 빤 작은빨간집모기(*Culex tritaeniorhynchus*)가 사람에게 감염시키며, 잠복기는 5~15일이다. 감수성은 유아(4~8세)와 노인이 높다. 2009년에 6명 발병하였다.
- **증상** : 뇌, 척수, 뇌막에 염증이 생겨서 고열, 의식장애, 혼수, 뇌성마비를 일으키고 영아는 정신이 흐려지고 혼수에 빠지며 강직성 경련이나 간질과 같은 발작도 한다. 대부분 불현성 감염이지만 현성 감염인 경우는 수일~10일 정도의 잠복기를 거쳐 두통, 고열, 의식장애를 일으킨다. 치명률 20~40%. 회복되어도 운동장애, 지능장애 등의 후유증이 있다. 나은 후 면역된다.
- **예방 및 치료** : 모기를 없애고 모기에 물리지 않게 하며 예방접종한다. 특수 치료제는 없으므로 대중요법에 의한다. 불활성화 백신 접종이 효과적이다.

### (2) 말라리아(malaria, 제3군감염병)

학질, 하루거리, 초학, 복학, 학증 등이라고도 한다. 1980년 이후 보고가 없어서 종식된 것으로 여겨졌으나 2009년 1,345명 발병하였다. 세계적으로는 아프리카, 중남미, 인도네시아에서 유행하고 있다.

- **병원체** : *Plasmodium vivax*(3일열 말라리아), *P. falciparum*(열대열 말라리아), *P. malariae*(4일열 말라리아), *P. ovale* 중 우리나라는 *P. vivax*만 유행한다.
- **병원소** : 환자, 보충자
- **전파** : 모기 흡혈로 탈출. 학질모기(*Anopheles sinensis* : 중국얼룩날개모기)가 전파한다.
- **증상** : 잠복기는 3일열 말라리아는 14~18일, 4일열 말라리아는 12~21일이다. 수일간 발열과 함께 두통, 피로감, 오심 등이 계속되다가 전열기, 고열기 및 발한기의 3기를 거치며 발한기 후 열이 내리는 과정을 주기적으로 반복한다. 우리나라에는 3일열이 많고, 열대열 말라리아가 가장 악성이다.
- **예방 및 치료** : 모기에 물리지 않도록 한다. 병원소를 제거한다. 국내토착 말라리아는 클로로퀸(chloroquine)으로 치료한다.

### (3) 황열(黃熱, yellow fever, 제4군감염병, 세계보건기구 감시대상 감염병, 균체바이러스는 고위험병원체)

검역대상감염병으로 144시간(6일) 감시한다.

- 병원체 : Yellow fever virus(Flaviviridae과)
- 병원소 : 열대숲모기, 사람, 원숭이 등 포유류
- 전파 : 열대숲모기. 사람형은 사람끼리 전파시키고 밀림형은 원숭이 등의 포유류에게서 사람으로 전파한다. 잠복기는 3~6일.
- 증상 : 고열, 두통, 요통, 구역질, 구토, 심하면 점막의 출혈과 혈액 섞인 구토. 황달이 생겨서 황열이라고 한다. 회복되면 영구면역. 사망률은 바이러스 균주와 인종에 따라 다르다.
- 예방 및 치료 : 예방은 열대숲모기를 없애고 황열 발생 국가를 여행할 때는 생균백신 예방주사를 맞는다. 치료방법은 없다. 해열이 필요하고 신장기능이 저하되었을 때는 혈액투석한다.

### (4) 뎅기열(dengue fever, 제4군감염병)

- 병원체 : 뎅기 바이러스(dengue virus)
- 병원소 : 열대숲모기, 이집트숲모기, 흰줄숲모기로 아시아, 남태평양, 아프리카, 아메리카에 분포.
- 전파 : 뎅기바이러스를 가진 모기에 물리면 감염된다. 잠복기는 4~7일이다. 2009년 59명 발병하였다.
- 증상 : 눈알 통증, 두통, 근육통, 관절통, 고열, 발진. 출혈하는 경우도 있고, 식욕부진, 복통, 변비를 동반하는 경우도 있다. 말라리아나 황열보다 사망률은 낮다. 치사율은 0.01~0.03%.
- 예방 및 치료 : 예방주사나 치료제는 없으므로 모기에 물리지 않도록 한다.

## (5) 웨스트나일열(west nile fever, 제4군감염병, 세계보건기구 감시대상 감염병)

- 병원체 : 플라비비리데과, 플라비바이러스속인 웨스트나일 바이러스. 뇌염 증상도 발생
- 병원소 : 집모기(*Culex*)속 모기, 사람, 말, 조류, 낙타, 물개, 사슴, 개, 고양이
- 전파 : 모기가 조류를 흡혈하여 사람에게 옮긴다. 모기가 사람 사이를 매개하지는 않는다. 잠복기는 3~14일.
- 증상 : 80% 이상 무증상으로 경과하며 15~20% 정도는 미약한 감기증상이다. 열, 두통, 근육통이 시작되며 소화기 증상을 동반하기도 한다. 약 50%가 발진하여 일주일 정도 계속되다 사라진다. 1% 미만은 신경증상이 나타나며 치사율은 3.2%이다.
- 예방 및 치료 : 이 병이 토착화된 아프리카, 아시아, 유럽, 호주지역을 여행하지 않는 것이 좋다. 모기를 박멸한다. 치료법은 없다.

## (6) 치쿤구니야열(chikungunya fever, 제4군감염병)

- 병원체 : *Chikungunya virus*
- 병원소 : 이집트숲모기, 흰줄숲모기로 아프리카나 동남아시아에 많다.
- 전파 : 모기에 물려서 감염되며 잠복기는 1~12일로 평균 3~7일이다.
- 증상 : 열, 두통, 피로, 오심, 구토, 근육통, 발진, 관절통이 나타난다. 합병증으로 뇌수막염, 마비 등의 신경증상, 심근염, 간염 등이 생긴다.
- 예방 및 치료 : 빈발 지역의 여행을 삼간다. 치료제와 백신은 없다.

## 5. 진드기 매개 감염병

### (1) 야토병(野兎病, tularemia, 제4군감염병, 생물테러감염병, 균은 고위험병원체)

야토는 산토끼의 일본말이다.

- **병원체** : 야토균(*Francisella tularensis*)
- **병원소** : 진드기, 곤충 등
- **전파** : 진드기, 등에, 기타 곤충에 물리거나, 감염된 산토끼 등의 동물의 사체와 접촉하여 감염. 또는 음식과 물을 통하여 감염. 잠복기는 3~5일.
- **증상** : 발열, 오한, 두통, 설사, 근육통, 관절통, 마른 기침, 쇠약증. 사망률은 1.4%.
- **예방 및 치료** : 벌레 퇴치제(deet)를 바르고 옷에는 페르메트린을 처리한다. 손을 씻고, 음식물을 익혀 먹고, 안전한 물, 끓인물, 정수한 물을 마신다. 치료는 스트렙토마이신, 겐타마이신을 투여한다.

### (2) 라임병(lyme disease, 제4군감염병)

- **병원체** : 나선균(*Borrelia burgdorferi*)
- **병원소** : 사슴, 절지동물, 진드기
- **전파** : 진드기에게 물려서 감염된다. 잠복기는 3~14일이다.
- **증상** : 홍반, 미열, 두통, 관절통, 근육통, 목 뻣뻣함. 치료하지 않으면 근골격계, 신경계, 심혈관계가 손상된다. 대부분 자연 치유된다.
- **예방 및 치료** : 긴옷을 입고 옷에 deet를 뿌린다. 예방주사를 맞는다. 치료에는 페니실린, 테트라사이클린 등의 항생제를 투여한다.

### (3) 진드기 매개 뇌염(tick-borne relapsing fever, 제4군감염병, 바이러스는 고위험병원체)

- **병원체** : *Togaviridae*과 *Flavivirus*속 한 가닥의 선형 (+)RNA 바이러스

- 병원소 : 설치류, 조류, 진드기
- 전파 : 감염된 진드기에 물려서 감염된다.
- 증상 : 감기 비슷한 두통이나 발열이 생겨서 수일 후 혈소판감소 증상이 나타난다. 30% 정도가 뇌수막염 및 뇌염 증상으로 죽거나 신경질환 후유증, 부분 마비 등이 생긴다. 치사율은 5~20%이다.
- 예방 및 치료 : 특별한 치료법이나 치료제는 없으며 대중요법에 의존한다. 불활성백신이 있다.

## 6. 쥐와 곤충 매개 감염병

### (1) 발진티푸스(epidemic typhus, 제3군감염병, 고위험병원체)

- 병원체 : *Rickettsia prowazekii*
- 병원소 : 보균자, 불현성 환자
- 전파 : 이의 장에서 증식한 리케차의 배설물이 상처로 들어가거나 먼지를 통하여 호흡기 감염된다. 나은 후에는 면역력이 생긴다. 잠복기는 7~14일로 짧으면 3~4일, 길면 21일이다.
- 증상 : 발열, 오한, 두통, 근육통, 헛소리, 신경증상, 발진, 비장 비대. 발병 10~14일이면 체온이 내리고 회복된다. 모든 나이에 발생하며, 20~40세의 발생률이 가장 높고 치명률은 6~30%이며 나이가 많을수록 치사율이 높다. 폐렴이 합병되면 치사율이 높다.
- 예방 및 치료 : 환자나 접촉자를 적절하게 조처하면 격리하지 않아도 좋다. 소독약으로 이를 죽이고 목욕, 세탁으로 깨끗이 하고 예방접종 백신을 사용한다. 치료는 테트라사이클린 제제를 사용한다.

### (2) 발진열(發疹熱, endemic typhus, 제3군감염병)

산발성 지방병으로 크게 유행하는 일은 드물다. 가을과 겨울에 많이 발생하며 쥐가 많은 곳에 많고 성인 남자에게 많다.

- 병원체 : *Rickettsia mooseri*
- 병원소 : 쥐
- 전파 : 쥐벼룩(쥐이, *Xenopsylla cheopis*)이 매개하며 쥐벼룩이 사람 피를 빨 때 쥐벼룩 변의 리케차가 피부상처를 통해 침입한다. 사람에게서 사람으로 전파되는 일은 없다. 잠복기는 6~14일이다. 2009년 29명이 발병하였다.
- 증상 : 가벼운 발진티푸스와 비슷하다.
- 예방 및 치료 : 환경위생을 개선한다. 나은 후 상당기간 면역된다. 환자 및 접촉자의 격리는 불필요하다. 쥐를 박멸한다. 치료에는 테트라사이클린을 사용한다.

### (3) 쓰쓰가무시병(恙蟲病, tsutsugamushi disease, 제3군감염병, 인수공통감염병)

- 병원체 : *Rickettsia tsutsugamushi*
- 병원소 : 들쥐와 털진드기(양충)
- 전파 : 감염된 들쥐와 털진드기에게 물리면 리케차가 감염된다. 잠복기는 약 10일 정도이다. 10~12월과 4~7월에 많이 발생한다.
- 증상 : 장티푸스 모양의 고열, 발진, 림프선종, 고열, 오한, 전신 피부에 홍반(장미빛 발진)
- 예방 및 치료 : 감수성은 일반적이며 나은 후 상당기간 면역성을 보유한다. 예방은 진드기(양충)가 생기지 않도록 한다. 테트라사이클린 등의 항생제로 치료한다.

### (4) 렙토스피라증(leptospirosis, 제3군감염병)

- 병원체 : 세균 *Leptospira icterohemorrhagiae*
- 병원소 : 들쥐 등의 설치류
- 전파 : 들쥐 배설물에서 나온 병원체가 논밭에서 농부의 상처로 감염되며, 9~10월에 다발하고, 잠복기는 10일, 벼농사를 많이 하는 지역에서 발생한다. 2009년 5천 명 정도가 발병하였다.

- **증상** : 고열, 오한, 두통, 구토 등 감기 증세가 나타나다가, 심해지면 보행이 힘들고 황달증세와 폐출혈로 진행된다.
- **예방 및 치료** : 논과 밭에서 작업할 때는 피부를 보호하고 피부상처를 노출시키지 말고, 작업 후에는 손발을 깨끗이 씻고 들쥐를 구제한다. 발병초기에는 항생제를 사용한다. 황달이 나타나면 투석한다.

### (5) 웨일씨병(Weil's disease)

렙토스피라증의 치명적 형태로, 감염성황달, 완두채집자병, 돼지떼병이라고도 한다.

- **병원체** : *Leptospira interrogans*
- **병원소** : 쥐 등의 설치류와 소, 돼지, 개 등의 일부 가축. 들쥐는 20% 감염
- **전파** : 감염 동물 소변에 오염된 물이나 흙, 음식을 접촉하거나 먹거나 비말 흡입하여 감염된다. 잠복기는 4~19일.
- **증상** : 90%는 가벼운 감기형 비황달형, 5~10%는 치명적인 웨일씨병이 된다. 발열, 두통, 오한, 근육통, 결막 충혈이 생기며 황달, 신부전증, 빈혈, 피부출혈로 죽기도 한다.
- **예방 및 치료** : 오염된 물에 들어가지 말고 벼 베기 등을 할 때는 장화와 긴 옷을 착용한다. 예방은 독시사이클린을 투여하며 치료는 경증에는 독시사이클린, 중증에는 페니실린G와 세프트리악손을 투여한다.

### (6) 신증후군출혈열(新症候群出血熱, hemorrhagic fever with renal syndrome, 제3군감염병)

- **병원체** : *Hantaan virus*, 서울 바이러스
- **병원소** : 등줄쥐, 집쥐
- **전파** : 쥐배설물로 분비된 바이러스가 공기를 통하여 사람 폐로 감염된다. 10~12월에 많고 20~50대 감염률이 높다. 남성은 여성보다 3배 많이 걸린다. 잠복기는 2~3주. 2009년 334명이 발병하였다.

■ **증상** : 3~6일 동안 지속적인 고열, 오한, 두통, 안구통, 요통. 구토와 복통이 나타난다. 반 정도는 급성신부전증, 내출혈, 만성신질환 등의 합병증이 생기며 사망률은 5%이다.

■ **예방 및 치료** : 풀밭에 눕거나 앉지 말고 깔판을 사용한다. 예방주사(백신)가 있으나 치료제는 없다.

### (7) 페스트(plague, pest, 제4군감염병, 생물테러감염병, 폐렴형페스트는 세계보건기구 감시대상 감염병, 균은 고위험병원체)

흑사병이라고도 하며, 중세기에 유럽 인구의 3분의 2 정도를 감소시켰을 정도로 치사율이 높다. 검역감시대상 감염병으로 감시 기간은 144시간(6일)이다.

■ **병원체** : *Pesteurella pestis*

■ **병원소** : 야생설치류, 집쥐, 환자

■ **전파** : 쥐벼룩이 사람 피를 빨 때 위에서 페스트균을 토해서 전파시킨다. 경피감염과 기도를 통한 직간접 전파가 있다. 선페스트는 사람끼리 전파되지 않으나 폐페스트는 전파되며 속도가 매우 빠르고, 비말감염된다. 잠복기는 선페스트 2~6일, 폐페스트 3~4일.

■ **증상** : 선페스트는 패혈증을 일으키고 치사율이 70~80% 정도이며, 폐페스트는 급성 대엽성 폐렴으로 100% 치사한다. 나으면 일시 면역된다.

■ **예방 및 치료** : 소독, 벼룩 구충, 구서. 사균 백신 예방접종을 한다. 폐페스트 유행 시는 효과가 없다. 이환 시는 혈청요법을 쓴다.

### (8) 바이러스성 출혈열(viral hemorrhagic disease, 유행성출혈열, 제4군감염병, 세계보건기구 감시대상 감염병)

■ **병원체** : *Hantaan virus*는 한국, 유럽과 미국에서 발생한다. 마버그열, 에볼라열, 라싸열은 생물테러감염병이고, 균체 바이러스는 고위험병원체로 아프리카에서 발생한다. 크리미안콩고 출혈열 바이러스, 남아메리카 출혈열 바이러스도 고위험병원체이다.

- **병원소** : 설치류, 원숭이
- **전파** : 아프리카에서 주로 유행한다. 한탄바이러스와 라싸열은 쥐 같은 설치류의 대소변이나 타액과 접촉하여 감염된다. 마버그열 바이러스는 원숭이가 매개한다. 에볼라열 바이러스는 알려져 있지 않다. 이들 바이러스는 체액을 통해 전파될 수 있으며 감염력이 높다. 잠복기는 1~3주이다.
- **증상** : 두통, 발열, 인후통, 피로감 등 독감과 유사한 증상과 발진이 생긴다. 에볼라열은 피부가 벗겨져서 피부와 점막에 심한 출혈이 생긴다. 한탄바이러스는 정도가 여러 가지이고 라싸열은 증상이 나타나지 않을 수도 있다. 에볼라열과 마버그열은 증상이 심하며 급성 신부전, 심한 호흡곤란과 쇼크 등의 합병증을 유발한다. 라싸열은 50명 중 1명, 한탄바이러스는 10명 중 1명, 에볼라열은 10명 중 9명이 사망한다.
- **예방 및 치료** : 숲에 긴 옷을 입고 들어가고 맨바닥에 앉지 않는다. 한탄바이러스, 에볼라, 마버그 감염증에 대한 특이 치료법은 없다. 라싸열은 1주 내에 항바이러스제를 투여하면 효과가 있다. 신장이 악화되면 투석하고 호흡 장애 시는 인공 호흡한다.

## 7. 성병(性病, sexually transmitted disease, STD 또는 venereal disease, VD)

성적 접촉을 통해 감염.

- **병원소** : 사람
- **전파** : 성행위 접촉, 주삿바늘, 출산, 모유 수유

### (1) 매독(梅毒, syphilis, 성 매개 감염병)

중추신경계, 심장혈관계 및 기타 장기나 조직 등에 침입하여 심한 병변을 일으켜, 임산부의 유산, 사산의 원인이 되고, 태아에게도 심한 병변을 준다.

- **병원체** : *Treponema pallidum*

- **병원소** : 환자 및 보균자
- **전파** : 성적 접촉이나 수혈로 감염된다. 점막의 삼출액, 체액 및 분비액을 통하여 직접 전파되고 감수성은 전반적으로 높으며, 면역은 되지 않는다.
- **증상** : 감염 10~90일 후 4~6주 동안 성기의 구진(발진), 무통성 하감(부식성 발진) 등의 1차증상이 나타나고, 그 후 6주~3개월 후 피부발진, 미열, 권태감, 흉통, 인후통, 탈모증 등의 2차 증상이 나타난다. 15~20년 후 심맥관계와 중추신경계의 3차 병증이 나타난다. 모태를 통하여 감염된 태아는 유산이나 사산되는 경우가 있으며, 출생하면 선천성 매독에 걸린다.
- **예방 및 치료** : 성병예방을 위한 성교육을 하고, 결혼 전에 매독검사를 한다. 불결한 성행위를 금하고 성매매업 종사자의 건강관리를 철저히 하고, 조기진단과 치료를 한다. 치료는 페니실린, 테트라사이클린, 에리트로마이신 등의 항생제를 사용한다.

### (2) 임질(淋疾, gonorrhea, 지정감염병, 성 매개 감염병, 표본감시대상 감염병)

- **병원체** : *Neisseria gonorrhoeae*. 그람음성쌍구균이다.
- **병원소** : 환자 및 보균자
- **전파** : 성적 접촉으로 요도를 통하여 감염되며, 결막염은 체외로부터 결막에 감염되고, 직장감염은 회음부를 지나서 항문으로 감염된다. 감염 임산부가 출산한 아기는 감염되어 임균성 안염이 생긴다. 반복감염되며, 감수성이 높고 획득면역은 없다.
- **증상** : 잠복기는 2~10일(남성은 보통 1~3일). 처음에는 오줌 눌 때 작열감과 요도의 종창, 발적이 생긴 후 고름이 나오며 방치하면 전립선염, 정낭염, 부고환염까지 진행될 수 있다. 여성은 남성보다 경과가 느리며 성교 수일 후 요도염이나 자궁경부염이 생기지만 증상이 가벼워 치료하지 않게 되고, 방치하면 균체가 경관을 통하여 내경관염과 자궁내막염도 생긴다.
- **예방 및 치료** : 임질균을 가진 상대와 성관계를 하지 말아야 한다. 부부가 함께 치료받아야 하며, 치료는 세프트리악손, 퀴놀린계열 항생제를 투여한다.

### (3) 연성하감(軟性下疳, chancroid, 지정감염병, 성 매개 감염병, 표본감시대상 감염병)

- 병원체 : 그람음성 간균 *Haemophilus ducreyi*
- 전파 : 피부나 점막의 상처를 통해 침입한다. 잠복기는 3~5일.
- 증상 : 수포가 생겨 궤양이 되어 성기가 옷에 닿거나 소변이 궤양 부분에 닿으면 아프다.
- 예방 및 치료 : 예방은 콘돔을 사용하고 성기를 깨끗이 한다. 치료는 세프트리악손이나 에리트로마이신, 시프로플록사신 등을 투여한다.

### (4) 클라미디아 감염증 증상(chlamydia, 지정감염병, 성 매개 감염병, 표본감시대상 감염병)

- 병원체 : *Chlamydia trachomatis*
- 전파 : 남성이 보균자. 잠복기는 7~14일, 출산 시 아기에게 감염된다.
- 증상 : 남성은 배뇨 시 얼얼하고 고름이 나오고 부고환염, 전립선염 등이 생긴다. 여성은 가려움증, 하복부통증, 고름이 생긴다. 임균감염증보다 증상이 가볍다. 여성은 무증상인 경우가 많지만 모르고 지나치면 불임을 초래한다.
- 예방 및 치료 : 난잡한 성행위를 피하고 콘돔을 사용한다. 치료제는 독시사이클린, 에리트로마이신과 독시사이클린의 조합.

### (5) 성기단순포진(性器單純疱疹, genital herpes, 지정감염병, 성 매개 감염병, 표본감시대상 감염병)

- 병원체 : *Herpes simplex virus* 2형
- 전파 : 성접촉, 피부접촉, 분만 시 신생아에게 감염
- 증상 : 성기에 물집이 생긴다. 증상을 느끼지 못하고 지나갈 수도 있다.
- 예방 및 치료 : 콘돔 사용. 세균감염 시는 항생제 투여

### (6) 첨규(尖圭) 콘딜롬(condyloma acuminata, 곤지름, 지정감염병, 성 매개 감염병)

■ 병원체 : *Human papillomavirus*

■ 전파 : 성접촉 후 3개월 이내에 발병한다. 잠복기는 2~3개월이지만, 1~20개월까지 가기도 한다.

■ 증상 : 성기나 항문 주위에 닭벼슬 모양 사마귀(융기)가 생긴다. 자궁경부암(자궁 아래쪽의 암)으로 발전하기도 하고 합병증으로 종양이 생기기도 한다.

■ 예방 및 치료 : 직접적인 성기 접촉을 피하고 콘돔을 사용한다. 치료는 5% 5-FU 크림을 바르거나 액체질소나 탄산가스로 얼려 떼거나 레이저로 떼어낸다. 임산부는 신생아 감염 예방을 위해 제왕절개하는 것이 좋다.

### (7) 후천성면역결핍증(後天性免疫缺乏症, acquired immunodeficiency syndrome; AIDS, 제3군감염병)

■ 병원체 : 인간면역결핍바이러스(HIV, human immunodeficiency virus)

■ 병원소 : 환자 및 감염자(보균자 : HIV 양성자). 감염된 상태에서 면역결핍증인 주폐포자충 폐렴, 카포시육종 등의 증상을 보이는 자이다.

■ 전파 : AIDS의 감염경로는 성교가 가장 많고 수혈, 주사기 등을 통해서도 전파된다. 감염원은 환자나 감염자의 혈액, 타액, 정액, 눈물, 모유, 소변 등이다. 남자에게 많고 연령별로는 20~49세의 중년층과 백인에게 많다. 수혈 등으로 어린이에게도 감염되는 경우가 있다. 잠복기는 6개월에서 7년 정도.

■ 증상 : 사망 원인은 AIDS 바이러스 자체보다도 다른 병원체에 의한 합병증으로 면역체가 상실되어 병원체의 침입을 방어하지 못하기 때문이다. 초기에는 5년 내에 90%의 환자가 사망하였다. 잠복기 동안은 특별한 증상이 없으나 AIDS 항체 양성반응을 나타낸다. AIDS 양성자가 모두 AIDS 환자가 되는 것은 아니고 15~30%만 발병한다.

■ 예방 및 치료 : 예방 백신이나 근본 치료 약제는 없기 때문에 건전한 성생활, 깨끗한 혈액의 공급과 수혈, 1회용 주사기 사용, 면도기 공동사용 금지, 목욕탕의 1회용 면도기 공급 등이 있다. 치료에 바이러스 증식을 억제하는 칵테일요법(HAART)을 사용하면 수명을 20년간 연장할 수 있다.

## 8. 기타 감염병

### (1) 파상풍(破傷風, tetanus, 제2군감염병)

- 병원체 : 혐기성 간균 파상풍균(*Clostridium tetani*)
- 병원소 : 흙
- 전파 : 오염된 흙에 접촉하여 상처로 감염된다. 잠복 기간은 2일~2주일이고 잠복기가 길수록 증상은 약하다.
- 증상 : 불수의근 경직과 경련. 국소파상풍은 상처부위에만 나타나는데 전신 질환으로 나타나기도 한다.
- 예방 및 치료 : 항독소는 증상을 막거나 지연시킨다. 4년마다 재접종해야 한다. 치료는 항생제·안정제·근육이완제를 투여. 심하면 큐라레(골격근이완제) 사용. 호흡곤란 시 인공호흡, 신경근차단제, 기도삽관 필요.

### (2) 한센병(leprosy, 제3군감염병)

나병, 문둥병이라고도 하며, 중세 유럽에서 크게 유행하였다. 환자는 격리시켜야 하고, 효과적인 치료약제가 개발되어 발생률이 낮다.

- 병원체 : *Mycobacterium leprae*로 결핵균과 같은 항산성 간균
- 병원소 : 환자
- 전파 : 감염환자의 배설물과 분비물로 오염된 물건을 통한 간접전파와 사람끼리의 직접접촉 전파가 있다. 병원체는 체외에서 약하므로 바로 죽는다.
- 증상 : 피부말초신경이 손상되고 손가락이나 발가락 마디가 떨어져 나간다. 증상이 나타나기 전에 권태, 미열, 관절통, 배통, 소화장애, 불면증이 있다. 감수성과 전파력은 약하여 오래 접촉해야 감염된다. 잠복기는 일정치 않으며 1년~수년이다. 부모가 환자이지만 증상이 없는 어린이를 미감아라 하며, 정상 상태라 사회활동에 제약이 없다.
- 예방 및 치료 : 환자의 발견, 격리, 치료, 환자 접촉자의 관리, 소독을 한다. 아

동기에 많이 걸리므로 나환자가 분만한 신생아는 분만 즉시 격리한다. 치료제로는 프로민, DDS(diaminodiphenyl sulfone)가 있다. 레프로민 반응검사로 감염유무를 판단한다.

### (3) 보툴리눔독소증(botulism, 제4군감염병, 생물테러감염병, 균은 고위험병원체)

- **병원체** : *Clostridium botulinum*이 생산하는 독소이다.
- **전파** : 보툴리누스균이 증식한 식품의 독소를 섭취하여 발생한다. 영아 보툴리눔 중독증은 장내에서 균이 증식하여 독소를 생산하여 발생한다. 외상 감염도 있다. 생물테러 목적으로 살포하는 독소는 흡입감염된다. 잠복기는 12~36시간.
- **증상** : 뇌신경 마비, 하부의 이완성 신경마비, 복시, 시야 흐림, 발음장애, 연하곤란, 골격근 마비, 호흡부전. 사망률은 5%.
- **예방 및 치료** : 예방은 5가(A형부터 E형) 변형독소를 투여. 치료는 3가 항독소혈청(ABE) 투여. 영아형은 항독소를 쓰지 못하고 외상감염형은 항독소를 투여한다. 상처의 괴사 조직은 제거하고 페니실린을 투여한다. 차아염소산용액, 비눗물로 소독하거나 햇볕에 3시간, 80℃로 30분 가열하거나 100℃로 수분간 가열하면 독성이 없어진다.

### (4) 신종감염병증후군(新種感染病症後群, 제4군감염병)

전세계적으로 원인 병원체가 알려져 있으나 국내에서는 아직 발생되지 않은 감염병으로 급성 출혈열, 급성 호흡기 증후군, 급성 설사 증후군, 급성 황달, 급성 신경 증후군 등이다. 즉시 신고해야 한다. 2009년 706,911명 발생하였다.

chapter 4

# 기생충

기생충은 경구, 경피, 태반 감염하며 그중 경구감염 기생충이 식품 위생과 관계가 깊다. 감염 경로는 기생충의 알이나 유충이 오염·부착된 식품을 섭취하여 감염되는 경우와, 기생충에 감염된 동물의 고기를 섭취하여 감염되는 경우가 있다.

인체에 기생하는 기생충은 생물형태학적으로 분류하는 방법과 매개물의 종류에 따라 분류하는 방법이 있다.

기생충 감염률은 표 4-1과 같이 계속 감소하다가 최근 다시 높아졌다.

**표 4-1 기생충감염율 1971~2012, 총 8차** (%)

| 연도 | 피검자수 | 충란양성자수 | 충란양성률 | 회충 | 구충 | 편충 | 동양모양선충 | 간흡충 | 폐흡충 | 요코가와흡충 | 유무구조충 | 참굴큰입흡충 | 광절열두조충 | 요충 |
|---|---|---|---|---|---|---|---|---|---|---|---|---|---|---|
| 1차(1971년) | 24,887 | 20,970 | 84.3 | 54.90 | 10.7 | 65.4 | 7.7 | 4.6 | 0.090 | - | 1.90 | - | - | 1.3 |
| 2차(1976년) | 27,178 | 12,171 | 63.2 | 41.00 | 2.2 | 42.0 | 1.0 | 1.8 | 0.070 | - | 0.70 | - | - | - |
| 3차(1981년) | 35,018 | 14,381 | 41.1 | 13.00 | 0.5 | 23.4 | 0.2 | 2.6 | 0.000 | 1.20 | 1.10 | - | - | 12.00 |
| 4차(1986년) | 43,590 | 5,630 | 12.9 | 2.10 | 0.1 | 4.80 | 0.02 | 2.7 | 0.002 | 1.00 | 0.30 | - | - | 3.60 |
| 5차(1992년) | 46,912 | 1,806 | 3.8 | 0.30 | 0.01 | 0.20 | 0.004 | 2.2 | 0.000 | 0.30 | 0.06 | - | - | 0.90 |
| 6차(1997년) | 45,832 | 1,098 | 2.4 | 0.06 | 0.007 | 0.04 | 0 | 1.4 | 0.000 | 0.30 | 0.02 | - | - | 0.60 |
| 7차(2004년) | 20,541 | 879 | 3.7 | 0.05 | 0.0 | 0.27 | 0 | 2.4 | 0.002 | 0.50 | 0.00 | - | - | 0.60 |
| 8차(2012년) | 23,956 | 645 | 2.6 | 0.03 | 0.0 | 0.41 | 0 | 1.9 | 0.000 | 0.26 | 0.04 | 0.02 | 0.01 | - |

자료: 보건복지부 통계

보건복지부는 2004년에 20,370명을 표본조사하여 기생충에 감염된 사람이 3.67%가 된다고 하였다. 국민 전체로 보면 178만여 명이 감염된 것으로 계산된다

다른 기생충은 감염률이 0.1% 이내로 나타났지만 회를 먹는 것 때문에 간흡충은 2.42%인 117만여 명으로 나타났고 남성이 여성보다 높다. 그리고 농촌지역(6.8%)이 도시지역(3.1%)보다 높다.

## 1. 생물학적 분류

### (1) 연충류

- 선충류 : 회충, 십이지장충, 동양모양선충, 편충, 분선충, 요충, 사상충, 선모충
- 편충류 : 간흡충, 폐흡충, 요코가와흡충, 무구조충, 유구조충, 긴촌충(광절열두조충), 왜소조충, 일본주혈흡충, 만손주혈흡충

### (2) 원충류

이질아메바, 대장아메바, 요오드아메바, 말라리아원충, 장트리코모나스, 질트리코모나스, 톡소플라즈마곤디

## 2. 매개물별 분류

### (1) 식품이 매개하는 기생충

- 채소 매개 기생충 : 회충, 십이지장충, 편충, 동양모양선충, 분선충, 요충
- 어패류 매개 기생충 : 간흡충(담수어, 붕어, 잉어), 폐흡충(게, 가재), 요코가와

흡충(은어), 광절열두조충(송어, 연어), 유극악구충(뇌어, 미꾸라지)

■ 수육류 매개 기생충 : 무구조충(쇠고기), 유구조충(돼지고기), 선모충(돼지고기)

### (2) 절족동물 매개 기생충

사상충(모기), 말라리아(모기)

## 3. 기생충 관리

기생충 관리는 예방에 주력해야 하며 기생충에 대한 정확하고 과학적인 보건교육과 습관을 갖추어야 한다. 기생충 관리에 필요한 원칙은 다음과 같다.

- 정기 검사는 봄가을 두 번 정기적으로 검변한다.
- 기생충란 보유자는 구충하고 관찰한다. 구충은 집단적으로 한다.
- 기생충의 감염방법과 예방법을 교육시켜서 실천하도록 한다.
- 채소재배에 인분을 사용하지 않도록 하고 사용하려면 2~3개월간 부패시켜 사용한다.
- 일상생활에서 다음 사항을 실천한다.
  ① 손을 깨끗이 씻는다. 용변 후 반드시 씻는다.
  ② 채소를 잘 씻어서 먹는다.
  ③ 감염성 충란 또는 유충으로 오염된 조리 기구를 통한 다른 식품의 오염에 유의한다.
  ④ 불결한 물을 사용하지 않는다.
  ⑤ 담수어를 생이나 회로 먹지 않는다.
  ⑥ 게, 가재를 생으로 먹지 않고, 게장도 먹지 않는다.
  ⑦ 쇠고기와 돼지고기 생식을 금하고 잘 익혀 먹는다.
  ⑧ 변소를 개량하고 인분을 채소재배에 사용하지 않는다.

## 4. 각 기생충증

### (1) 회충증(ascariasis, roundworm, 제5군감염병)

- **병원체** : Ascaris lumbricoides, 크기는 20~30cm이며 주로 소장에 기생한다. 암놈 한 마리가 하루 10만~20만 개의 알을 낳는다. 소장에 기생하여 감염 후 산란까지 약 60~75일 걸린다.
- **전파** : 알이 든 대변을 채소밭에 뿌리면 여름에는 2~3개월 만에 부화해서 유충이 된다. 채소를 통해 침입하며, 위를 거쳐 소장에 들어가 장벽을 뚫고 폐에 모이기도 하고 장벽의 혈관계통이나 림프관 계통을 거쳐 폐에 집합하여 성장한 다음 기관지 → 기관 → 후두 → 인후식도를 거쳐서 소장에 내려와 기생한다.
- **증상** : 위장증상으로 구토·오심·설사·복통·소화불량·이미증, 신경증상으로 두통·어지러움·실신·경련·시력장애·청력장애·야맹증·기억력감퇴, 외료적 증상으로 장천공(장에 구멍이 남)·복막염·폐기종·충양돌기염(맹장염, 충수염) 등이 생긴다.
- **예방 및 치료** : 채소를 흐르는 물에 여러 번 흔들어 씻는다. 10분 이상 가열하면 사멸된다. 채소는 잎을 펴서 흐르는 물에 여러 번 씻은 후, 열탕에 1분 정도 처리하여야 한다. 화장실은 수세식으로 하고, 인분을 비료로 사용하려면 2~3개월간 충분히 부숙시켜야 한다. 변을 검사하여 환사를 발견하고 메벤다졸, 피린텔 파모에이트 등의 구충제를 복용시킨다.

### (2) 편충증(whipworm, 제5군감염병)

감염률이 높지만 10마리 미만으로는 증상이 나타나지 않기 때문에 경시된다.

- **병원체** : *Trichuris trichiura*. 머리는 실같이 가늘고 꼬리가 크고 넓다. 수놈은 40~50mm, 암놈은 45~50mm 크기이다.
- **전파** : 감염경로는 회충과 같으며, 소장하부와 맹장 주위에 가늘고 긴 머리로 장점막 내에 파고들어서 기생하므로 구충이 어렵다. 키스와 음식을 통해 감염된다.

- **증상** : 대장염, 설사, 맹장염, 탈항 등의 원인이 되고 빈혈과 정신증상도 일어난다.
- **예방 및 치료** : 회충과 같다.

### (3) 요충증(seat worm, 제5군감염병)

- **병원체** : *Enterobius vermicularis*. 4~8mm 크기이며 백색이다. 소장하부, 맹장 등에 기생한다.
- **전파** : 알이 손이나 음식물을 통해 들어와 소장 상부에서 부화하여, 맹장의 점막에서 성충까지 발육하고, 직장 내에서 기생하다가 45일 전후면 항문 주위에 나와 산란하고, 다시 직장으로 돌아간다. 알은 건조한 실내에서도 오래 살기 때문에 같이 침식을 하는 사람은 모두 감염된다. 어린이가 많이 감염된다.
- **증상** : 알을 낳기 위하여 항문으로 나오기 때문에 항문 주위나 회음부가 가렵다. 손으로 긁어서 묻은 알이 입으로 들어가고, 심하게 긁으면 상처나 습진이 생기며 불면증, 신경쇠약, 신경증, 외음부의 충혈과 염증, 여자는 백대하증 등이 생긴다. 어린이는 오줌을 싼다. 수가 많으면 장카타르나 충수염을 일으킨다.
- **예방 및 치료** : 집단구충을 하고 내의와 손, 침실을 깨끗하게 한다. 내의를 자주 갈아 입고 항문이 가려워도 맨손으로 긁지 않는다. 채소 감염은 회충과 같은 방법으로 예방한다. 치료는 플루벤다졸로 구충한다.

### (4) 간흡충증(clonorchiasis, chinese liver fluke, 제5군감염병)

민물고기를 생식하는 강가 지역 주민이 많이 걸린다.

- **병원체** : *Clonorchis sinensis*. 수명은 약 6~8년, 크기는 10~25mm
- **병원소** : 환자, 돼지, 개, 고양이
- **전파** : 간에서 산란한 알이 대변으로 배설된다. 알은 물에서 부화되어 유충이 된다. 제1중간숙주인 왜우렁 속에 들어가서 성장하여 수중에 나와 제2중간숙주인 참붕어, 피래미, 모래무지 등의 근육에 들어가서 피낭유충이 되며, 사람이

물고기를 생으로 먹으면 소장을 뚫고 간에 모여 기생한다. 배설된 충란이 사람에게 감염되는 데는 3개월 걸린다.

- 증상 : 초기에는 소화불량, 설사, 식욕부진, 피로 등이 나타나고 이어서 간장비대, 비장비대, 복수, 소화장애, 황달 등이 나타난다. 급기야 간경화증을 일으켜 사망한다.
- 예방 및 치료 : 민물고기를 생식하지 말고, 민물고기를 조리한 기구는 깨끗이 씻고, 생수를 마시지 않고, 인분을 철저히 처리하고, 개·고양이 등 흡충이 있는 동물을 잘 관리한다. 치료에는 praziquantel westermani, lung fluke 제제를 사용한다.

### (5) 폐흡충증(paragonimus, oriental lung fluke, 제5군감염병)

- 병원체 : *Paragonimus westermani*. 주로 폐에 기생하며 뇌, 복부 등에 기생하기도 한다. 성충은 길이 1cm, 넓이 0.5cm 크기이며, 수명은 7~8년이다. 고기 속에 있는 유충은 −10℃에서 24시간에 죽고 열에 약하여 50℃에서 죽는다.
- 전파 : 폐에서 모충이 낳은 알이 가래로 배설되어 물에서 부화하여 유충이 된다. 제1중간숙주인 다슬기 속에서 성장한 후 나와 제2중간숙주인 게, 가재 등에 침입하여, 사람이 날로 먹으면 장, 림프선을 통하여 폐에 들어가 성충이 된다. 홍역에 걸린 아이에게 가재 생즙을 먹이면 낫는다는 속설 때문에 산간지역에서 많이 유행하였으나 지금은 가재 생즙을 먹고 있지 않다.
- 증상 : 서서히 발병한다. 폐 안에서 성충이 산란하고 생활하기 때문에 폐 조직을 파괴하여 가벼운 기침이 시작되며 흉통, 인후통이 뒤따르기도 하고 가래에 혈액이 섞여 나오며 대출혈도 한다. 눈이나 뇌에 기생하여 복막염이나 시력장애, 뇌증상을 초래하기도 한다. 기생부위에 따라 폐흡충증, 장흡충증, 뇌흡충증, 안와흡충증이 있다.
- 예방 및 치료 : 피낭유충의 저항력은 저온에 강하고, 식초나 간장에서는 단시간에 죽지 않지만 열에는 약하다. 게, 가재의 생식을 금하고 유행지역에서는 생수를 마시지 말고, 환자 객담을 위생처리하고, 감염동물을 잘 관리해야 한다. 특효약으로 프라지콴텔(praziquantel), 비티오놀(bithionol) 등이 있다.

### (6) 장흡충증(腸吸虫症, intestinal trematodiasis, 제5군감염병, 표본감시대상 감염병)

장흡충은 50여 가지나 되며 요코가와흡충이 잘 알려져 있다.

- 병원소 : 개구리, 올챙이, 뱀, 민물 어패류
- 전파 : 병원체를 가진 동물을 날로 먹거나 덜 익혀 먹으면 감염된다.
- 증상 : 복통, 설사, 흡수장애
- 예방 및 치료 : 민물 어패류를 생식하지 않고 익혀 먹는다.

### (7) 구충증(십이지장충증, hookworm disease)

십이지장충과 아메리카구충이 있는데, 우리나라에서는 두 가지 다 유행한다.

- 병원체 : 십이지장충(*Ancylostoma duodenale*)과 아메리카구충(*Necator americanus*)이 있으며 1cm 정도 크기로 십이지장에 붙어서 한 마리가 하루 0.1~0.8mL의 피를 빤다. 하루 10,000~20,000개의 알을 낳는다.
- 전파 : 경구감염은 채소를 먹을 때 들어와서 소장벽을 뚫고 폐에 모였다가 기관지를 역류해서 식도, 위를 거쳐 소장에 이르러 기생한다. 경피감염은 채소밭 등에서 일할 때 손이나 발의 피부를 뚫고 들어와 림프관과 혈관을 통해서 폐에 집합한 후 기관지, 후두 식도, 위를 거쳐서 소장에 기생한다.
- 증상 : 경피감염은 염증, 습진이 생기고 가렵고 붓고 발적이 생기며 세균에 감염되어 화농이 생기기도 한다. 경구감염은 목이 가렵고 기침이 나고 숨이 가쁘고 호흡이 곤란하다. 침입 초기에 기침, 구역, 구토가 나며, 성충이 되면 빈혈, 소화장애, 토식증, 다식증이 나타난다. 어린이가 심하게 걸리면 신체와 지능 발육이 저하되고 저항력이 떨어져서 질병에 걸리기 쉽다. 유충에 의한 증상을 채독증이라 한다.
- 예방 및 치료 : 회충과 같다. 피부로 침입하므로 인분을 사용한 밭에서 작업하지 말고 일할 때 피부를 보호한다. 알은 회충알보다 약하여 저온에서도 죽으며 6일간 방치해 두면 발육하지 않는다. 직사광선이나 소독제에도 약하다. 알은 분변 속에서 겨울에는 13~14일 동안 산다. 다른 계절에는 75일 정도 살고, 긴 것

은 130일 정도 산다. 분뇨를 2~3개월간 방치하면 알은 모두 죽는다.

### (8) 유구조충증(갈고리촌충, pork tapeworm)

- **병원체** : *Taenia solium*. 길이 2~7m, 폭 5~6mm이고 머리에 4개의 빨판과 갈고리를 가지고 있다. 800~900개의 마디를 가지고 있다.
- **전파** : 돼지고기를 생식하여 걸린다. 성충 감염보다 충란에 의해 뇌, 안구, 근육, 장벽, 심장, 폐 등에 낭충증(cysticercosis) 감염이 많다. 인분에서 나온 알이 묻은 풀을 중간숙주인 돼지가 먹으면, 장관에서 부화하여 유충이 되어 돼지 장벽을 뚫고 들어가 2~3개월이면 유구낭충이 된다. 사람이 감염된 돼지고기를 생식하면 소장 상부에서 탈낭하여 2개월 내에 성충이 되어 알이 분변으로 나간다. 환자 손으로 충란을 만지면 피부를 뚫고 들어가 낭충이 사람의 뇌, 안구, 근육, 심장, 피하조직, 간, 신장, 뼈, 대혈관, 혀 등에 기생한다. 이를 낭미충증이라고 한다.
- **증상** : 불쾌감, 상복부 동통, 식욕부진, 소화불량 등이 있다. 피하에 기생하여 낭충증을 일으킨다. 뇌낭충증일 경우, 충체의 사멸로 뇌증(간질 발작)을 일으킨다.
- **예방 및 치료** : 돼지고기를 완전히 익혀 먹고, 환자는 구충하고, 돼지 사료를 분변으로 오염시키지 않아야 한다. 돼지고기를 −10℃ 이하에 1주일간 냉동하면 유충이 파괴된다. 성충은 니클로사미드, 낭미충에는 메벤다졸, 프라지콴텔을 투여한다.

### (9) 무구조충증(민촌충, beef tapeworm)

- **병원체** : *Taenia saginata*. 머리에 4개의 빨판이 있고 끝에 홈이 있다. 7~8m이지만 40m짜리도 있다. 길이 16~20mm의 1,000~2,000개의 마디로 되어 있다. 20년 정도 살며 한 마리씩 기생하지만, 16마리가 기생한 예도 있다.
- **전파** : 떨어진 마디가 인분으로 배출되어 터져서 알이 풀에 묻어서 중간숙주인 소가 먹으면 장관에서 부화하여 유충이 되어 장벽을 뚫고 들어가 3~6개월 후

에 무구낭충이 된다. 이런 소의 고기를 생식하면 사람 소장 상부에서 탈낭하여 2개월 내에 성충이 된다.

- **증상** : 소장에 기생하면 변을 눌 때뿐 아니라 걷거나 잘 때도 마디가 떨어져 나와 불쾌감을 준다. 그리고 상복부 둔통, 식욕부진, 소화불량, 빈혈 등이 생긴다.
- **예방 및 치료** : 쇠고기를 완전히 익혀 먹고 환자는 빨리 구충하고 소가 먹는 풀에 분변을 버리지 않는다. 포낭유충은 71℃에서 5분이면 죽는다. −10℃ 이하에서는 2~3일 만에 죽는다. 그러나 0℃에서는 4일까지 살아 있다. 치료는 티오놀, 프라지콴텔로 구충하며 낭미충까지 구충된다.

## (10) 광절열두조충증(긴촌충, fish tapeworm)

- **병원체** : *Diphyllobothrium latum*. 3~10m×1.5~2.0cm 크기로 약 3,000개의 마디로 되어 있다. 성숙 마디는 길이 3mm, 폭 15mm로서 폭이 길이보다 넓기 때문에 광절이라 한다.
- **전파** : 주로 북반구에 많으며 우리나라에는 드물다. 소장에서 분변으로 배출된 충란은 물에서(15~20℃) 11~15일 후에 부화되어 제1중간숙주인 물벼룩(갑각류)이 먹으면 전의미충이 된 다음 제2중간 숙주인 연어, 송어, 농어가 물벼룩을 먹으면 근육이나 간에서 성장하여 의미충이 된다. 이런 연어나 송어를 사람이 생식하면 감염된다. 인체감염 3주 후면 성충이 되어 산란한다.
- **증상** : 식욕 감퇴, 복통, 오심, 구토, 설사 등의 증상과 빈혈
- **예방 및 치료** : 송어나 연어의 생식을 금한다. 의미충은 건조, 염지 냉동 등에 매우 강하여 죽지 않지만 열에 약하여 50℃에서 수분 내에 죽는다. 고기 속의 유충은 −10℃에서 24시간에 죽는다. 고기를 말리거나 간장에 조리면 죽는다. 구충은 프라지콴텔을 사용한다.

## (11) 스파르가눔증(sparganosis)

열두조충과 조충의 유충기를 스파르가눔이라 하며 사람의 장 이외에 기생하였

을 때 스파르가눔증이라고 한다.

- **병원체** : 성충은 *Diphyllobothrium mansoni*, *D. mansonoides*, *D. decipiens*, *D. erinacei*, *D. ranarum* 등으로 개나 고양이의 장에 기생한다.
- **전파** : 제1중간숙주는 물벼룩이고, 제2중간숙주는 담수어, 뱀이나 개구리이다. 조류나 포유류, 사람도 숙주 역할을 한다. 감염된 물벼룩이 들어 있는 물을 마시거나, 의미충에 감염되어 있는 뱀이나 개구리를 생식하거나, 감염된 뱀이나 개구리를 잡아먹어서 근육에 의미충이 들어 있는 닭을 생식하면 감염된다.
- **증상** : 피하조직에 원형의 종유가 생기고 소양증이 있다. 기생부위가 일정치 않으나 복부, 서혜부, 눈, 음낭, 유방 등에 기생한다.
- **예방 및 치료** : 생으로 개구리나 뱀을 먹지 않는다. 물도 위생적으로 깨끗한 물만 마신다. 약제는 개발되어 있지 않다. 수술로 적출해 낸다.

### (12) 아니사키스(anisakiasis)

해산 어류 중 제1중간숙주인 고등어, 전갱이, 청어, 가자미, 갈치, 대구, 오징어 등에 유충이 있다. 고등어의 뱃속이나 근육에서 발견되는 유충은 20~30mm 크기이다.

chapter 5

# 위생동물

## 1. 정의

위생동물은 위생곤충과 쥐를 의미한다. 위생해충은 인간에게 질병을 매개하는 것과 혐오감을 주는 곤충이다. 위생해충 중 가장 문제가 되는 것은 모기, 파리, 바퀴 등이다. 그리고 쥐에 기생하는 이, 벼룩도 문제가 있다. 쥐와 위생곤충은 콜레라·장티푸스·이질 등의 감염병을 옮기기 때문에 박멸해야 한다. 그리고 이들이 번식하지 못하도록 먼지·쓰레기·분뇨 등을 위생처리하고, 수도나 기타 환경을 정화해야 한다.

## 2. 위생해충의 피해와 구제방법

### (1) 위생해충의 피해

위생해충에 의한 간접적인 피해로는 질병의 기계적 전파, 질병의 생물학적인 전파, 정신적·경제적 피해 등이 있고, 직접적인 피해는 다음과 같다.

- 기계적 외상 : 곤충이 물어서 생긴 피부조직의 파괴
- 이차적 감염 : 곤충이 물어서 생긴 상처에 병원성 박테리아 감염으로 인한 피부염
- 체내기생 : 인체조직에 침입하여 기생
- 독성물질의 주입 : 지네, 독거미 등의 독성물질 주입으로 인한 피해
- 물렸을 때 주입된 이물질에 대한 감수성 : 침 등 이물질에 대한 감수성으로 붓거나 발적이 일어난다.

### (2) 위생해충의 구제방법(감염병 예방 및 관리에 관한 법률의 질병 매개 곤충 방제)

- 물리적 · 환경적 방법
  1) 서식 장소를 완전히 제거하여 질병 매개 곤충이 서식하지 못하게 한다.
  2) 질병 매개 곤충의 발생이나 유입을 막기 위한 시설을 설치해야 한다.
  3) 질병 매개 곤충의 종류에 따른 적절한 덫을 사용하여 밀도를 낮추어야 한다.
- 화학적 방법
  1) 질병 매개 곤충에 맞는 곤충 성장 억제제 또는 살충제를 사용하여 유충과 성충을 제거해야 한다.
  2) 잔류성 살충제를 사용하여 추가적인 유입을 막아야 한다.
  3) 살충제 처리가 된 창문스크린이나 모기장을 사용해야 한다.
- 생물학적 방법
  1) 모기 방제를 위하여 유충을 잡아먹는 천적(미꾸라지, 송사리, 잠자리 유충 등)을 이용한다.
  2) 모기유충 서식처에 미생물 살충제를 사용한다.

### (3) 구충·구서의 원칙

- 발생원 및 서식처 제거 : 발생원 및 서식처를 제거해야 가장 효과가 크다.
- 발생초기에 실시 : 기하급수적으로 증식하므로 발생초기에 구제하면 성충 구제

보다 수십 배 효과가 있다.

- **생태 습성에 따라 구제** : 생태 습성을 정확히 파악해야 구제효과가 높다.
- **동시에 광범위하게 실시** : 한 집에서만 구충이나 구서를 하면 다른 곳에서 해충이나 쥐가 다시 이사 오게 되므로 일시에 광범위하게 실시해야 한다.

## (4) 살충제의 분류

작용경로에 따라 다음과 같이 분류한다.

- **식독** : 먹어서 중독을 일으키는 것으로 아비산, 불화물이 있다.
- **접촉독** : 곤충 표피에 붙어서 체내에 침입하여 중독사를 일으키는 것으로 γ-BHC, 제충국 등이 있다.
- **흡입독** : 가스 분무로 곤충에게 흡입시켜서 중독시키는 것으로 시안산, 이황화탄소, 클로로피크린 등이 있다.

화학구조에 따라서는 다음과 같이 분류한다.

- **무기살충제** : 아비산, 불화나트륨, 황산동, 비산연
- **유기살충제** : γ-BHC, 파라티온, 니코틴

약의 사용상태에 따라서는 분말, 유제, 수용액, 기름 등으로 나눈다.

- **γ-BHC(lindane)** : benzene hexachloride의 약칭이다. 분무상태로 식독, 접촉독, 흡수독으로 작용하고 DDT보다 수 배 강하다.
- **파라티온** : 유기인제로 살충력이 강하지만 인축에 유해하다.
- **피레트린** : 제충국의 유효성분이다. 인축에 무독하고 살충에 특효하며 신경을 마비시킨다.

가정용으로 0.03%의 석유제가 사용된다.

표 5-1 감염병 예방용 방역 살충제 허가 현황(2015. 12)

| 살충제(화학물질명) | 상품 종류 | 대상 병해충 |
|---|---|---|
| 노발루론 | 38 | 모기 유충 |
| 델타메트린 | 26 | 바퀴벌레 |
| 디노테퓨란 | 3 | 파리, 모기, 바퀴벌레 |
| 디-페노트린 | 15 | 파리, 모기, 바퀴벌레 |
| 디플루벤주론 2.45 | 22 | 모기 유충 |
| 람다싸이할로스린 | 42 | 모기, 파리, 털진드기, 바퀴벌레 |
| 로얄큐유제 | 1 | 모가파리성충, 파리유충(구더기), 모기유충(장구벌레), 바퀴벌레 |
| 메토프렌 | 11 | 모기 유충 |
| 벤디오캅 | 1 | 모기, 바퀴벌레 |
| 비스트리프루론 | 5 | 모기 유충 |
| 비펜스린 | 48 | 파리, 모기 |
| 스피노사드 | 1 | 모기 유충 |
| 싸이퍼메트린 | 20 | 모기, 바퀴벌레, 털진드기, 파리 |
| 싸이플루스린 | 1 | 파리, 모기 |
| 알파싸이퍼메트린 | 1 | 파리, 모기 |
| 에스메토프렌 | 8 | 모기 유충 |
| 에토펜프록스 | 37 | 모가파리, 털진드기, 파리유충(구더기), 모기유충(장구벌레), 바퀴벌레 |
| 옥타클로로디프로필에텔 | 5 | 모기유충(장구벌레), 바퀴벌레 |
| 위너스유제 | 1 | 모가파리성충, 파리유충(구더기), 모기유충(장구벌레), 바퀴벌레 |
| 이미다클로프리드 | 15 | 모기, 파리, 바퀴벌레, 개미 |
| 클로르페나피르 | 1 | 개미, 흰개미 |
| 테메포스 | 20 | 모기 유충 |
| 테플로벤주론 | 1 | 모기 유충 |
| 트리플루무론 | 2 | 모기, 파리 유충 |
| 팡팡제로 유제 | 1 | 파리, 모기 |
| 퍼메트린 | 37 | 모기, 진드기, 빈대, 벼룩, 이 기피제 / 모기, 파리, 바퀴벌레 |
| 페니트로치온 | 1 | 바퀴벌레 |
| 폴리옥시에틸렌이소스테아릴에텔 | 3 | 모기 유충 및 번데기 |
| 피레트린 | 13 | 모기 |
| 피리미포스메칠 | 1 | 파리, 모기 성충 |
| 피리프록시펜 | 2 | 모기, 파리 유충 |
| 피펜스린 | 1 | 파리, 모기 |
| BTI 활성결정성단백 | 4 | 모기 유충 |
| S-메토프렌 | 11 | 모기 유충 |

## 3. 쥐

- **생태** : 35종의 각종 병원균을 매개하며, 우리나라에는 15종이 살며 그중 곰쥐(지붕쥐), 시궁쥐, 생쥐가 사람 집에 살고 나머지는 들에 산다. 1회 6~9마리의 새끼를 낳는다. 임신기간이 3주로 1년에 6~8회, 1쌍이 1년에 1,500마리의 새끼를 낳는다. 쥐는 잡식성으로 집에 사는 쥐는 밤에 활동한다.
- **종류** : 시궁쥐는 집쥐라고 하며, 400~500g 무게로 창고나 부엌, 쓰레기장, 하수구 부근, 동네 주변의 논둑이나 밭둑 등에 굴을 파고 산다. 곰쥐(지붕쥐)는 날씬하고 몸보다 꼬리가 길며 서식 밀도가 높고, 고층 건물이나 대형건물에 많다. 수직 등반을 잘해서 파이프나 벽을 타고 잘 올라간다. 생쥐는 20g 정도로 인가나 들, 농경지에 많이 산다.
- **해** : 음식물과 농작물에 해를 입혀서 많은 곡물을 먹어 치운다. 의복과 가구를 쏠아서 못 쓰게 하고, 벽·담·천장·온돌·부엌에 구멍을 내고, 가스를 새게 하고, 화재를 내고, 분뇨에 식중독균인 살모넬라균속과 포도상균속의 미생물이 들어 있고 각종 질병을 매개한다.
- **옮기는 병** : 세균성 질병으로 페스트·서교열·렙토스피라증·살모넬라증·바이러스성 질병으로 유행성출혈열, 리케차성 질병으로 쓰쓰가무시병·발진열, 기생충 질환으로 선모충증·아메바성 이질·리슈마니아증(leishmaniasis) 등이 있다.

**※ 쥐의 방제(감염병 예방 및 관리에 관한 법률)**

가. 위생적 처리
   1) 음식 찌꺼기통이나 쓰레기통의 용기는 밀폐하거나 뚜껑을 덮어 먹이 제공을 방지해야 한다.
   2) 쓰레기 더미, 퇴비장, 풀이 우거진 담장 등의 쥐가 숨어있는 곳을 사전에 제거함으로써 서식처를 제거한다.

나. 건물의 출입문, 환기통, 배관, 외벽, 외벽과 창문 및 전선 등을 통하여 쥐가 침입하지 못하도록 방서(防鼠)처리를 해야 한다.

다. 살서제(殺鼠劑)를 적당량 사용하여 쥐를 방제한다.

- **구제** : 방서장치 설치법, 고양이 등의 천적을 이용하는 방법, 쥐틀과 쥐덫을 이용하는 방법, 쥐약을 이용하는 방법이 있다. 쥐약은 만성항혈액응고성 작용을 하는 플로쿠마펜과 쿠마테트라릴 성분만 허용되어 있다.

## 4. 모기

- **생태** : 완전변태 곤충으로 알→유충→번데기→성충의 과정을 거치며, 미성숙 시에는 물속에서 애벌레로 생활하고 성충이 되면 육지에서 생활한다. 고여 있는 물에 알을 낳고, 1~2일에 부화한다. 유충은 네 번째 탈피로 번데기가 된다. 번데기에서 성충이 되는 데는 1~2일 걸린다. 알에서 모기가 되기까지 10~14일 걸린다. 성충이 된 후 온대지방에서는 6~8개월까지 산다. 열대지방에서는 1개월 이상 살기 힘들다. 일몰 직후에 교미하며 암놈만 산란하기 위하여 피를 빤다.
- **종류** : 일본뇌염은 작은빨간집모기, 말라리아와 사상충은 중국얼룩날개모기 및 토고숲모기가 매개한다. 질병과는 관계없으나 사람을 괴롭히는 빨간집모기가 있다.
- **옮기는 병** : 말라리아, 바이러스성인 뎅기열·황열, 상피병(피부가 코끼리 피부같이 딱딱해지는 병)의 원인인 사상충증, 바이러스성 일본뇌염 등을 옮긴다.
- **구제** : 유충을 없애는 방법, 성충을 없애는 방법, 모기의 발생장소를 없애는 방법 등이 있다. 유수지를 없애고 수풀을 베고, 유충을 잡아먹는 어류를 못에 사육한다. 경유나 석유를 수면에 뿌려 공기를 차단시켜서 질식사시키는 방법이 있으나 다른 어류도 모두 죽으므로 좋은 살충제를 사용한다. 살충구제법으로는 모기향, 분무식으로는 에프킬라 등의 에어졸 방법이 있다.

  천적인 새·거미·잠자리 등은 성충을 잡아먹고, 물고기·플라나리아·히드라·잠자리유충 등은 모기유충을 잡아먹는다. 모기 및 구충 살충제는 **표 5-1**과 같이 매우 많다.

## 5. 파리

- **생태** : 완전변태 곤충으로 알 → 유충(구더기) → 번데기 → 성충으로 발육한다. 부화기간은 6~24시간, 유충은 3~10여 일, 번데기는 4~5일에서 2~3주 걸리며, 성충까지 10~14일 정도 필요하다. 일생에 4~5회 산란하고 한번에 100~300개의 알을 낳으며 파리 한 쌍이 낳는 알이 모두 부화하여 산다면 4개월간에 $191 \times 100^{18}$마리가 된다. 여름에 30일 정도, 겨울에는 90일 정도 산다. 파리의 입은 액체를 흡수하기에 적합하다. 배가 부르면 수일간 먹이가 없어도 산다. 먹이가 반고형이나 고형이면 타액을 뱉어서 효소의 작용으로 먹이를 녹여서 먹거나 놓아 두어서 감염병을 전파한다.
- **종류** : 파리는 환봉아목 곤충이다. 환봉아목은 33과가 있으며 그중 19개 과가 우리나라에 있다. 문제가 되는 것은 집파리과, 검정파리과, 쉬파리과이다. 집파리는 사람이나 동물의 분변, 쓰레기장, 퇴비장 등의 유기물질 어디든지 산란한다. 집파리는 음식물을 좋아하고, 금파리는 생선을 좋아하고, 쉬파리는 흡혈하며, 오전 10시부터 오후 2시 사이에 가장 활발하게 활동한다.
- **옮기는 병** : 집파리는 먹이를 먹을 때 소낭의 내용물을 토하고, 입이나 다리에 붙은 털과, 발톱 아래 강모(뻣뻣한 털)에 있는 점착성 욕반(다리 끝에 밀집한 가는 털 부분, 점착성 분비물로 인하여 천장에도 붙는다. 감각을 갖고 있다)이 병원체를 묻혀서 운반한다. 파리가 매개하는 세균성 질병으로는 장티푸스·콜레라·파라티푸스·세균성이질·결핵, 기생충 질병으로는 회충증·아메바성 이질·편충증·수면병, 기타 질병은 승저증(인체조직에 파리의 유충이 기생함으로써 발생)·불쾌감 등이 있다.

  파리가 매개하는 감염병은 주로 대순환(분뇨 → 채소 → 파리 → 음식물 → 입)과 소순환(분뇨 → 손 → 음식물 → 입)으로 발생하며, 모든 소화기계통 감염병을 유발할 수 있다. 호흡기계통·기생충성·화농성 감염병 및 한센병 등도 파리가 매개한다.
- **구제** : 물리적 방법으로는 발생원과 서식처를 제거하고, 음식물을 차단하여 파리의 접근을 방지하고, 유충일 때 구제하는 것이 이상적이다. 쓰레기에 접근하지 못하도록 관리를 철저히 하고, 화장실을 수세식으로 바꾸고 퇴비장을 덮는

다. 화학적으로는 접촉제, 분무제, 독살제 및 훈증제 등의 살충제를 사용한다. 생물학적으로는 잠자리, 기생벌 등 천적을 이용한다. 허용된 파리 및 파리 유충 살충제는 **표 5-1**과 같다.

## 6. 벼룩

- **생태** : 암컷은 1회 8~10개, 일생에 걸쳐 800개의 알을 낳는다. 알은 0.5mm 크기로 유충은 눈과 다리가 없으며, 고치를 만든 다음 번데기가 된다. 부화하는데 여름에는 2~6일, 겨울에는 12일 필요하다. 성충은 다리가 길고 단안과 긴 주둥이를 가졌다. 개, 고양이, 쥐, 사람 등의 숙주에 붙어서 주야로 피를 빤다.
- **옮기는 병** : 세균성 페스트, 리케차성 발진열 등이 있으며 사람벼룩, 개벼룩, 고양이벼룩이 매개한다.
- **구제** : 유충 서식 장소 청소, 주거·의복·신체 청결, 쥐의 구제 등 환경개선을 하고, 살충제, 훈증법 등으로 직접 구제한다.

## 7. 이

- **생태** : 머릿니는 머리에 기생하고, 옷이는 옷에 기생하고, 털이는 음모에 기생하며 피를 빤다. 머릿니는 1회에 40개, 옷이는 70개, 털이는 270~300개의 알을 낳으며 부화에 5~16일 걸린다. 40~45℃이면 씨눈이 사멸한다. 유충은 성충과 비슷하며 2회 탈피하여 성충이 된다. 암컷 옷이는 46일, 수컷은 30일 생존한다. 성충의 적온은 30℃ 정도이고 암수가 모두 사람피를 빤다. 5~10℃면 휴식하고 12℃이면 먹이 먹는 것을 중지한다. 44℃에 생존하지만 54℃에서는 한 시간 반에 알과 성충이 죽는다. 5월에 가장 많이 번식한다.
- **옮기는 병** : 발진티푸스, 재귀열, 참호열, 장티푸스, 페스트 등이 있다.
- **구제** : 목욕을 자주 하고, 방 안과 옷을 약품소독한다. 옷은 삶거나 증기로 찌는 것이 좋다. 허용된 이와 벼룩의 살충제는 **표 5-1**과 같다.

## 8. 빈대

- **생태** : 성충은 적갈색이고 길이 4~5mm, 폭 3mm로 납작하고 주둥이가 뾰족하다. 교미산란하여 낳은 알은 부화하여 유충이 되고 유충은 5회 탈피하여 성충이 된다. 성충은 밤에 사람의 피를 빤다. 한번에 50~190개의 알을 낳고, 1년에 4~5회 낳는다. 6개월~1년 흡혈하지 않아도 살 수 있다. 45℃에서 사멸하고 7℃ 이하에서는 부화하지 못한다. 유충은 1.5mm 크기가 되면 흡혈하며, 조류에게서도 흡혈한다. 빈대의 주둥이는 2~3개도 있고 1개도 있다.
- **옮기는 병** : 리케차성 재귀열 등을 옮긴다. 피를 빤 곳으로부터 발적, 소양감, 2차적 염증, 수포가 형성된다. 가려워서 불면증, 불쾌감을 주기도 한다.
- **구제** : 포르말린 훈증, 청산가스 훈증, 아황산가스 훈증, 피레트린 분무, 다이아지논 유제를 사용한다. 허용된 살충제는 **표 5-1**과 같다.

## 9. 진드기

- **생태** : 거미류에 속하며 날개가 없고, 형태는 타원형이고 납작하다. 참진드기와 작은진드기가 있다. 크기는 0.1~1.0mm 정도이며 머리와 가슴 및 배의 구분이 어렵다. 다리는 4쌍이다. 수천 종이지만 그중 몇 종류만 인체와 동물에 기생하며 감염병을 전파한다. 참진드기는 한번에 많은 알을 낳는다. 유충은 성충과 비슷하나 다리가 3쌍이다. 여러 번 탈피하여 자충이 되며, 자충은 다리가 4쌍이다.
- **옮기는 병** : 리케차성 질환으로 로키산 홍반병, 아프리카 열병, Q열, 쓰쓰가무시병이 있고, 나선균 질환인 재귀열, 바이러스 질환인 삼림진드기뇌염과 유행성출혈열이 있다. 옴진드기는 옴을 옮긴다. 참진드기는 뇌염, Q열과 로키산 홍반열을 감염시키고 작은진드기는 쓰쓰가무시병, 유행성출혈열을 옮긴다.
- **구제** : 벼룩 구제법과 거의 같다. 주거, 의복, 신체를 청결하게 한다. 의복 등을 가열살충한다. 쓰쓰가무시병이나 유행성출혈열을 방지하려면 유행지역의 들쥐를 박멸하고 풀밭에 눕지 않는다. 허용된 살충제는 **표 5-1**과 같이 디-페노트린, 람다싸이할로스린, 싸이퍼메트린, 에토펜프록스 등이 있다.

## 10. 바퀴벌레

- 생태 : 불완전 변태를 하며 알 → 자충 → 성충으로 발육한다. 부화된 자충은 5~8회 탈피하여 성충이 된다. 암놈은 죽을 때까지 산란하며, 수명은 3~4개월에서 1년이다. 잡식성으로 모든 음식물을 침해하며 분변·가래(객담) 등 불결한 곳을 헤치고 다니면서 각종 질병을 전파한다. 햇빛이 없고 온도나 습도가 일정한 곳이면 어디서나 살 수 있다. 따라서 음식점 등 식품접객업소, 병원, 아파트 등에 많이 서식한다. 야행성이고 매우 민첩한 질주성이며, 여러 마리가 모여 산다. 야행성은 24시간 단위의 생리적인 일주성의 작용을 받으므로 밤에 전등을 켜도 활동한다.
- 종류 : 약 4,000여 종이 있으나 그중 30여 종만이 집에 살며 야간에 활동한다. 우리나라는 4속 7종이 있다. 독일바퀴가 가장 많고 집에 사는 것 중 가장 작다. 이질바퀴는 주로 남부지방에 살며 중부지방에도 있다. 먹바퀴는 제주도를 비롯한 남부지방에 산다. 집바퀴(일본바퀴)는 중부지방에 널리 살며, 세계적으로 가장 북쪽에 산다.
- 옮기는 병 : 직접적 피해는 불쾌감을 주고, 물어서 상처나 피부질환을 일으키며, 알레르기로 호흡기 질환을 일으키는 점이다. 간접적 피해는 기계적 전파로 질병을 옮기는 점이다. 옮기는 질병은 장티푸스, 세균성이질, 콜레라, 결핵, 폐렴, 디프테리아, 살모넬라, 파상풍 등이 있고, 바이러스 질병에는 유행성 간염, 폴리오 등이 있으며, 기생충 질병으로는 회충, 구충, 아메바성 이질 등이 있다.
- 구제 : 번식력이 강하고, 야행성이므로 지속적으로 구제해야 한다. 바퀴의 구제법으로 은신처와 먹이를 제거하고 침입을 예방하는 환경위생관리, 바퀴가 들어가면 못 나오게 하는 트랩이나 끈끈이법, 살충제를 독법, 연무법, 훈증법, 잔류분무, 분제 등으로 살포하는 방법이 있다. 허용된 살충제는 **표 5-1**과 같이 디-페노트린 등이 있다.

chapter 6

# 식품위생

식품위생은 음식물에 의하여 직접적으로 발생하는 여러 가지 건강상의 위해와 식기, 기구, 용기, 포장 때문에 발생하는 간접적인 위해를 미연에 방지하여 식생활을 안전하게 유지하는 것이다.

음식물로 인해 유해하거나 유독한 물질을 섭취하여 생리적인 이상이 일어난 것을 식중독이라 하며, 급성위장염을 주 증상으로 한다. 세균과 세균이 생산한 독소, 자연 유독물질, 유독 화학물질이 식품에 첨가되거나 다른 요인으로 오염되어서 발생한다.

✲ 식품위생법

식품 위생상의 위해를 방지하고 식품영양의 질적 향상을 도모하여 국민보건을 증진시키는 데 목적이 있으며 식품의 위생적 취급, 위해식품, 병든 동물의 고기, 유독기구, 기준·규격이 고시되지 않은 화학적 합성품 등의 판매 금지, 식품과 식품첨가물, 기구 및 용기·포장에 관한 기준 및 규격, 표시기준, 식품의 영양표시, 유전자재조합식품의 표시, 허위표시 금지, 식품공전(公典), 위해평가, 유전자재조합식품 등의 안전성 평가, 조리사, 영양사 등에 대한 내용이 있다.

## 1. 세균성 식중독

감염형은 세균 자체가 중독을 일으키는 것이고, 독소형은 세균이 식품에서 번식하여 낸 독소 때문에 일어나는 것으로 세균 자체는 장내에서 병원성이 없다. 소화기계 감염병은 경구 침입하여 소량의 균으로 발병하는 반면, 세균성 식중독은 다량의 세균이나 독소가 있어야 발병한다. 또한 소화기계 감염병은 2차 감염되지만 세균성 식중독은 2차 감염되지 않으며, 세균성 식중독은 소화기계 감염병보다 잠복기가 짧고, 면역되지 않는 차이가 있다.

### (1) 감염형 식중독

#### 1) 살모넬라 식중독

- **병원체** : 우리나라에 약 30여 종이 있다. 그중 식중독을 일으키는 것은 *S. enteritidis*(*Gärtner* 균), *S. choleraesuis*(돈콜레라균), *S. typhimurium*(쥐살모넬라 균) 등이다.
- **감염경로** : 살모넬라균에 감염된 조류나 육류를 먹거나 환자, 가축, 쥐 등의 대소변에 오염된 음식물을 섭취하여 감염된다.
- **증상** : 급성위장염, 전신권태, 두통, 식욕감퇴, 복통, 실사, 발열과 오한, 전율이 나타난다. 2~5일이면 발열이 그치고 1주일이면 증상이 소멸한다. 잠복기는 12~24시간이다. 발병률은 75% 이상이다.
- **원인식품** : 동물성 식품으로 구미에서는 식육, 우유, 달걀과 가공품이 가장 많고, 우리나라는 어패류 가공품, 우유 및 유제품, 샐러드, 두부류가 많다.
- **예방** : 저온저장, 먹기 전 가열, 도축장의 위생관리, 방충, 방서 시설, 환자의 식품취급 제한, 보균자 색출 등이 있다.

#### 2) 장염비브리오 식중독

- **병원체** : 장염비브리오균(*Vibrio parahaemolyticus*)으로 염분농도 2~3%에서 가장 잘 번식하고 10%에서는 성장이 정지되며, 최적온도가 37℃라 여름에만 번식

한다. 포자가 없는 간균으로 편모를 하나 가지고 있다.

- **감염경로** : 어패류가 1차 오염되고, 조리대·도마·행주 등이 어패류에 오염되어 2차 오염되며, 환자와 보균자의 분변을 통해서도 오염된다. 7~9월간의 3개월간 집중적으로 발생한다.
- **증상** : 잠복기는 12시간으로 설사, 구토 등 전형적인 급성위장염 증상을 일으키며 권태감, 오열, 발열, 구토 증상이 있고 고열은 없다. 심하면 설사나 수양성 혈변이 나오므로 세균성이질로 오인하기 쉽다. 간장기능이 저하된 사람이 걸리면 치명적이다. 보통 2~3일이면 회복되나 사망하는 수도 있다.
- **원인식품** : 연안 근해의 조개, 굴, 생선 등의 어패류 및 그 가공품
- **예방** : 살모넬라증의 경우와 비슷하며, 유행할 시기인 7~9월에는 어패류의 생식을 금한다.

### 3) 병원성 대장균 식중독

- **병원체** : *Bacterium coli neapolitanum* 및 유사 대장균
- **감염경로** : 병원체를 섭취하여 급성장염을 일으키며 젖먹이 아이는 병원성이 강하고 사람에게서 사람으로 전파된다.
- **증상** : 평균 1,000만 마리 이상의 균을 일시에 섭취하면 발생한다. 유유아는 잠복기가 짧고 성인은 10~30시간 정도이다. 유유아나 학동의 경우에는 급성위장염을 일으켜 두통, 발열, 설사, 복통 등이 나타나며 중증 시에는 혈변이 나온다. 연령층이 높을수록 식중독 증상이 나타난다.

## (2) 독소형 식중독

### 1) 포도상구균 식중독

- **병원체** : 화농성 균인 *Staphylococcus aureus*가 분비하는 장독소(enterotoxin)가 강한 중독을 일으킨다. 독소는 무색·무미·무취여서 발견하기 어렵고 30분간 끓여도 파괴되지 않는다.
- **감염경로** : 식품에서 증식한 포도상구균이 생산한 장독소를 섭취하면 식중독이

발생한다. 독소는 A에서 F까지 6가지가 있다.

- **증상** : 1~6시간의 잠복기 후 타액분비 증가와 함께 오심, 설사, 구토, 복통이 일어난다. 발열은 없고 체온강하, 안면창백, 사지경련 등이 있다. 사망은 별로 없고 1~2일이면 회복된다.
- **원인식품** : 전분을 포함한 과자류, 밥, 떡, 빵, 도시락, 두부, 우유, 유제품
- **예방** : 기구 및 식품의 멸균, 식품 오염방지, 저온보관, 곪은 곳이 있는 사람의 식품취급 금지 등이 있다.

### 2) 보툴리누스 중독

- **병원체** : 그람양성간균인 클로스트리듐 보툴리누스(*Clostridium botulinum*)가 생산하는 독소에 의한다. 혐기적 조건에서 아포가 독소를 생산하며 독소는 열에 쉽게 파괴된다.
- **감염** : 소시지, 햄, 통조림, 병조림에서 증식한 세균이 분비하는 A, B, E형 독소가 식중독을 일으킨다.
- **잠복기** : 수시간~36시간. 보통 24시간이다.
- **증상** : 위장증상은 별로 없고 중추신경과 말초신경마비가 특색이다. 오심, 구토, 피로, 복통, 설사, 복시, 시력장애, 동공산대(동공확대), 언어장애, 체온하강 등이 있다. 호흡중추마비로 사망한다. 치명률은 30~40%이다.
- **예방** : 균에 오염되지 않도록 하며, 음식물의 가열처리 후 섭취, 통조림, 소시지 등의 위생적인 가공처리 및 위생적인 보관이 중요하다.

### 3) 클로스트리듐 퍼프린젠스 식중독

- **병원체** : *Clostridium perfringens*로 그람양성의 아포형성균이다. 아포가 형성될 때만 장독소를 생성한다. 장독소는 A~F까지 있으며 열에 약하여 70~80℃에서 1분간에 불활성화한다.
- **감염** : 사람이나 동물의 분변, 토양, 하수 등에 분포하다가 식품 속에서 증식하여 식중독원성이 된다. 식중독 증상이 나타나려면 균이 5억 마리 이상 필요하다.
- **증상** : A형은 잠복기 8~20시간으로 설사와 복통이 난다. F형은 잠복기 수시간

으로 구역질, 구토를 일으키며 그 후 설사와 복통이 주 증상이 된다.

- 원인식품 : 육류 및 어패류, 그 가공식품
- 예방 : 식품의 오염방지. 식품의 가열조리 후 즉시 섭취하거나 또는 급랭시켜서 증식을 억제한다.

#### 4) 알레르기성 식중독

히스티딘양이 많은 붉은 살 어류에 *Morganella morganii*가 단백질을 분해시켜서 생성되는 히스타민을 부패세균이 다른 물질로 변화시킨다. 이때 축적된 히스타민과 부패 아민류의 합동작용으로 알레르기같은 식중독이 발생한다.

### (3) 기타

#### 1) 장구균 식중독

- 병원체 : 장에 사는 *Enterococcus faecalis*가 식중독을 일으킨다. 원인 식품은 치즈, 소시지, 분유, 햄, 커틀릿 등이고, 1~36시간의 잠복기 후 오심, 구토, 복통, 설사 증상이 나타나며 1~2일 후 회복된다.

#### 2) 바실루스 세레우스 식중독

- 병원체 : *Bacillus cereus*. 그람양성의 큰 간균으로 주모성 편모와 아포형성
- 감염경로 : 바닐라 소스, 채소수프, 돼지고기 스튜 등이 원인식품이며 수만~수천만/g의 균을 섭취해야 발병한다.
- 증상 : 8~16시간의 잠복기 후 오심, 복통, 수양성(물모양) 설사 등이 나타나며 발열은 없다. 1~2일에 회복된다.

## 2. 화학성 식중독

식품의 구성 성분이 아닌 물질의 첨가나 오염으로 발생하는 식중독이다. 유해물

질을 섭취하는 원인은 고의 또는 오용, 식품의 제조·가공 과정에서의 혼입, 기구·용기 및 포장 등에서의 용출, 제조·가공 및 저장 중에서의 생성, 식품첨가물의 오용 및 과다, 환경오염물질 등이 있다.

## (1) 식품 첨가물

### 1) 감미료

- cyclamate : 발암성 때문에 1970년 사용이 금지되었다. 설탕보다 40~50배 달며, 단맛의 느낌은 설탕과 비슷하다.
- dulcin : 단맛은 설탕의 250배고 '당원'으로 팔렸다. 혈액독, 간종양, 적혈구 생산 억제. 1966년 사용이 금지되었다.
- p-nitro-o-toluidine : 단맛은 설탕의 200배로, 독성이 강해 사망하는 경우가 많다.
- peryllartine : 단맛은 설탕의 2,000배이며 흡수된 후 배설될 때 신장을 자극하여 염증을 일으킨다.
- 기타 : 유해감미료로 ethylene glycol, glucin이 있다.
- 사카린 : 몇 년 전까지 소주에 허용되었으나 지금은 금지되고 대신 스테비오사이드를 쓰고 있으나 역시 발암성 논란이 있다. 단무지와 튀밥에는 사카린산 나트륨이 허용되고 있는데 이 또한 발암성 논란이 있다.

### 2) 착색료

타르색소 중 염기성 색소가 유해하다. 해로운 타르색소 중 적색소 rhoda mine B, sudan Ⅲ, fuchsin, 황색소 auramine, butter yellow, orange Ⅱ, chrysoidine, 녹색소 malachite green, 자색소 methyl violet, crystal violet, gentian violet 등이 있으며 장기, 혈액, 신경에 장해를 일으킨다. 만성중독이 많다.

- auramine : 단무지, 과자, 카레가루, 빈대떡가루 등에 쓰며, 다량 섭취하면 20~30분 후에 두통, 구토, 사지마비, 심계항진, 의식불명 등이 나타난다.
- rhodamine : 생선묵, 과자, 토마토 케첩, 얼음과자의 착색에 쓰며 오심, 구토,

설사, 복통 등이 나타난다.

- 피크린산 : 탁주 및 약주의 쏘는 맛, 노란빛, 상쾌감 및 방부력이 생긴다. 독성이 강하여 위통, 구토, 설사, 신장장애, 황달 등이 일어난다.

#### 3) 합성보존료

β-naphthol은 신장을 자극, 단백뇨와 혈색소뇨를 일으키고, 티몰은 석탄산과 비슷한 증상을 나타내고, 불소화합물은 구토, 복통을 일으키며 장점막을 침해하는 급성중독과 반상치 등의 만성중독 때문에 사용이 금지되어 있다.

#### 4) 표백료

rongalit(물엿)은 포르말린이 잔류하여 신장에 자극을 주고, 3염화질소(밀가루)는 개에 히스테리 모양 증상을 일으키고, 형광표백제로 diaminostilben sulfonic acid 유도체는 사용이 금지되어 있다.

### (2) 유기물질

- 4-ethyllead : 휘발유의 노킹 방지제로 사용하며, 독성이 강하며 신경 및 소화기 장애를 일으킨다.
- ethylene glycol : 글리세린이나 프로필렌글리콜과 비슷하여 오인하기 쉽다. 치사량은 100mL이며 증상은 메틸알코올과 비슷하나 눈이 멀지는 않는다.
- formaldehyde : 사용금지되어 있지만 방부제로 사용한 예가 있다. 중독증상으로는 두통, 위통, 구토, 발진 등이 나타나고 단백질 변성작용을 일으킨다.
- p-nitroaniline : 착색료로 오인하여 중독된 예가 있다. 혈액 및 신경성 맹독으로 두통, cyanosis를 일으켜 의식불명이 될 때도 있다.
- 메틸알코올 : 주류의 잔류허용량은 0.5mg/mL 이하이다. 중독 증상은 두통, 현기증, 구토, 복통, 설사 등이며, 시신경 장애로 실명하는 수도 있다. 다량 섭취하면 마비상태에 떨어져 호흡장애로 사망한다. 중독량은 5~10mL, 치사량은 30~100mL이다.

## (3) 농약

살충제, 살균제, 제초제, 살서제, 생장조절제, 훈증제 등이 있다. 농약은 무기염류 외에 유기인제, 유기염소제 및 유기 금속화합물로 나눈다.

- **유기인제** : 전에는 맹독성의 parathion이 사용되었으나 현재는 금지되었고 독성이 약한 malathion, sumithion, diazinon, bitex, DDVP 등이 사용된다. 흡수되어 cholin esterase와 결합하여 작용을 억제하고, 축적되어 중독을 일으키며 증상은 구토, 발한, 동공축소, 청색증(cyanosis), 근력감퇴, 전신경련 등이다. 특효약은 PAM이 있다.
- **유기염소제** : DDT, BHC, dieldrin, aldrin 등으로 유기인제보다 독성은 약하나 잘 분해되지 않는다. 섭취 후 30분 후에 중추신경증상, 즉 식욕부진, 구역질, 구토, 두통 등과 안검부종, 시력감퇴, 전신권태가 생기고 중증 시에는 혼수가 되어 사망한다. 특효약은 없고 대증요법으로 중추신경 진정제를 사용하여 경련을 억제한다.
- **유기수은제** : 초산페닐수은이 주성분으로 피부나 흡입, 섭취로 흡수된다. 급성중독으로는 피부 염증, 수포, 눈이나 기도점막을 자극하여 비중격(콧구멍 사이의 벽) 궤양을 형성하며 위장 장해와 신장 장해를 일으킨다. 만성중독으로는 떨림증, 시야축소, 언어장애 같은 중추신경장애가 온다.

## (4) 금속무기물

금속무기물은 다음과 같은 중독 증상을 일으킨다.

**표 6-1 중금속 중독**

| 금속명 | 주된 중독 경로 | 중독증상 |
|---|---|---|
| 구리 | 첨가물, 식기, 용기 | 구토, 위통 |
| 납 | 기구 오용 | 복통, 구토, 설사, 만성중독 |
| 바륨 | 식기 오용 | 구토, 구내염, 장염, 복통, 설사 |
| 비소 | 농약, 첨가물 | 위통, 설사, 구토, 출혈 |

| 수은 | 승홍의 오용 | 구토, 복통, 설사 |
|---|---|---|
| 아연 | 식기, 용기 오용 | 구역질, 설사, 구토, 복통 |
| 안티몬 | 식기 오용 | 구토, 설사, 출혈 |
| 카드뮴 | 식기, 기구 오용 | 구역질, 구토, 경련, 설사 |

## 3. 자연독 식중독

### (1) 동물성 자연독

#### 1) 복어중독(swellfish poisoning)

복어 종류에 따라 독성이 다르다. 검복·매리복·졸복·황복·섬복은 맹독, 자치복·까치복·바실복·까칠복은 강독이고, 밀복·꺼끌복·가시복은 무독이다.

- 독 : 복어의 난소, 간, 고환, 피부, 위장에 독성분인 tetrodotoxin이 들어 있으며 중추 및 말초신경에 작용한다. 열과 햇빛에 강하여 100℃에서 4시간 가열해도 파괴되지 않는다. 독은 5~6월에 가장 증가한다. 생쥐에 대한 반수 치사량(LD50)은 0.013~0.014㎍/kg, 180㎍/kg이다.
- 증상 : 빠르면 30분~2시간 사이에 촉각, 통각, 온각 마비가 나타나고 안면창백, 혈압하강, 호흡마비로 사망한다. 경증이면 두통, 구토, 사지끝 마비, 지각마비가 나타나고 혀운동과 연하(삼키기) 곤란이 나타난다. 8시간 이상 견디면 대개 회복된다.
- 예방 : 전문조리사만 요리하도록 하며 내장, 난소, 간 부위 등을 먹지 말고, 독성부분은 반드시 폐기처리해야 한다.

#### 2) 조개류

##### ① 베네루핀 중독

- 독 : 모시조개, 바지락 및 굴의 독성분은 venerupin으로, 100℃에서 1시간 가열

하여도 파괴되지 않으며 말초신경의 마비증상을 나타낸다.

- **증상** : 잠복기는 12~48시간이며 초기에 전신권태, 구역, 구토, 변비, 두통 등이 나타나며 배, 목, 다리 등의 피하에 출혈반점이 생긴다. 중증에서는 피하출혈, 토혈, 혈변, 혼수 등이 나타난다. 1~4월에 많이 발생한다. 치사량은 0.25mg이다.

#### ② 마비성 조개중독

- **독** : 검은조개, 섭조개, 대합조개 등의 saxitoxin이라는 독에 의한다. 독은 5~9월에 강하며, 열에 안정하다.
- **증상** : 30분~3시간의 잠복기 후 사지가 마비된다. 언어장애, 두통, 갈증, 구토 등을 나타내고 중증이면 호흡마비를 일으켜 사망하기도 한다.

## (2) 식물성 식중독

### 1) 버섯 독

외대버섯, 미치광이버섯, 광대버섯, 무당버섯, 화경버섯, 깔대기버섯 등은 muscarin, muscaridine, cholin, neurin, phaline 등의 독성분을 갖고 있으며 중독은 주로 muscarin에 의한다.

위장형 중독은 위장염으로 구토, 복통, 설사, 갈증, 가슴답답증 등을 나타내고, 콜레라형 중독은 콜레라와 같이 허탈, 탈수, 혼수, 황달, 뇌증 등을 나타내고, 신경형 중독은 구토, 현기증, 시력장애 등이 나타난다.

- **무스카린 중독** : 부교감신경의 말초를 흥분시켜 각종 분비액의 증진, 호흡곤란, 위장의 경련성 수축, 설사 등의 증상이 나타난다.
- **phaline 중독** : 흉통, 경직, 경련, 구토 및 설사 등 콜레라 감염과 같은 증상이 나타난다.

### 2) 감자 독

감자가 싹트는 파란 부분에는 솔라닌이 생겨서 섭취하면 복통, 설사, 구토가 나고 심하면 사망한다. 독소는 아린 맛을 낸다. 감자는 0.005~0.1%의 솔라닌을 함유하고 있는데, 이 정도로는 해가 없다. 가열하여도 잘 파괴되지 않으므로 파란 부분은 벗겨 내어 조리한다.

썩은 감자에는 셉신(sepsine)이란 독소가 중독을 일으킨다.

### 3) 맥각균 독

보리류의 개화기에 맥각균이 만드는 균핵이 교감신경에 작용하여 위장계 증상과 신경계 증상의 중독을 일으킨다. 독성분은 알칼로이드인 ergotamine, ergotoxine, ergometrine이다.

### 4) 기타 독

파란 매실(青梅)에는 amygdalin이라는 배당체가 자가소화로 청산이 생성되어 중독을 일으킨다. 독매(毒梅)는 밀밭에 혼생하는 1년생초로서 temuline이라는 독을 낸다. 기타 식물성 독과 중독증은 **표 6-2**와 같다.

**표 6-2 식물성 독**

| 식물명 | 유독성분 | 증상 |
|---|---|---|
| 고사리 | brecken fern toxin, ptaquiloside | 가축에게 장관의 출혈을 발생시키는 발암물질 (삶아서 우려내면 무해) |
| 독미나리 | cicutoxine | 심한 위통, 구토, 현기증, 경련 등 |
| 목화씨 | gossypol | 위장장애, 식욕감, 정력감퇴 등 |
| 오두 | aconitine | 입 및 안면마비, 안면창백, 언어장애 등 |
| 오색두 | phaseolunatin | 청산을 생성하여 중추신경마비 |
| 은행종자 | 청산 | 소화기계 증상, 호흡곤란, 호흡중추마비 |
| 아주까리 | ricin | 알레르기성 증세 |

고사리에 발암성 물질이나 정력 감퇴제가 있다고 하지만 고사리는 삶아서 물을 갈아 주며 여러 날 우려내기 때문에 독성분이 추출되어 영향이 없다. 조상들은 오랜 경험으로 그런 방법을 터득하여 우리에게 해결 방법을 전수한 것이다.

### (3) 곰팡이독 식중독

#### 1) 아플라톡신 중독

*Aspergillus flavus*는 아플라톡신(aflatoxin) 독소를 생산하며 쌀·보리·옥수수에서 많이 생기고 수분 16% 이상, 상대습도 80~85% 이상, 온도 25~30℃가 최적조건이다. 강한 간장독으로 간출혈, 담관증식, 신장출혈 증상을 나타내며, 강한 발암 물질이다. 치료법은 없다.

#### 2) 황변미 식중독

쌀을 수분 함량 14~15% 이상으로 저장하면 누런 곰팡이가 생겨 식중독을 일으킨다. 간경변을 일으키는 islandia 황변미, 신경독을 일으키는 toxicarium 황변미, 급성이나 만성 신장염을 일으키는 태국 황변미 등이 있다.

## 4. 식품의 변질과 보존

식품의 본래의 성질이 변하여 식용으로 적합치 않은 상태로 되는 것을 변질이라고 하며, 변질로 식중독이 발생하므로 방지해야 한다.

### (1) 부패

동물성 식품은 사후강직과 자기소화를 거쳐서 부패한다. 호기성균이 번식한 다음에 혐기성균이 번식하여 부패가 이루어진다. 부패 식품은 유해성 아민이 부패성 중독을 일으킨다.

부패에 관여하는 미생물은 단백질 분해력이 강하며, 혐기성균으로는 *Clostridium*속, 호기성균으로는 *Pseudomonas*속, *Flavobacter*속, *Achromobacter*속, *Proteus*속, *Bacillus*속, *Serratia*속 등이 있으며 여러 세균이 한꺼번에 작용하여 부패가 진행된다.

### (2) 식품의 보존

식품의 변질을 막기 위해서는 미생물의 오염을 방지하거나 오염된 미생물의 증식과 발육을 억제한다. 미생물의 번식과 발육은 온도, 습도, 영양분 및 pH가 가장 큰 영향을 미치며 식품은 미생물의 번식을 억제하거나 살균하여 보존한다. 보존방법으로는 물리적 방법, 화학적 방법, 복합처리 방법(물리화학적 방법) 및 생물학적 방법이 있다.

물리적 방법으로는 냉각, 가열, 건조, 자외선 살균, 방사능 조사 방법이 있고, 화학적 방법으로는 가스저장, 염장, 당장, 산저장, 방부제 및 항산화제 이용법이 있다. 기타 미생물을 이용하거나 훈연, 동결건조, 염건, 추출 등의 방법이 있다.

## 5. 식품과 질병

### (1) 감염병

식품을 위생적으로 취급하지 않으면 질병을 옮기게 된다. 식품을 통하여 전파되는 감염병을 경구감염병, 수인성감염병, 소화기계 감염병이라 하며 이질, 장티푸스, 파라티푸스, 콜레라, 디프테리아, 성홍열, 폴리오, 유행성간염, 감염성설사 등이 있다.

예방은 식품의 위생적 보존 및 처리, 조리기구, 용기 등의 소독 등을 해야 한다.

### (2) 기생충

식품을 위생적으로 다루지 않으면 기생충병이 옮겨진다. 채소에서는 이질 아메바·회충·촌충·구충·편충·요충이 옮겨지고, 수육에서는 톡소플라즈마·조충·선모충, 담수어에서는 간 및 폐흡충·요코가와흡충·광절열두조충·유극악구충, 해산어에서는 아니사키스 등이 옮겨진다.

예방은 수육·어육은 가열 조리하고, 채소류는 잘 씻어서 먹어야 한다.

chapter 7

# 소독

## 1. 정의

### (1) 정의

소독은 병원미생물의 생활력을 파괴하여 감염력을 없애는 것이고, 멸균(sterilization)은 미생물의 생활력과 미생물 균체를 없애는 것이며, 방부(antiseptic)는 병원성 미생물의 발육과 작용을 저지 또는 정지시켜서 부패나 발효를 방지하는 것이다. 가장 강한 것은 멸균이고 그 다음은 소독, 방부의 순이다. 소독은 병원균은 있으나 질병을 일으킬 수 없는 상태로 만드는 것을 말한다.

### (2) 소독 시 고려사항

소독은 감염방법이 직접전파인지 간접전파인지 확인하고, 호흡기 전파인지 소화기계 전파인지 곤충 매개인지 확인하고, 병원체가 바이러스인지 세균인지 포자형성균인지 확인하고, 소독대상물이 무엇인지, 성질이 어떠한지 알아야 한다.

## 2. 살균작용

살균은 미생물을 구성하는 세포벽, 세포막, 핵산 등의 세포 내 함유물 등을 저해 또는 파괴하는 것이다. 즉, 균체단백질의 응고, 효소의 불활성화, 세포벽 및 세포막의 파괴, 가수분해, 탈수, 산화 작용 등으로 살균한다. 살균제의 소독효과는 여러 가지의 메커니즘이 복합적으로 작용하여 나타난다.

- 산화 : 과산화수소, 오존, 염소 및 그 유도체, 과망간산칼륨
- 균체단백질의 응고 : 석탄산, 알코올, 크레졸, 포르말린, 승홍
- 균체효소의 불활성화 : 알코올, 석탄산, 중금속염
- 가수분해 : 강산, 강알칼리, 열탕수
- 탈수 : 소금, 설탕, 알코올
- 중금속염의 형성 : 승홍, 머큐로크롬, 질산은
- 핵산에 작용 : 자외선, 방사선, 포르말린, 에틸렌옥사이드
- 세포막의 삼투성 변화작용 : 석탄산, 중금속염, 역성비누 등이 작용한다.

## 3. 소독대상

소독 대상이나 시기에 따라 소독방법이나 소독약품은 차이가 있기 때문에 적합한 방법을 택해야 한다.

소독방법에는 물리적 소독법(이학적 소독법)과 화학적 소독법이 있으며, 물리적(이학적) 소독법에는 열처리법과 무열처리법이 있다. 화학적 소독법은 소독용 약제를 사용하는 것을 말한다.

살균·살충·구서 등의 소독에 사용하는 상품화된 약품은 「전염병 예방용 살균·살충제 등의 허가(신고)에 관한 규정」에 따라 식품의약품안전처장의 허가를 받은 제품을 용법·용량에 따라 안전하게 사용해야 한다.

※ 감염병의 예방 및 관리에 관한 법률상의 소독대상(시행규칙 제35조제1항, 제36조제2항 및 제40조제1항)

1. 콜레라, 장티푸스, 파라티푸스, 세균성이질, 장출혈성대장균, A형간염의 경우
   가. 분뇨, 토사물(吐瀉物) 및 이의 처치에 사용한 기구·천·종이 등
   나. 시체
   다. 감염병환자 또는 시체에 사용한 의류, 침구, 운반기구 등
   라. 간호인 또는 감염병환자와 접촉한 사람 및 이들이 사용한 의류, 침구 등
   마. 감염병환자의 음식물찌꺼기, 감염병환자가 사용한 식기, 기구, 서적 등
   바. 병실의 바닥 등
   사. 우물, 주방, 주방기구, 물통 등
   아. 화장실, 수세변기구, 쓰레기통, 하수구 등 불결한 장소
   자. 옥내 및 옥외에 대한 청소
   차. 고인 물이나 습기가 찬 장소에 대한 매몰 또는 배수
   카. 실내의 충분한 채광 및 환기
2. 성홍열, 디프테리아, 수막구균성수막염의 경우
   가. 콧물, 가래침, 고름, 부스럼딱지 및 이의 처치에 사용한 기구, 천, 종이 등
   나. 시체
   다. 감염병환자 또는 시체에 사용한 의류, 침구, 운반기구 등
   라. 간호인 또는 감염병환자와 접촉한 사람 및 이들이 사용한 의류, 침구 등
   마. 감염병환자의 음식물찌꺼기, 감염병환자가 사용한 식기, 기구, 서적 등
   바. 병실의 바닥, 기구, 벽 등
   사. 옥내 및 옥외에 대한 청소
   아. 고인 물이나 습기가 찬 장소에 대한 매몰 또는 배수
   자. 실내의 충분한 채광 및 환기
3. 발진티푸스의 경우
   가. 콧물, 가래침 및 이의 처치에 사용한 기구·천·종이 등
   나. 시체
   다. 감염병환자 또는 시체에 사용한 의류, 침구, 운반기구 등
   라. 간호인 또는 감염병환자와 접촉한 사람 및 이들이 사용한 의류, 침구 등
   마. 병실의 바닥 등
   바. 이가 서식하기 쉬운 물건
   사. 옥내 및 옥외에 대한 청소
   아. 고인 물이나 습기가 찬 장소에 대한 매몰 또는 배수
   자. 실내의 충분한 채광 및 환기
4. 페스트의 경우
   가. 혈액, 콧물, 가래침, 고름 및 이의 처치에 사용한 기구·천·종이 등

나. 시체
다. 감염병환자 또는 시체에 사용한 의류, 침구, 운반기구 등
라. 간호인 또는 감염병환자와 접촉한 사람 및 이들이 사용한 의류, 침구 등
마. 감염병환자가 사용한 식기, 기구, 서적 등
바. 병실의 바닥, 기구, 벽 등
사. 서족(鼠族, 쥐)이 서식하거나 지나다니는 장소
아. 이가 서식하기 쉬운 물건 또는 장소
자. 옥내 및 옥외에 대한 청소
차. 고인 물이나 습기가 찬 장소에 대한 매몰 또는 배수
카. 실내의 충분한 채광 및 환기

5. 일본뇌염, 말라리아의 경우
가. 하수구, 고인 물, 잡초, 농수로 등
나. 모기가 발생하고 서식하기 쉬운 장소
다. 옥내 및 옥외에 대한 청소
라. 고인 물이나 습기가 찬 장소에 대한 매몰 또는 배수
마. 실내의 충분한 채광 및 환기

## 4. 소독방법

### (1) 물리적 소독법

#### 1) 건열멸균법

- **화염멸균법** : 알코올 램프, 분젠 버너, 천연가스 등으로 금속류, 유리봉, 백금니, 도자기류 등을 불꽃으로 20초 이상 접촉시켜 태워서 표면의 미생물을 멸균하는 방법이다. 오물이나 폐기물을 태우는 소각법도 화염멸균법이다.
- **건열멸균법** : 건열멸균기로 유리기구, 주삿바늘, 유리, 글리세린, 분말 금속류, 자기류 등을 170℃에서 1~2시간 가열하여 멸균한다.

#### 2) 습열멸균법

수분은 열전도성이 크기 때문에 건열멸균보다 짧은 시간에 멸균하며 끓이기 멸

균, 고압증기멸균, 유통증기멸균, 저온소독법 등이 있다.

- **끓여서 소독하기** : 100℃로 끓는 물에서 30분 이상 처리한다. 이 조건에서 세포는 사멸한다. 그러나 아포형성균은 완전 사멸되지 않는다. 석탄산 5%나 크레졸 2~3%를 첨가하면 효과가 높아진다. 식기류, 도자기류, 주사기, 의류 소독에 이용한다.
- **고압증기멸균법** : 포자 형성균까지 멸균하며 유리기구, 의류, 고무제품, 자기류, 거즈 등에 주로 사용한다. 압력에 따라 멸균 시간이 다르다.
- **유통증기멸균법** : 소독기 안의 공기를 빼고 100℃의 유통증기를 60분 이상 통과시켜 살균하며, 압력을 가하기 어려운 물질에 적용한다. 소독대상은 끓여서 소독하기와 같다. 포자는 사멸되지 않으므로 1일 1회 100℃의 증기를 30분간 통과시켜 3일에 걸쳐 3회 간헐멸균을 한다. 멸균하고 있지 않을 때는 20℃에서 보관하여 포자가 발아할 수 있도록 한다.
- **저온소독법** : 고온처리하기에 부적합한 유제품, 알코올, 건조 과실 등에 사용하며 포자를 형성하지 않는 소결핵균, 유산균, 살모넬라균 등의 살균에 이용한다. 우유는 65℃에서 30분, 건조과실은 72℃에서 30분, 아이스크림 원료는 80℃에서 30분, 포도주는 55℃에서 10분간 소독한다. 주류는 부패방지를 위해서 소독한다.
- **초고온순간멸균법** : 멸균처리시간 단축과 영양물질 파괴를 줄이기 위한 방법으로, 우유는 135℃에서 2초간 멸균한다.

### 3) 무가열소독법(비열처리법)

열을 가하지 않는 방법으로 자외선멸균법, 초음파멸균법, 전류멸균법, 방사선멸균법, 냉장법, 세균여과법, 무균조작법, 희석법 등이 있다.

- **자외선멸균법** : 265nm 부근의 자외선으로 미생물 세포의 DNA 염기배열상에 피리미딘 이량체로 돌연변이를 만들어 세균을 사멸시키는 방법이다. 무균실, 수술실, 제약실 등에서 공기, 식품, 기구 및 용기 등의 소독에 사용한다. 결핵균, 디프테리아균은 2~3시간이면 죽는다. 사람이 자외선을 쪼이거나 보지 않도록 조심한다.
- **초음파멸균법** : 초당 음파의 파장이 8,800Hz이면 강한 교반작용으로 균체를 파

괴하므로 살균에 이용한다. 식품, 액체 약품, 시약 등에 이용된다. 20,000Hz 이상의 진동도 강한 살균력이 있다.

- **방사선멸균법** : 방사선은 미생물 세포 내 핵의 DNA나 RNA에 작용하여 단시간 내에 살균작용을 한다. 주로 코발트와 세슘에서 발생하는 방사선으로 멸균한다. 투과력이 강하여 용기, 목재, 플라스틱 제품, 포장상품 등을 개봉하지 않고 중심부까지 멸균할 수 있으나 방사선 오염 및 잔류 문제, 식품의 변질 문제가 있다.
- **냉동법** : 식품 저장에 주로 사용되며, 살균 효과는 없고 미생물의 활동을 억제할 뿐이다. 따라서 얼렸던 식품을 실온에 놓아 두면 균이 증식한다.
- **세균여과법** : 화학약품을 사용하거나 열을 이용하면 안 되는 액체상태 물질을 세균여과기로 걸러서 제거하는 방법이다. 여과기의 사이즈는 0.1~0.4㎛로 세균이 통과하지 못한다. 그러나 바이러스는 제거하지 못한다. 요즈음에는 합성막을 많이 이용한다.
- **무균조작법** : 무균작업대, 무균실 등에서 조작하여 멸균된 물체의 재오염을 방지하는 것으로 자외선 등으로 무균실, 무균작업대 등을 멸균한다.
- **희석** : 병원균이 질병을 일으키는 데에는 일정 농도 이상의 균주가 필요하므로 희석만으로도 소독 효과를 볼 수 있다.

## (2) 화학적 소독법

### 1) 소독제의 조건

소독제의 소독효과는 온도, 농도, pH, 소독대상물의 종류 등에 따라 차이가 있으나 다음 조건을 갖추어야 한다.

- 살균력이 강해서 석탄산계수가 높아야 한다.
- 안전하여서 대상 미생물에만 영향을 미치고 인체에는 무해·무독한 것이 좋다.
- 부식성과 표백성이 없어야 한다.
- 용해성이 있어서 물이나 알코올에 잘 녹고, 안정하여 잘 분해되지 않고, 살균력이 지속되고, 가격이 싸고, 사용방법이 간단해야 한다.
- 냄새가 없고 탈취력이 있어야 한다.
- 생물학적으로 분해되어 환경오염을 일으키지 않아야 한다.

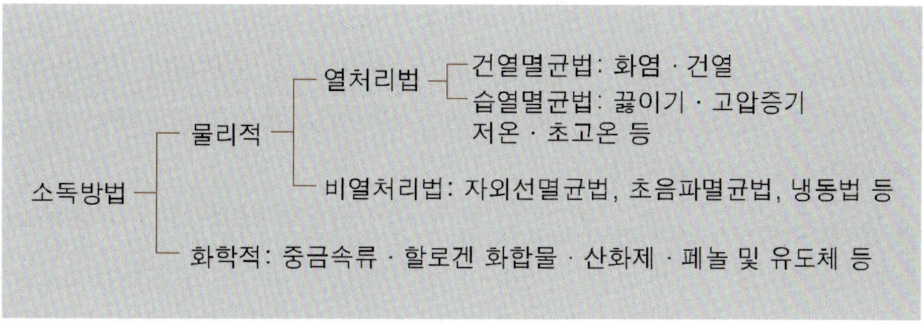


**그림 7-1 소독방법**

### 2) 살균력

소독제의 살균력은 석탄산계수로 나타낸다. 석탄산계수는 시험균주를 5분 이내에는 죽일 수 없으나 10분 이내에 완전히 죽일 수 있는 석탄산의 희석배수와 비교한 소독약의 희석배수의 비이다. 시험균주는 장티푸스균이나 황색 포도상구균으로 20℃에서 하며, 균주가 5~10분에 사멸하는 석탄산의 희석배수가 90이고 시험소독제의 희석배수가 180이면 시험소독제의 석탄산계수는 180/90=2이다.

$$\text{석탄산계수} = \frac{\text{소독약의 희석배수}}{\text{석탄산의 희석배수}}$$

### 3) 소독제의 종류

중금속류, 할로겐 화합물, 산화제, 산 및 알칼리, 페놀 및 그 유도체, 알코올류, 계면활성제 및 알킬화제가 있다.

중금속류에는 염화제2수은·질산은, 할로겐 화합물에는 요오드·염소·표백분·차아염소산나트륨, 산화제에는 과산화수소와 과망간산칼륨, 산 및 알칼리에는 붕산과 생석회, 페놀 및 유도체에는 석탄산과 크레졸, 알코올류에는 에틸알코올이 있고, 계면활성제에는 역성비누와 약용비누, 알킬화제에는 포르말린과 에틸렌옥사이드 등이 있다.

■ **염소** : 부식성이 강하며 상수 소독에 주로 사용한다. 액체염소를 물에 가한다.

염소가 물과 반응해서 발생하는 산소작용으로 살균된다.

- **요오드** : 요오드팅크, 요오드포름(form) 등의 제제로 사용된다. 요오드팅크는 요오드 6.5%, 요오드화칼륨 2.5%, 알코올 91%의 용액으로 살균력이 강하고 포자에 대해서도 효과가 있다.
- **염화제2수은(승홍)** : 승홍 1, 소금 1, 물 1,000 비율로 사용하며, 영양형 세균을 1분에 사멸시킨다. 단백질과 결합하여 침전시킨다. 무색, 무취이므로 fuchsin(빨강)이나 eosin(빨강) 색소를 첨가하여 사용하며, 살균력은 좋으나 금속을 부식시키며, 인체의 피부점막에 자극을 주며 인체에 축적되어 수은중독을 일으킬 수 있다.
- **머큐로크롬** : 적색분말을 이용하며 용액도 적색으로 염색성이 강하다. 2% 용액을 피부점막 소독에 사용한다.
- **질산은** : 살균력은 승홍의 1/4 정도이다. 일반소독에 사용하는 경우는 드물고 0.1% 용액을 신생아의 임질성 농루안 예방에 사용한다. 눈의 결막염, 인두염, 요로감염증에 사용하며, 자극성이 없다.
- **표백분($CaOCl_2$)** : 크롤칼키라 하며 물에 녹으면 염소가스를 내어 살균력을 낸다. 자극성 때문에 의료용으로는 사용하지 않고 수영장, 목욕탕, 하수 등의 소독에 사용한다.
- **클로라민 T** : 표백분보다 살균작용이 느리지만 안정하고 보존성이 있으며 금속 부식성이 약하다.
- **생석회(CaO)** : 물에 넣으면 발열하며 수산화칼슘을 발생시킨다. 생석회는 분변, 하수, 오수, 오물 및 토사물 등 수분이 많은 것을 소독하며, 공기에 오래 노출되면 수분을 흡수하여 살균력이 저하된다. 포자 형성 세균에는 효과가 없으며, 석회수는 생석회 분말 2 : 물 8의 비율로 만들어 건조한 소독대상물에 사용한다.
- **과산화수소** : 3% 용액으로 사용하며 무포자균에 효과적이며, 자극성이 적어 다쳐서 곪은 곳, 구내염, 인두염에 쓰거나 구강세척제로 이용된다. 조직액을 만나면 산소를 방출하고 기포에 의한 기계적 정화를 한다.
- **붕산($H_3BO_3$)** : 살균력은 약하지만 자극성이 없기 때문에 상처 세척에 3%, 위 및 방광세척에 1~3% 농도로 사용하며, 습진이나 피부염에 5~10% 연고로 사

용한다.

- **석탄산(페놀)** : 방역용은 3% 수용액을 사용한다. 저온에서는 잘 녹지 않고, 산성도가 높고, 고온일수록 소독효과가 크다. 그러므로 열탕수로 사용하는 것이 좋다. 장점으로는 살균력이 강하고 유기물에도 소독력이 떨어지지 않지만 피부점막에 자극성이 강하고, 금속을 부식시키며, 냄새와 독성이 강하다. 환자의 오염 의류·용기·오물·실험대·배설물·토사물 등에 사용하며, 균체단백질의 응고, 세포용해, 균체의 효소계 침투 등으로 살균작용을 한다.
- **크레졸** : 물에 잘 녹지 않으므로 크레졸 3 : 물 97의 비율로 비누액을 만들어 사용한다. 소독력이 강해서 석탄산계수가 2이며, 손·오물·객담 등의 소독에 사용한다. 바이러스 소독효과는 적지만 세균소독은 효과가 크고, 유기물에도 소독효과가 약화되지 않으며, 피부자극성도 없으나 냄새가 강하다.
- **알코올류** : 주로 에틸알코올을 사용하며, 피부 및 기구소독에 사용된다. 눈·구강·비강 등의 점막에는 사용하지 않는다. 포자형성균에는 효과가 없고, 무포자형성균에 유효하다. 70~75%의 농도로 사용한다. 에틸알코올 대신 30~50%의 이소프로필알코올도 사용한다.
- **역성비누(invert soap)** : 분자 중의 양이온이 활성화되어 살균력이 강하며, 무미·무해하여 식품소독에 적합하고, 자극성도 없고, 침투력이 강하다. 포도상구균, 적리균, Shigella균속 등에 유효하며, 결핵균에는 효과가 없다. 0.01~0.1%액을 사용한다.
- **약용비누(germicidal soap)** : 비누에 여러 살균제를 첨가하여 살균작용과 함께 세정효과를 갖도록 만든 것으로 미생물 실험기구, 손, 피부, 다친 곳을 소독한다.
- **포르말린** : 세균단백질을 응고시켜 강한 살균력을 나타낸다. 포르말린 가스의 소독에는 수증기가 필요하므로 포르말린 1에 물 34의 비율로 사용 전에 조제하여 사용한다. 강한 자극성이 있으므로 주로 방부제, 선박 등의 소독에 사용한다.
- **오존($O_3$)** : 건조상태에서는 살균력이 약하므로 공기 중의 세균 살균에는 큰 효과가 없다. 수중에서는 살균력이 강하여 $1m^3$ 중 0.5~0.6g의 양으로 병원균을 수분 내에 살균시킨다.
- **산과 알칼리** : 무기산은 pH가 높을수록 살균력이 강하며, 해리도에 비례한다.

유기산은 해리도가 약하지만 분자가 세균에 직접 작용하여 살균력을 나타낸다. pH 12.0 이상에서는 소독력이 강하여 바이러스나 아포형성균 그람음성균에 유효하다. 산과 알칼리를 다른 소독제와 혼합 사용하면 효과가 더욱 증가된다.

※ 감염병의 예방 및 관리에 관한 법률상의 소독방법(시행규칙 제35조제2항, 제36조제3항 및 제40조제1항)

1. 청소
   오물 또는 오염되었거나 오염이 의심되는 물건을 수집하여 「폐기물관리법」에 따라 위생적인 방법으로 안전하게 처리해야 한다.
2. 소독
   가. 소각
   오염되었거나 오염이 의심되는 소독대상 물건 중 소각해야 할 물건을 불에 완전히 태워야 한다.
   나. 증기소독
   유통증기를 사용하여 소독기 안의 공기를 빼고 1시간 이상 100℃ 이상의 습열소독을 해야 한다. 다만, 증기소독을 할 경우 더럽혀지고 손상될 우려가 있는 물건은 다른 방법으로 소독을 해야 한다.
   다. 끓는 물 소독
   소독할 물건을 30분 이상 100℃ 이상의 물속에 넣어 살균해야 한다.
   라. 약물소독
   다음의 약품을 소독대상 물건에 뿌려야 한다.
   1) 석탄산수(3% 수용액)
   2) 크레졸수(3% 수용액)
   3) 승홍수(승홍 0.1%, 식염수 0.1%, 물 99.8% 혼합액)
   4) 생석회(대한약전 규격품)
   5) 크롤칼키수(5% 수용액)
   6) 포르마린(대한약전 규격품)
   7) 그 밖의 소독약을 사용하려는 경우에는 석탄산 3% 수용액에 해당하는 소독력이 있는 약제를 사용해야 한다.
   마. 일광소독
   의류, 침구, 용구, 도서, 서류나 그 밖의 물건으로서 가목부터 라목까지의 규정에 따른 소독방법을 따를 수 없는 경우에는 일광소독을 해야 한다.

### (3) 소독대상별 소독법

- **대소변·배설물·토사물** : 소각법으로 완전소독하는 것이 좋고, 약품은 석탄산, 크레졸, 생석회 등을 사용한다.
- **의복·침구류·모직물** : 일광소독, 증기소독, 끓이기 소독이나 크레졸, 석탄산수에 2시간 정도 담가 소독한다.
- **유리기구·목죽제품·자기류** : 석탄산수, 크레졸수, 승홍수에 담그거나 석탄산수 등을 뿌리며, 내열성이 강한 것은 증기소독 및 끓이기 소독한다.
- **고무제품·피혁제품·모피** : 석탄산수, 크레졸수, 포르말린수로 소독한다.
- **변소·쓰레기통·하수구** : 분변에는 생석회를, 변기 또는 변소에는 석탄산수, 크레졸수, 포르말린수를 뿌린다.
- **병실** : 석탄산수, 크레졸수, 포르말린수를 사용한다.
- **환자 및 환자 접촉자** : 손은 석탄산수, 크레졸수, 승홍수, 역성비누를 사용하고 몸은 목욕을 시키며, 시체는 석탄산수, 크레졸수, 승홍수, 알코올 등을 뿌리고 관 내는 석회를 뿌린다.
- **피부** : 의사와 환자의 손이나 수술 전후의 피부소독제, 소독제 함유 비누가 있으며, alcohol, iodophors, povidone-iodine, chlorhexidine, 수은화합물(0.1% bichloride), 4가 암모늄 화합물(zephanol, benzalkonium, 솔트액) 등이 사용된다.

chapter 8

# 공기, 기후 및 일광

## 1. 공기

### (1) 공기의 조성

공기는 생물이 생명과 생활을 유지하는 데 필수적인 것으로 지구 및 대기의 하층을 구성하고 있다. 대기 하층의 공기 조성은 산소 20.93%, 질소 79.04%, 이산화탄소 0.03%이다. 호흡으로 섭취한 산소는 혈중의 헤모글로빈(Hb)과 결합한 $Hb-O_2$로 각 조직세포로 운반되어 이용되고 이산화탄소를 배출하므로 호기와 흡기의 공기조성은 차이가 있다.

표 8-1 공기의 조성 (0℃, 1기압, 건조상태)

| 성분 | 함량(%) |
|---|---|
| 산소 | 20.93 |
| 질소 | 78.10 |
| 이산화탄소 | 0.03 |
| 아르곤 | 0.94 |
| 헬륨, 네온, 크립톤 암모니아, 오존 등 | 미량 |

**표 8-2 호기와 흡기의 공기의 조성**

| 구분 | 산소(%) | 이산화탄소(%) | 질소(%) |
|---|---|---|---|
| 호기 | 17.00 | 4.00 | 79.00 |
| 흡기 | 20.93 | 0.03 | 78.10 |

## (2) 공기의 자정작용

공기는 여러 가지 요인 때문에 조성이 변하고 있으나 계속 정화되어 큰 변화는 없다. 자정작용은 희석, 비나 눈에 의한 가스나 먼지의 세정, 산소·오존·과산화수소 등에 의한 산화, 일광에 의한 살균 정화작용, 식물에 의한 탄소동화작용이 있다.

## (3) 산소

성인이 하루 호흡하는 공기는 13kL며, 그중 성인의 산소 요구량은 600L이다.

산소는 15~27% 폭으로 존재하지만 보통 21%이다. 산소농도가 15% 이하가 되면 산소가 결핍된 상태, 즉 저산소증을 초래하며 가장 먼저 뇌세포가 영향을 받는다. 고농도에서는 산소중독증이 생긴다. 산소가 10%이면 호흡곤란, 7% 이하이면 질식사 위험이 있다.

## (4) 질소

공기의 4/5를 차지하며 3기압에서는 자극작용을 하고, 4기압 이상에서는 마취작용, 10기압을 초과하면 정신기능 장애를 일으켜 의식을 잃게 한다. 잠수로 고압조건이 되면 혈액에 질소가스가 많이 녹아 들어가는데, 수면으로 빠르게 올라와서 압력이 갑자기 낮아지면 질소가스가 혈액 밖으로 끓어 나와서 잠함병을 일으킨다.

## (5) 이산화탄소

무색 무취로 물에 녹으면 약산성이 되며 공기에 0.03% 들어 있다. 성인은 $CO_2$가 4% 함유된 공기를 1시간에 21L 정도 내뿜는다. 실내공기의 오탁도나 환기상태의 판정기준으로 사용하며, 실내공기 오탁의 판정은 0.1%를 기준으로 한다. 3% 이상 농도에서는 불쾌감, 5% 이상이면 호흡수 증가, 7% 이상이면 호흡곤란, 10% 이상이면 사망을 초래한다. 허용치는 0.07~0.1%이다. 또한 산소의 독성과 질소의 마취작용을 증가시켜 관절장애를 일으킨다. 대기 중에 증가하면 온실효과로 기온을 상승시킨다.

### (6) 일산화탄소

불완전연소 시에 발생한다. 그래서 연소 초기와 말기에 많이 생기며 작열 시는 연소 초기의 1/4로 감소한다. 무색·무미·무취의 맹독성으로, 비중은 공기와 비슷하고 피부나 점막에 대한 자극성이 없다. 혈중의 혈색소(hemoglobin : Hb)와 결합하여 CO-Hb을 형성하여, 헤모글로빈이 산소와 결합하는 작용을 저해하기 때문에 일산화탄소중독을 일으킨다. 산소보다 헤모글로빈에 250~300배 강하게 결합함으로써 산소를 부족하게 하여 심장·뇌·신경 조직이 작용하기 어렵게 한다. 그 결과 신경증상, 마비, 시야협소 등을 일으키며 치료 후에도 뇌세포파괴로 인한 후유증이 심하다.

## 2. 실내공기

실내 공기는 실내의 환경에 따라 공기 조성에 변화를 가져올 수 있다. 따라서 특유한 소기후(小氣候)를 형성하여 성상에 변화를 가져온다.

### (1) 군집독

극장, 강연장 등 사람이 밀집하고 환기시설이 불량한 곳은 공기의 화학적 조성이나 물리적 조성이 변하여 불쾌감, 두통, 권태, 현기증, 구토, 식욕저하 등이 나타난다. 이것을 군집독이라 한다. 원인은 냄새, 온도, 습도, 기류, 연소가스(CO, $CO_2$, $SO_2$ 등), 먼지 등이다.

## (2) 실내온도

평상시 인간의 체표면 온도는 36.5℃이고, 정상 체온은 36.1~37.5℃이다. 42℃ 이상이면 신경조직 마비가 일어나서 사망하고, 30℃ 이하에서는 회복 불능 상태에 빠진다. 따라서 인간이 가장 생활하기 알맞은 실내 온도는 쾌감온도 혹은 쾌적온도 또는 보건적 온도라고 하며 18±2℃(건구온도)이다.

## (3) 실내습도

실내의 쾌감 습도는 40~70%이다.

## (4) 실내기류

실내에도 바람이 있는데, 0.2~0.5m/sec의 기류를 불감기류, 0.1m/sec 이하를 무풍이라 한다. 쾌적한 기류는 실내에서 0.2~0.3m/sec, 외기 중에서는 1m/sec 전후이다. 가장 쾌감을 주는 기류는 무풍, 안정 시 옷을 입은 상태이다.

# 3. 기후

기후는 기온, 기습, 기류, 기압, 강우, 강설, 복사량, 일조량, 구름 등에 의한다. 기온, 기습, 기류는 기후의 3대 요소이다. 기후의 분포와 기후 변화를 일으키는 요인은 위도, 고도, 지형, 해류, 수륙분포 등으로 기후인자라 한다.

## (1) 기후형

기후에는 대륙성 기후, 해양성 기후, 사막기후, 산악기후, 산림기후 등이 있다.

연평균기온 20℃의 등온선을 기준으로 열대와 온대로 나누며, 가장 따뜻한 달의 월평균 기온이 10℃인 등온선을 기준으로 온대와 한대로 나눈다. 열대는 연중 온도가 높고 비가 많으며, 아열대는 사막과 같이 비가 적고, 한대는 5월과

8~9월에 일교차가 심하고, 아한대는 여름이 짧고 겨울이 매우 춥다. 온대는 4계절 구분이 확실하며, 연평균기온이 10~20℃이다. 우리나라는 온대이다.

### (2) 기후순화

생물은 기후나 온도에 적응하며, 외부 기후가 변하여도 내부 환경을 유지하는 항상성이 있다. 항상성은 환경변화에 대한 인체 적응과 환경에 대한 순화가 있다. 적응은 환경의 변동이 작거나 일시적일 때 변하지만 원상으로 복귀하는 것이다. 순화는 외부환경이 장기간 변하여 계속될 때 나타난다. 고원지대는 산소가 희박하므로 폐활량이 커지고 적혈구 수가 많아지는 순화가 나타난다. 순화는 그런 환경에서 벗어나도 장기간 지속된다.

### (3) 기후와 감염병

한대지역은 감염병 유행이 적고, 온대지방과 열대지방은 많다. 열대지방은 곤충이 매개하는 감염병이 많다. 여름에는 소화기계 감염병이 많고 겨울에는 호흡기계 감염병이 많으며, 기후 특성에 따라 기상병, 풍토병, 계절병 등이 있다.

## 4. 기온

지상 12km 이하의 대기권에서는 지상 100m마다 0.6~1.0℃ 정도 낮아지며, 성층권에서는 고도에 따라 높아진다.

적정 실내온도는 18±2℃, 침실은 15±1℃, 병실은 21±2℃이다.

기온은 ℃ 또는 °F로 나타내는데, 환산계수 $℃=\frac{5}{9}(°F-32)$ 이다.

하루 최저 기온은 일출 30분 전, 최고기온은 오후 2시경으로 그 차이를 일교차라 한다. 일교차는 산악의 분지에서 크고, 수목이 우거진 곳은 작고, 내륙은 해안보다 크다. 연중 최고와 최저의 기온차를 연교차라 한다.

인체는 외기 온도와 관계없이 36.5℃를 유지하고 있으며, 외기 온도가 높으면 피부, 땀의 증발, 호흡으로 체온을 방출하며, 에너지가 불필요하게 소모된다. 외기 온도가 너무 높으면 신진대사로도 정상 체온을 유지하기 어려우므로 열질환이 발생한다.

외기 온도가 내려가면 열생산을 촉진하기 위하여 떠는 운동으로 체온을 유지하려 한다. 그래서 섭취된 음식물이 불필요한 데 쓰인다. 너무 춥거나, 추운 데 오래 있어서 체온 조절 한계를 벗어나면 인체의 혈관이나 조직이 파괴되어 신진대사 기능이 마비되고, 동상이 걸리거나 동사하게 된다.

고열과 한랭은 근로자의 건강을 해쳐서 생산성을 저하시키므로 경제적 손실을 가져온다.

## (1) 고기온

고온에서 작업하면 열중증에 걸린다. 열중증은 체온상승, 수분과 염분의 상실로 인한 활동 능력의 저하로, 심하면 죽기도 한다. 그러므로 적성에 맞지 않는 사람은 고온작업시키지 말아야 하고, 복사열을 차단시키고 수분과 염분 및 비타민 $B_1$ 등을 미리 투여해야 한다.

### 1) 열소모증

고온작업 시 말초신경 조절장애와 심장 박출량 부족으로 인한 혈액순환기 계통의 부전으로 생기며, 열허탈증 또는 열피로라고 한다. 전신 피로, 두통, 현기증, 귀울림, 구토증이 생기고, 의식 혼미까지 이른다. 맥박이 빨라지며, 체온과 혈압이 떨어진다.

### 2) 열경련

고온에서 힘든 일이나 운동을 하면 일어나며, 땀을 많이 흘려 체내의 수분과 염분이 과잉 손실되어 일어난다. 증상은 현기증·귀울림·두통·호흡곤란·구역질 등이 있고, 근육 경련과 마비 증상이 있다. 예방은 작업이나 운동 중에 하루 3~5g 정도의 염분을 주기적으로 섭취해야 한다.

### 3) 열사병(또는 울열증)과 일사병

열사병은 고온다습한 데서 갑자기 심한 운동이나 작업을 하여 체온이 제대로 발산되지 않아서 일어난다. 일사병은 태양열을 머리에 많이 받아서 생기며, 허약체질이나 이상비대증이 있는 사람에게 많다. 열중증환자는 보일러실·제철소·제련소 등에서 고열 작업 시, 여름철 뜨거울 때 조회나 체육시간, 군인의 행군 중에 발생한다.

## (2) 저기온

온도가 낮으면 인체는 체온을 유지하기 위하여 에너지 산화반응을 왕성하게 하고 사지를 위축시켜 체표면적을 적게 하고, 몸을 떨어서 열을 발생시킨다. 추우면 에너지 손실로 말초신경이 마비되어 신체 일부가 동상을 입고, 심할 경우 동사한다. 추위로 인하여 류머티스·신경염·말단 체표부위 신경의 마비 등이 발생하고, 여성은 월경장애를 수반하기도 한다. 겨울철의 옥외작업, 냉동작업자에게서 자주 발생한다.

동상 중 1도는 피부가 붉게 부풀고 가려운 상태(발적)이고, 2도는 수포가 생기고 염증이 발생한 상태(수포형성), 3도는 인체의 혈관이나 조직이 손상되어 썩어 가는 상태(조직괴사)이다. 동상은 손발·귀·코 등 신체 말단에 많이 걸린다. 한번 동상에 걸리면 옥외활동을 중단하지 않는 한 치유하기가 어렵다. 동상 인자가 10여 년 동안 잠복해서 매년 활동을 반복하기 때문이다.

# 5. 온열조건과 불쾌지수

## (1) 온열조건

- 정의 : 기온·기습·기류·복사열을 온열인자 또는 온열요소라 한다. 이상적인 온열조건을 최적온도라 하며 여름은 21~22℃, 겨울은 18~21℃이다. 겨울에 낮은 것은 체온조절 현상 때문이다.

- **온열인자** : 사람은 37℃의 체온을 유지하고 있다. 체온은 체내 열생산과 체외 방열로 유지하며, 방열에는 기온, 기습, 기류, 복사열의 4대 온열인자(온열요소)가 영향을 준다. 이들의 종합적인 상태를 온열상태 또는 온열조건이라 한다. 체열은 온도, 습도 및 기류에 의하여 방산되며, 체온이 정상적으로 방산되지 않으면 불쾌감을 느끼게 되며, 심하면 울열이 생긴다.
- **기온** : 지상 1.5m에서의 백엽상의 건구온도로, 가장 낮은 기온은 해뜨기 전, 가장 높은 기온은 오후 2시경이다. 습도는 오후 2시경이 가장 낮다. 작업장에서는 호흡선 온도를 측정하는 것이 좋다.
- **기습** : 습도는 일정온도의 공기에 포함되는 수분량으로, 온도 상승에 따라 증가한다. 공기 중의 수증기량은 최대 한계량보다는 낮기 때문에 이를 백분율로 표시한 것을 상대습도, 비교습도 또는 습도라 한다. 공기 중의 건습상태를 나타내는 데는 포화습도, 비교습도, 절대습도 등이 사용된다. 절대습도는 공기 $1m^3$에 함유된 수증기량이나 수증기 장력이고, 비교습도는 공기 $1m^3$가 포화상태에서 함유할 수 있는 수증기량의 비(%)이다. 쾌감습도는 40~70%이다. 대기 중의 습도는 성층권(지상 50km) 이하에만 존재하며, 주로 대류권(지상 12km) 이하에 다량 존재하여 구름을 형성한다. 기습은 낮에는 태양열을 흡수하여 대지의 과열을 막고 밤에는 지열복사를 차단하여 기후를 완화시킨다. 쾌적 범위는 40~70%이며, 15℃에서는 70~80%, 18~20℃에서는 60~70%, 24℃ 이상에서는 40~60%이다. 실내의 습도가 건조하면 호흡기계 질병, 습하면 피부질환이 발생하기 쉽다.
- **기류** : 바람이라고도 하며, 기압과 기온의 차로 생긴다. 초당 풍속(m/sec)으로 나타내며, 0.1m/sec는 무풍, 0.5m/sec 이하는 불감기류라 한다. 불감기류는 사람이 느끼지 못하며, 실내와 옷 안의 방열작용을 도와 신진대사를 촉진한다.
- **복사열** : 발열체 주위에서는 복사열이 작용하여 실제 온도보다도 온감을 더 느낀다. 복사열은 거리의 제곱에 비례하여 감소된다. 인체의 열복사는 주위 온도와 피부온도가 같을 때는 일어나지 않고, 주위 온도가 낮으면 체열 방산이 커진다.

## (2) 온열지수

기온·기습·기류의 3인자가 함께 작용하여 생기는 체감을 감각온도 또는 등감온도, 실효온도라고 하며, 동일한 온감을 주는 포화습도(100% 습도)와 무풍하에서 공기 온도로 나타낸다. 여기에는 주관적 최적 감각 온도, 생산적 최적 감각 온도, 생리적 최적 감각 온도가 있다.

## (3) 등온지수

기온·습도·기류에 복사열을 가하여 습도 100%, 무풍, 주위 물체가 기온과 동일 온도로 되었을 때(등온 감각을 주는 상태)를 등온지수라고 한다.

## (4) 불쾌지수

습도와 온도의 영향에 의한 불쾌감을 숫자로 표시한 것이다. 기류 및 복사열이 고려되어 있지 않아 감각온도에 차이가 날 수도 있기 때문에 실내에 적용된다.

$$\text{불쾌지수(DI)} = \{\text{건구온도(℃)} + \text{습구온도(℃)}\} \times 0.72 + 40.6$$

불쾌지수 70 이상이면 사람의 10%가 불쾌감을 느끼고, 75 이상이면 50% 이상, 80 이상이면 거의 모든 사람, 85 이상이면 93%가 느끼며, 86 이상이면 견딜 수 없다.

## (5) 쾌감대

쾌감을 느끼는 온도는 17~18℃, 습도는 60~65%이다. 기온, 기습, 기류의 종합 작용으로 쾌감과 불쾌감을 느끼게 되며 신체적 조건, 의복의 착용상태, 활동량 등에 따라 달라진다. 온도와 습도 관계에서 가장 쾌감을 느낄 수 있는 부분을 쾌감대라 한다. 18℃일 때는 65%의 습도, 20℃일 때는 50%의 습도가 가장 쾌적한 상태이다. 또한 쾌감대는 작업량, 기류, 습구온도 사이에도 상관관계가 이루어진다.

### (6) 최적온도

온도감각은 온도 외에 온열조건, 작용시간, 활동량 등에 따라서도 다르다. 인간의 온도 식별범위는 0.2~1.2℃이고, 피부온도가 27~33℃일 때 가장 민감하며, 피부가 순응할 수 있는 범위는 10~40℃이다.

체온조절에 가장 적절한 온도를 최적온도라고 하며, 가장 쾌적하게 느끼는 온도를 주관적 최적온도, 생산능률을 가장 많이 올릴 수 있는 온도를 생산적 최적온도, 최소의 에너지 소모로 최대의 생리적 기능을 발휘할 수 있는 온도를 생리적 최적온도라 한다.

## 6. 이상기압

지구 표면의 공기압력은 1기압으로 수은주 760mm(760torr)이다. 물속에서는 10m 깊어질 때마다 1기압씩 증가하므로 수심 30m에서는 4기압이다. 해발 5,600m에서의 기압은 대기압의 약 1/2, 10,000m에서는 약 1/4, 16,000m에서는 1/10로 감소한다. 공기 중에서는 땅속에 들어갈수록 압력이 증가하여 광산의 갱내, 해저 터널 작업 시에는 고기압을 받는다.

### (1) 고압

질소는 4기압 이상이면 마취작용을 나타내며, 10기압 이상에서는 알코올 중독과 같은 질소취증을 나타낸다. 산소는 분압이 2기압을 넘으면 중독을 일으켜서 손발마비, 시력장애, 환청, 정신혼란, 안면경련, 오심, 어지러움 등을 나타내며 심하면 간질이 나타나기도 한다. 그러나 고압이 사라지면 원상회복된다. 이산화탄소는 산소 독성과 질소의 마취작용을 증가시켜서 동통성 관절장애를 일으킨다.

### (2) 저압

가압하면 질소가 혈액에 녹아들고 정상압인 1기압이 되면 혈액 거품이 생겨 순환기 장애와 조직이 손상되는 잠함병이나 감압병이 나타난다. 증상은 관절 및 근육의 동통, 피부 소양감, 흉통 및 호흡곤란, 중추신경장애 등이다.

해발 3,000m 이상은 저기압이 되며, 사람이 살 수 있는 한계는 해발 5,000m~5,500m까지이다. 고공에서는 해발 5,000m 이상에서 감압에 의한 산소부족으로 의식을 잃으며 신경장애, 공기전색(공기색전증, 기포가 혈관을 막는 것), 항공치통, 항공중이염, 항공부비강염(항공축농증), 고산병 등이 일어날 수 있다. 아이들에게는 폐수종이 많이 나타나며, 기침과 호흡곤란, 폐동맥 혈압 상승이 나타난다.

## 7. 냉난방

옷을 입어서 조절할 수 있는 체온폭은 10~26℃이므로 10℃ 이하에서는 난방을, 26℃ 이상에서는 냉방을 해야 한다. 실내 온도는 거실의 목적, 작업의 종류 및 강도, 개인의 체질 및 습관 등에 따라 차이가 있다.

가장 적합한 실내 온도는 18℃±2℃이며, 하부와 상부의 온도가 일정해야 하므로 머리와 발의 온도 차이가 2~3℃ 이상이 되면 안 된다. 습도는 40~70%이어야 한다.

난방은 기온, 기습, 기류, 복사열 등의 온열조건을 고려하며, 주로 기온에 따라 한다. 방법은 온원이 실내에 있는 국소난방, 실외에 있는 중앙난방, 지역난방이 있다.

**표 8-3 실별 냉방온도**

| 실의 종류 | 실온(℃) |
|---|---|
| 거실, 사무실, 관청, 학교 | 18~20 |
| 강당, 집회장 | 16~18 |
| 침실 | 12~15 |
| 병실 | 22 |
| 욕실 | 20~22 |
| 경노동 시의 작업실 | 16~18 |
| 중노동 시의 작업실 | 10~15 |

냉방도 국소냉방과 중앙냉방이 있다. 국소냉방장치는 선풍기, 에어컨 등이 있고, 중앙냉방장치는 carrier(heating and cooling) system이 있다. 건물에서는 공기조화시스템으로 냉난방을 한다.

냉방은 밖과의 온도 차이를 5~7℃로 하며, 10℃ 이상이 되면 해롭다. 그리고 냉방에 노출되는 시간이 너무 길거나 실내외의 온도차이가 너무 크면 냉방병에 걸린다. 냉방병 증상으로는 감기나 소변량 증가, 요통, 신경통, 생리불순 및 위장장애가 있다.

## 8. 환기

밀폐한 실내에 많은 사람이 오래 있거나 냉난방을 오래 하면 군집독이 생기거나 가스 악취가 나고 두통, 현기증, 오심, 구토, 정신몽롱 등의 중독증상이 일어나므로 환기로 실내의 오염된 공기를 내보내고 실외의 신선한 공기를 들어오게 한다.

### (1) 자연환기

실내외의 온도차이, 기체의 확산력 및 실외의 풍력으로 이루어진다. 실내외의 온도차로 인한 환기는 공기의 밀도를 다르게 하여 압력차를 만들어 이루어진다. 따라서 실내기온이 실외기온보다 높을 때 압력 차이로 실내로 들어오는 공기는 하부로, 나가는 공기는 상부로 이동하며, 그 중간에 형성되는 압력 0의 지대를 중성대라 한다. 중성대는 천장 가까이에 형성되어야 환기량이 크며, 방바닥 가까이에 있으면 환기량이 적고 사람이 심한 온도의 차이를 느끼게 되어 건강에 장해가 된다.

풍력환기는 팬, 선풍기 등으로 밀어서 생기는 양압과 빨아서 생기는 음압으로 형성되는 환기로서, 풍압은 풍속의 제곱에 비례한다.

### (2) 인공환기

거실 등 가옥 내의 환기는 자연환기로 가능하지만, 많은 사람이 모인 강당, 학교 교실, 극장, 밀폐된 실험실, 선박 및 탄광 등은 인공환기가 필요하다. 인공환기는 실내의 온도, 습도 및 공기 조성 등이 인체의 생리작용에 적합하도록 신속, 안전해야 한다.

인공환기는 공기조정법, 배기식 환기법, 송기식 환기법, 평형식 환기법 등이 있다. 인공환기법의 보조환기법으로 지붕이나 천장을 이용한 자연환기에 의한 옥배환기법을 병행하기도 한다.

환기는 냄새를 완전 제거하고 실내 온도를 일정한 온도 이하로 내리지 말고, 오염되거나 과온된 공기는 속히 제거해야 한다. 일시에 찬 공기를 많이 넣지 않도록 한다. 병실은 환자에게서 먼 쪽 창을 열어 환기하며 침대의 주위에 병풍 같은 것을 두른다. 사람이 옷을 벗었을 때에는 창을 열지 않는다.

## 9. 빛

태양광선 중 380nm(3,800Å) 이하의 자외선은 화학작용을 하고, 380~780nm의 가시광선은 시각작용, 780nm 이상의 적외선은 열작용을 한다. 태양에서 방출되는 복사 에너지의 52%는 적외선, 34%는 가시광선, 5%는 자외선이다.

### (1) 자외선

태양에서 도달하는 자외선은 파장 292~400nm 범위이다. 파장에 따라 진공자외선(160nm이하), 원자외선(280nm이하), 중자외선(280~320nm), 근자외선(320~400nm), dorno선(280~315nm)으로 구분한다. 자외선은 투과성이 약하며 피부의 표면이나 눈의 각막으로 흡수된다. 살균작용은 260~280nm가 가장 강하다. Dorno선은 건강선이라고도 하며 살균작용, 비타민 D의 생성, 피부의 홍반형성, 색소 침착, 각질비후(각질층이 두꺼워짐) 등의 작용을 한다. 자외선을 오래 쪼이면 적혈구, 백혈구, 혈소판이 증가하고, 심하면 두통, 흥분, 피로, 불면, 체온상승 등의 2차 현상이 일어난다.

## (2) 적외선

파장 750~12,000nm을 적외선이라고 하며 복사열을 운반하므로 열선이라고도 한다. 근적외선(3,000nm 이하), 중적외선(3,000~30,000nm), 원적외선(30,000~100,000nm)으로 구분하며, 근적외선은 물을 투과하고 중적외선은 유리를, 원적외선은 암염을 투과한다. 투과성이 강하고, 피부의 내부까지 작용하여 온도를 높이고 혈류를 왕성하게 한다.

충혈·혈관 확장·괴사를 일으키며 오래 쪼이면 습진·암변성 등의 피부장해를 일으킨다. 1,400nm 이하의 적외선은 장기간(10~15년) 쪼이면 초자공 백내장(glass blowers cataract, 유리공에게 나타나는 백내장)을 일으킨다. 오래 쪼이면 두통·어지러움·자극작용이 일어나고 강하면 뇌막 자극증상을 일으켜 의식불명, 경련 등의 두부장해를 일으킨다.

## (3) 가시광선

파장 390~770nm의 범위로, 망막을 자극하여 색채를 구별할 수 있게 한다. 광선량은 동공이 조절하는데, 조명이 불충분할 때는 시력저하와 눈의 피로를 초래할 수 있다. 지나치게 강하면 시력장애를 일으키거나 어두운 곳에서 암순응능력을 저하시키기도 한다. 눈은 0.5Lux에서 10,000Lux 사이에 순응하여 물체를 식별할 수 있으며 적당한 조도는 100~1,000Lux이다.

## (4) 자연조명

햇빛으로 생기는 조명을 자연조명이라 하며, 연소 산물이 없고 눈의 피로가 적고, 피부를 튼튼히 하고, 장기의 기능을 증진시켜 식욕을 촉진하고, 적혈구와 헤모글로빈양의 증가로 산소 흡수능력을 증가시키고, 구루병을 예방하고 실내공기나 피부의 세균을 살균한다. 또한 광선의 조성이 균일하여 시각적 쾌감을 준다(9장 참조).

### (5) 인공조명

인공조명은 작업을 충분히 할 수 있고, 빛의 색이 일광에 가까워야 하고, 가스 발생이 없어야 하고, 폭발화재의 위험이 없어야 하고, 다루기 쉽고 염가여야 한다. 조명은 고체, 액체 또는 가스 등의 연소나 전기 에너지를 이용한다. 전등에는 백열등, 아크릴등, 수은등 및 형광등이 있다. 형광등은 백열등보다 2.2~2.4배의 효율을 내고, 전력 소모도 1/2~1/3에 지나지 않고 수명도 길어서 가장 널리 사용된다.

인공조명에는 직접조명, 간접조명 및 반간접조명이 있다. 직접조명은 조명효율이 크고 경제적이나 현휘(눈부심)를 일으켜서 음영이 강하고 불쾌감을 준다. 간접조명은 반사광으로 온화하며, 그림자나 현휘도 생기지 않으나 조명 효율이 낮고, 설비 유지비가 다소 비싸다. 반간접조명은 직접조명과 간접조명의 절충식으로 반투명 반사갓으로 광선의 반 이상은 간접광, 나머지는 직접광이므로 이상적이다. 학교의 현관, 복도, 화장실, 강당 등이나 거친 작업실은 50~100Lux가 적합하다. 일반작업실은 100~300Lux와 40~60Lux, 정밀작업실은 300~1,000Lux이다.

**표 8-4 조도기준(한국산업규격 KSA 3011)**

| 활동 유형 | 조도 분류 | 조도 범위(Lux) | 참고 작업면 조명 방법 |
|---|---|---|---|
| 어두운 분위기 중의 시식별 작업장 | A | 3-4-6 | 공간의 전반 조명 |
| 어두운 분위기의 이용이 빈번하지 않는 장소 | B | 6-10-15 | |
| 어두운 분위기의 공공장소 | C | 15-20-30 | |
| 잠시 동안의 단순 작업장 | D | 30-40-60 | |
| 시작업이 빈번하지 않은 작업장 | E | 60-100-150 | |
| 고휘도 대비 혹은 큰 물체 대상의 시작업 수행 | F | 150-200-300 | 작업면 조명 |
| 일반 휘도 대비 혹은 작은 물체 대상의 시작업 수행 | G | 300-400-600 | |
| 저휘도 대비 혹은 매우 작은 물체 대상의 시작업 수행 | H | 600-1000-1500 | |
| 비교적 장시간 동안 저휘도 대비 혹은 작은 물체 대상의 시작업 수행 | I | 1500-2000-3000 | 전반 조명과 국부 조명을 병행한 작업면 조명 |
| 장시간 동안 힘드는 시작업 수행 | J | 3000-4000-6000 | |
| 휘도 대비가 거의 안 되며 작은 물체의 매우 특별한 시작업 수행 | K | 6000-10000-15000 | |

### (6) 부적당한 조명

부적당한 조명에서 오래 작업하면 나쁜 증상이 나타난다. 가성근시는 조도가 낮아서 눈의 시력조절을 위한 안내압이 항진되고 모양근이 피로하여 생긴다. 안정피로는 조도가 부족하거나 현휘가 심하여 대상물 식별에 눈을 너무 무리하게 써서 생긴다. 안구진탕증은 조명이 부적당하여 안구가 상하좌우로 계속 동요하는 증세로 광부 등에게 발생한다. 부적당한 조명은 백내장 등의 원인이 될 수 있으며, 작업능률의 저하나 재해를 발생시키기도 한다.

chapter 9

# 옷과 주택

## 1. 옷

### (1) 옷의 목적

옷은 체온조절, 신체 청결, 강한 일광·열·해충·외상으로부터의 보호, 용모의 미장과 표식, 위엄 등을 위해 입는다. 의복의 조건으로는 체온조절, 외래 위험 방지가 가능하고 좋은 피부 촉감을 갖추며 잘 더러워지지 않고, 가볍고, 세탁이 되고, 신체 활동이 편리해야 한다.

### (2) 옷의 조건

- 체온 조절 : 기온조절이 잘 되려면 피부와 옷 사이의 공기 온도는 30~32℃, 습기는 50%가 좋다. 이 공기층은 1cm 정도일 때 보온이 잘 된다. 이를 위하여 일의 종류, 기압, 온도에 따라 옷을 입어야 한다. 겨울에는 보온력, 대류작용이 높고, 함기성을 유지하고, 피부의 촉감이 따뜻하고, 부드럽고, 무겁거나 부피가

크지 않아야 한다. 여름에는 바람이 잘 통하고, 땀과 수분을 잘 흡수하고, 가볍고 간편하고, 까슬까슬하고 촉감이 시원하고, 빨기 쉬운 옷을 입어야 한다.

- **청결** : 때, 피부지방 등을 흡수하여 피부를 청결하게 해주어야 한다. 따라서 내의는 면직물이 좋고 모직물과 나일론은 좋지 않다.
- **크기** : 너무 크거나 작지 않고, 무게와 압력이 신체활동을 방해하지 않아야 한다.
- **손상 방지** : 외부의 자극이나 손상을 막고 복사열의 반사가 적고 외부의 온도에 대하여 체온을 조절하여 혈행에 장애가 없어야 한다. 피부에 손상을 주지 않고, 피부질환을 일으키지 않고, 특수상황에서 신체를 보호하고, 활동이나 작업에 알맞고, 피복압이 지나치지 않아야 한다. 따라서 색, 두께, 재료가 고려되어야 한다.
- **외관** : 신분, 연령, 직업, 디자인, 색상, 계절감각, 활동 및 작업, 신체조건, 시대감각에 맞아야 한다.

## (3) 의복재료

동물성으로는 모사, 견사, 모피가 있으며 모사는 황이 많이 들어 있어서 태우면 노린내가 나고, 견사는 황이 적게 들어 있어서 노린내가 나지 않는다. 수산화나트륨 용액에 삶으면 녹는다.

식물성으로는 면사, 마사, 인조견 등이 있으며 태우면 잘 탄다. 수산화나트륨 용액에 삶아도 녹지 않는다. 화학섬유로는 비스코스인견, 단백섬유, 아세테이트인견, 나일론, 비닐 등이 있으며 옷으로서의 가치는 천연제품에 비하여 떨어진다.

## (4) 의복의 성질

- **열전도력** : 공기의 열전도력은 100, 모사는 127, 견사는 127, 삼은 222, 면은 188로, 함기량이 적을수록 열전도력이 높고 보온효과는 적다. 여름에는 열전도가 잘 되고 겨울에는 보온성이 높아야 하지만 생산된 체열을 적당히 방산하여야 한다. 방산이 잘 안되면 울열(鬱熱)이 생긴다. 특히 영유아는 울열성 이질이

생길 수도 있다.

- **함기량** : 섬유에 들어 있는 기공의 부피에 따르며 함기성이 크면 보온력도 크다. 기공은 직조에 따라 다르지만 삼베 → 모면 → 견직 → 양모 모피 순으로 함기성과 보온력이 크다.
- **흡수성** : 물에 젖는 성질로 섬유의 모세관힘과 관계 있다. 흡수성이 큰 것은 흡착력이 크기 때문에 내의는 흡수성이 많은 인견, 삼베, 모면이 좋고 겉옷은 흡수성이 낮은 견, 모가 좋다. 피복재료가 흡수하면 기공이 막히고 함기성, 통기성 등이 감소되며 열전도가 증대하고 수분증발이 일어나 체온손실이 일어난다. 특히 양말이나 내의는 흡수성이 좋은 목면을 이용하는 것이 좋다.
- **흡열성** : 옷의 재료에 따라 다르며 옷색에 따라서도 다르다. 즉, 백색섬유의 흡열성을 100이라 하면 황색 102, 녹색 152, 적색 168, 회색 198, 흑색 208이다.
- **통기성** : 피부에서 수증기와 $CO_2$가 배출되므로 통기성이 나쁜 옷은 수분과 $CO_2$가 축적되어 불쾌하다. 기공이 큰 것은 통기성이 커서 함기성이 적으며 비닐과 인조견은 통기성이 적다. 여름에는 통기가 잘되고 겨울에는 보온성을 높이기 위해서 통기성을 막아야 한다. 통기성은 마, 견, 모직의 순이다.
- **흡습성** : 수증기를 흡수하는 성질로, 모 → 견 → 삼 → 면의 순서로 흡습성이 작다. 수증기는 의복에 흡수되었다가 외기에 방산된다. 즉, 흡습성은 통기성과 함께 피부 면에 영향을 준다.

**표 9-1 직물의 함기량**

| 직물의 종류 | 함기량(%) |
|---|---|
| 보통 직물 | 약 50 |
| 메리야스 | 70~80 |
| 플란넬 | 약 90 |
| 모실 | 약 98 |

**표 9-2 의복재료의 통기율**

| 의복재료 | 통기성(초) |
|---|---|
| 평직면 | 76.3 |
| 외투지 | 9.7 |
| 모메리야스 | 5.7 |
| 조모포 | 2.8 |
| 면메리야스 | 1.1 |
| 조직셔츠 | 0.3 |

주 : 통기량 12cm$^3$, 포지 1cm$^3$, 포지두께 1cm, 압력차는 수주의 0.42mm의 조건에서 포지를 통과하는 데 필요한 초수를 통기율이라 한다.

### (5) 옷소독

- **일광소독** : 가장 간단하며, 햇빛에 옷을 펴서 쪼인다.
- **끓이기 소독** : 모, 견, 나일론은 끓여서 소독하면 안 되고, 면직물은 15분간 끓이면 적합하다.
- **약물소독** : 3% lysol, 석탄산에 20분 이상 담근다.
- **가스소독** : 밀폐실에서 25% 포르말린 가스를 발생시켜 소독한다.

### (6) 방서 및 방한복의 구비조건

방서복은 노출부를 크게 하고, 옷 안의 공기 배제가 쉽고, 햇빛 방지가 쉽고, 땀의 증발에 도움이 되어야 한다.

방한복은 개구부가 적고, 통기성이 적은 옷감을 사용하고, 열전도율이 적고, 통기성이 적은 옷을 가장 겉에 입어야 한다. 두꺼운 옷 하나보다 얇은 것을 여러 개 겹쳐 입는 것이 방한 효과가 크다. 외기온이 5℃일 때 내의, 셔츠, 외투를 입으면 피부와 내의 사이 33℃, 내의와 셔츠 사이 27℃, 셔츠와 동복 사이 23℃, 동복과 외투 사이 16℃, 외투표면 10℃이므로 온도 경사가 적어서 전도에 의한 열손실이 적다. 그러나 너무 무거우면 좋지 않다. 남자 성인의 옷무게는 겨울철 6~7kg, 여름철 3~4kg, 여자는 1kg 정도 낮은 것이 좋다.

### (7) 옷 색깔

옷의 색깔은 건강에 영향을 미친다. 여름에는 열흡수성이 적은 색, 겨울에는 열흡수성이 큰 색을 택한다. 유아는 원색을 삼가한다. 강한 자극으로 피로감을 주기 때문이다. 6~7세 이후에는 명랑하고 활기 있는 원색이 좋다. 따뜻한 색은 마른 사람에게, 찬 색은 뚱뚱한 사람에게 좋다. 키가 크고 뚱뚱한 사람은 세로선과 무늬가 큰 것이 좋고 키가 크고 마른 사람은 가로선과 무늬가 작은 것이 좋다. 원색은 쾌활하고 박력이 있으며 밝고 따뜻한 색깔은 명랑한 느낌을 준다. 색에 대한 감각은 다음과 같다.

- 백색 : 청결, 순진, 담백한 느낌
- 회색 : 음울, 소극적 감각
- 흑색 : 엄숙, 중압감
- 적색 : 정열, 혁명적, 공격적, 흥분감
- 등색 : 온난
- 황색 : 쾌활, 질병, 긍정적 감각
- 녹색 : 온화, 안전, 고매, 순결, 평화
- 청색 : 한랭, 정숙, 정직, 구심적
- 자색 : 고귀, 우아, 신비, 소극적 감각

## 2. 주택

### (1) 이상적인 주거 공간

#### 1) 대지

교통이 편리하고, 환경오염원이 없고, 언덕의 중간에 위치하고, 넓고, 방향은

남향이나 동남향, 동서향 10도 이내가 좋다. 지질은 건조하고, 침투성이 있고, 지반이 견고하고, 매립지는 10년 이상 경과해야 한다. 지하수위는 1.5m 이상으로 3m 정도가 좋고, 좋은 음료수를 얻을 수 있어야 하고 하수처리가 잘되어야 한다.

### 2) 구조

구조는 기후, 생활습관 등에 따라 달라질 수 있으나 기후에 적응하고 편리하며, 경제적이고, 위생적이고, 환기나 조명 등을 고려해야 한다.

외부환경에서 보호되어야 하고, 체온을 유지할 수 있고, 비·눈·바람 등을 피할 수 있고, 경제적 부담이 적고, 건축재료는 인체에 해가 없어야 하고, 알맞은 공간이 확보되어야 하고, 일상생활이 편리하고, 천재지변을 피할 수 있고, 자체 중압을 견딜 수 있고, 미적이면서 짜임새 있어야 하고, 조도가 우수해야 하고, 사고 위험성이 없어야 하고, 경제성과 능률성이 있어야 한다.

주거·활동공간의 최적온도는 16~18℃, 습도는 40%, 실내의 온도와 외부 온도의 차이는 5~7℃가 가장 위생적이며, 1인당 침실 면적은 $4m^2$, 공기 부피는 $10m^3$가 적당하다.

지붕과 벽은 방서, 방한, 방수, 방음이 잘되어야 하고 방열을 위하여 천장과 지붕을 넓게 한다. 천장은 2.1m 높이가 좋다. 마루는 통기를 위해 지면에서 45cm 정도의 간격을 둔다. 거실, 침실 및 어린이방은 남쪽으로 하고, 잘 쓰지 않는 방이나 화장실, 목욕탕, 부엌 등은 북쪽으로 한다.

## (2) 환기

사람이 실내에서 생활하면 인체의 생리적 활동으로 공기성분이 변화하고 산소의 감소, 이산화탄소의 증가, 기온의 상승, 수증기량 증가 등이 생긴다. 또한 실내에서 물건을 연소시키고 기타 작업을 할 때 각종의 기체, 진애, 취기 등이 발생한다.

환기는 실내 공기를 바꾸고 공기의 이상성분을 배출시키며 건강을 유지시킨다. 그리고 실온을 저하시키는 목적도 있다.

## (3) 조명

### 1) 자연조명

햇빛에 의한다. 햇빛은 연소 산물이 없고 조도가 평등하여 눈의 피로가 적고, 피부를 튼튼하게 하고, 장기 기능을 증진시켜 식욕을 촉진하고, 적혈구와 헤모글로빈 증가로 산소 흡수능력을 증가시키고, 구루병을 예방하고, 실내공기나 피부의 세균을 살균시켜 준다.

주택의 자연조명에는 다음 사항이 고려되어야 한다.

- **창방향** : 거실은 남향이 좋고, 작업실은 동북이나 북향이 좋다. 일조량은 하루에 최소 4시간 이상이어야 하고, 남쪽 창은 여름에 일조량이 가장 적고, 겨울에는 방 안쪽까지 입사되어 최대가 되고, 봄과 가을에는 중간이 된다.
- **창면적** : 거실 면적의 1/7~1/5이 적당하며, 같은 면적에서는 창이 세로로 길어야 조도가 균등해진다. 건축법 시행령에 따르면 바닥면적의 1/10 이상을 확보해야 한다.
- **거실의 안쪽 길이** : 바닥에서 창틀 상단 높이의 1.5배 이하가 적합하다.
- **개각과 입사각** : 개각은 4~5°가 좋으며 개각이 클수록 밝다. 입사각은 28° 이상이 좋으며, 클수록 밝다.

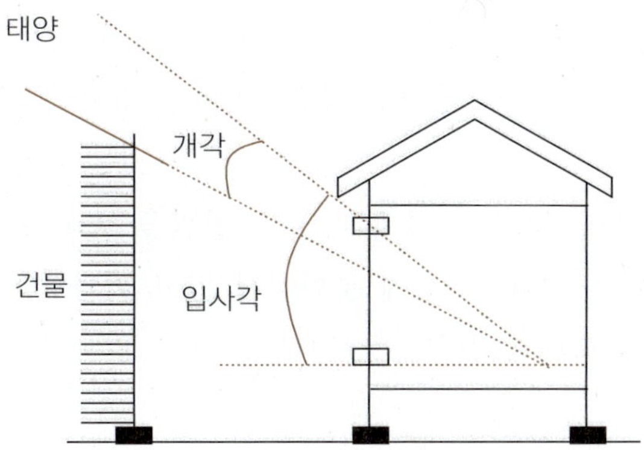


**그림 9-1 창문의 입사각과 개각**

■ **차광방법** : 빛의 양이 많으면 커튼이나 차광물로 빛의 양을 조절한다. 벽의 색도 방 안의 밝기에 작용하므로 빛의 양에 따라 벽지를 선택한다. 흰색의 반사율은 70~80%, 회색은 15~55%, 진한 녹색은 10~20%이다.

### 2) 인공조명(8장 참조)

## (4) 냉난방

옷으로 온도를 조절할 수 있는 기온의 범위는 10~26℃이다. 그러므로 추울 때는 난방이, 더울 때는 냉방이 필요하다.

난방 조건으로는 연소로 일산화탄소와 이산화탄소가 실내에 발생하지 않도록 주의하고, 난방체의 표면 온도가 너무 높으면 안 된다. 방열기는 면적이 넓어야 하고 외벽 가까이 위치하도록 한다. 내벽에 가까우면 가열 공기가 내벽을 타고 올라가서 천장으로 흘러 외벽을 타고 하강해서 찬 공기가 상면으로 흐른다.

### 1) 국소난방

■ **화로** : 일산화탄소와 이산화탄소 발생에 주의한다.

■ **석탄 및 연탄난로** : 석탄난로의 유효율은 60% 정도이다. 난로의 이용열은 대류열이 35~40%, 복사열이 25% 정도이다.

■ **석유 전기난로** : 취급하기 간편하고 열효율이 높으며 위생적이다.

■ **온돌난방** : 상온 35℃, 실온 12~15℃가 적당하다. 요즈음 좋은 보일러가 많아서 자동으로 조절된다.

■ **페치카** : 벽돌과 흙을 쌓고 외면에 타일과 철판을 바른 통상의 대형난방기로, 높이 2.0~2.5m 정도이다. 하부에 분화구가 있고 이와 연결된 굴뚝이 있다. 벽에 부착시킨 것은 벽페치카이다. 난방제가 크고 열용량이 크므로 지속난방에 적합하다.

### 2) 중앙난방

증기난방은 보일러, 배관, 방열기로 구성되고 각실에 비치한 방열기에 증기를 보낸다.

방열기 면에서 가온되는 공기는 대류로 실내를 순환한다. 1kg의 물이 100℃에서 끓어서 증기가 되면 536cal의 열량을 발생하며, 방열기 $1m^3$에서 600~800cal의 열을 공기에 방출한다.

증기난방은 공급 열량의 5~20% 정도밖에 이용하지 못하지만 위생적이고 실내에 비교적 균등하게 분포한다. 단점으로서는 시설비가 비싸고 배관 내에 노킹소음이 발생하며 보일러에 불이 꺼지면 급히 냉각된다는 점 등을 들 수 있다.

방출기는 외벽 창 아래 벽면에서 65mm 이상의 간격을 둔다. 창 아래에 설치하는 이유는 창의 간격에서 들어오는 냉풍이 방의 사람에게 직접 접촉하지 않게 하기 위해서다.

### 3) 냉방 및 공기조정

공기조정은 외계의 기온, 기습, 기류에 관계없이 실내의 공기조건을 조절하고 외계의 진애, 세균 등을 제거하고, 냉방 및 난방을 겸할 수 있는 시스템이다. 공기조정은 큰 빌딩이나 공장 작업자의 건강을 보호하고 생산능률을 높이는 것이 목적이다.

난방은 비교적 쉽지만 냉방, 제습은 비교적 곤란하고 비용도 많이 든다.

냉방은 기온만 저하시켜 습기가 많은 냉감을 주지만 공기조정이 된 냉방은 쾌적한 온도, 습도의 공기환경을 얻을 수 있다.

냉방 시에는 1인당 $50m^3$/시의 조정공기가 송출된다. 공기조정법에서는 열경제상 외계의 신선한 공기와 같이 각실에서 배출되는 공기의 일부를 재순환시켜 이용한다.

재순환공기의 양은 실내공기 중의 $CO_2$양 0.1%를 한도로 추가한다.

냉방 시에는 외기와 실온의 온도차를 5℃ 이내로 하는 것이 좋고 실내 기류는 재실자가 기류를 느끼지 않도록 항상 1m의 높이에서 0.3m/sec 이하로 하여야 한다.

chapter 10

# 상수

## 1. 물과 건강

인체의 60~70%는 물이다. 그중 40%는 세포 내에, 20%는 조직 내에, 5%는 혈액 내에 있다. 물은 세포, 조직, 혈액 내에 흡수되어 있어서 염류나 분비물을 녹이고, 식품의 발효 및 부패, 영양분의 흡수 및 운반, 노폐물의 배설, 체온조절 등의 기능에 참여한다.

성인은 하루 2.0~2.5L의 물이 필요하며, 10%의 물을 상실하면 생리적 이상이 오고, 20% 이상 상실하면 생명이 위험해진다.

먹는물의 수원은 지하수와 지표수가 있다. 심층부의 지하수는 오염도가 낮아 먹는 물로 사용할 수 있으나, 지표수는 토양과 수질의 오염으로 그대로 먹을 수 없기 때문에 정수하여 사용한다.

오염된 물은 수인성 질병을 일으키는 콜레라균, 장티푸스균, 파라티푸스균, 세균성이질균 등의 감염원으로 작용한다. 그리고 간흡충, 폐흡충, 광절열두조충, 주혈흡충, 회충, 편충 등도 감염시킨다. 산업장에서 배출하는 수은, 카드뮴, 유기인,

페놀, 비소 등의 유해물을 함유하여 중독을 일으키기도 하고, 불소가 과다 또는 부족하면 반상치와 우치를 일으킨다. 오염된 물은 음용수 및 공업용수로 부적합하며 생활환경의 악화, 악취 및 가스 발생, 정수의 곤란 등을 발생시킨다.

## 2. 상수도 수원

상수도는 수원지에서 취수하여 정수장에서 정수하여 송수로를 따라 배수지로 공급되고 배수로를 따라 가정에서 공급받아 사용한다.

> **※ 수도법**
> 수도(水道)에 관한 종합적인 계획을 수립하고 수도를 합리적으로 설치·관리하여 공중위생을 향상시키고 생활환경을 개선시키는 데 목적이 있다. 내용은 수도정비 기본계획 수립, 수요 관리 목표제, 상수원보호구역 지정 관리, 일반수도사업, 공업용수도사업, 전용수도사업 등이 있다.

- **하천수** : 하천이나 계곡을 흐르는 물(댐이나 저수지 물 제외)
- **천수** : 비나 눈을 모은 물로 대기 오염물질이 함유된다. 지표수나 지하수를 얻지 못할 때 사용하며, 물을 모으기 번거롭고 위생상 문제가 많아서 그다지 이용하지 않는다.
- **호소수** : 하천이나 계곡의 흐르는 물을 댐이나 제방에 가두어 둔 물
- **지하수** : 지하로 침투한 물로 토양층과 암석층에 보관된다. 유기물이나 미생물의 오염이 적고 탁도가 낮으나 경도가 높다. 지층을 통과할 때 토지의 자정작용으로 정화된다. 온도의 변화가 없고 맛도 좋다. 표층지하수 및 심층지하수가 있다.
- **복류수** : 지하수면이 하천수와 밀착한 것으로 흐름이 있고 지표수와 교환되어 지표수와 수질이 거의 비슷하며, 모래층을 통과하므로 지표수보다 탁도가 낮고 깨끗하다.
- **강변여과수** : 하천, 호소, 그 인근 지역의 사력층을 통과한 물

## 3. 먹는물 수질기준

> ✲ **먹는물관리법**
> 먹는물의 수질과 위생을 합리적으로 관리하여 국민건강을 증진시키는 데 목적이 있다. 내용은 국가와 지방자치단체의 책무, 먹는물의 수질 관리, 먹는물 공정시험법, 먹는물 수질 감시원, 먹는물 공동시설 관리, 먹는물 환경 영향 조사, 샘물 또는 지하수의 개발허가, 먹는물의 판매 등이다.

우리나라의 먹는물관리법에 따른 수질기준은 다음과 같다.

### (1) 미생물

100mL 중에서 대장균군이 검출되면 안 된다. 일반세균은 1mL 중에서 100을 넘으면 안 된다.

### (2) 유해 무기물(14항목)

다음 수치를 넘으면 안 된다(mg/L=ppm).

| | |
|---|---|
| 납과 비소, 셀레늄, 시안, 브롬산염 0.01mg/L | 불소 1.5mg/L |
| 크롬 0.05mg/L | 수은 0.001mg/L |
| 암모니아성 질소 0.5mg/L | 질산성 질소 10mg/L |
| 카드뮴 0.005mg/L | 붕소 1.0mg/L |
| 스트론튬 4mg/L | 우라늄 30μg/L |

### (3) 유해 유기물(17항목)

다음 수치를 넘으면 안 된다.

| | |
|---|---|
| 다이아지논, 디클로로메탄 0.02mg/L | 카바릴 0.07mg/L |
| 1.1.1-트리클로로에탄 0.1mg/L | 테트라클로로에틸렌, 벤젠 0.01mg/L |
| 트리클로로에틸렌, 1.1-디클로로에틸렌 0.03mg/L | 파라티온 0.06mg/L |
| 페놀 0.005mg/L | 페니트로티온 0.04mg/L |
| 에틸벤젠 0.3mg/L | 톨루엔 0.7mg/L |
| 크실렌 0.5mg/L | 사염화탄소 0.002mg/L |
| 1,2-디브로모-3-클로로프로판 0.003mg/L | 1,4-다이옥산 0.05mg/L |

## (4) 소독제 및 소독부산물질(10항목)

다음 수치를 넘으면 안 된다.

| | |
|---|---|
| 유리잔류염소 4.0mg/L | 총트리할로메탄 0.1mg/L |
| 클로로포름 0.08mg/L | 브로모디클로로메탄 0.03mg/L |
| 디브로모클로로메탄 0.1mg/L | 클로랄하이드레이트 0.03mg/L |
| 디브로모아세토니트릴 0.1mg/L | 디클로로아세토니트릴 0.09mg/L |
| 트리클로로아세토니트릴 0.004mg/L | 할로아세틱에시드 0.1mg/L |

## (5) 심미적 물질(15항목)

다음 수치를 넘으면 안 된다.

구리 1mg/L

경도 1,000mg/L(수돗물 300mg/L, 염지하수 및 해양심층수 1,200mg/L)

| | |
|---|---|
| 과망간산칼륨 소비량 10mg/L | 색도 5도 |
| 세제(음이온 계면활성제) 0.5mg/L | |

냄새와 맛: 소독으로 인한 냄새와 맛 이외의 냄새와 맛이 있어서는 안 된다.

| | |
|---|---|
| 수소이온 농도 pH 5.8 내지 8.6 | 아연 3mg/L |
| 알루미늄 0.2mg/L | 증발잔류물 500mg/L |
| 철 및 망간 0.3mg/L(수돗물은 0.05mg/L) | 황산이온 200mg/L |
| 탁도 1도 | 염소이온 250mg/L |

### (6) 오염 지표

- **암모니아성 질소의 검출** : 유기질소 화합물은 단백질 → 아미노산 → 암모니아성 질소 → 아질산성 질소 → 질산성 질소의 5단계로 분해되므로, 암모니아성 질소가 검출되면 유기물에 오염된 지 얼마 되지 않고, 분변에 오염이 되었을 가능성이 있다.
- **과망간산칼륨의 과다 검출** : 과망간산칼륨은 유기물을 정량적으로 산화하므로, 과망간산칼륨 소비량으로부터 유기물의 양을 계산할 수 있다.
- **대장균군 검출** : 대장균군 자체가 유해한 것은 많지 않으나, 대장균은 인체나 가축의 분변으로부터 나오므로 분변 오염이나 다른 미생물의 오염을 추측하는 데 사용한다. 검출방법이 간단하고 정확하여 수질오염의 지표로 중요하다. 우리나라는 검수 10mL씩 5본이 전부 음성이어야 한다고 규정하고 있으나 일반적으로 검수 100mL당 대장균군수, 즉 최확수가 사용된다. 대장균을 검출한 최소검수량의 역수(대장균지수)로 나타낸다.

## 4. 상수도

물의 정화는 자정작용, 즉 희석, 침전, 자외선에 의한 살균, 산화, 생물에 의한 식균 작용으로도 일어나고 인공적으로는 침전, 여과, 소독 등으로 정수한다. 그러나 수질에 따라 경수의 연화, 생물제거법, 제철법, 제망간법 등의 특수처리가 필요할 때도 있다. 침전법에는 보통침전법과 약물침전법이 있으며, 여과법에는 완속여과법과 급속여과법이 있다. 일반적으로 완속여과법에는 보통침전법이 사용되고, 급속여과법에는 약품침전법이 사용된다.

상수도의 정수는 침전, 여과, 소독의 3단계로 이루어지며 취수한 물은 침사지에서 흙과 모래를 걸러서 침전지로 보낸다. 침전지에서는 폴리알루미늄 클로리드실리케이트 등의 응집제로 오염물을 침전시켜서 여과지로 보내어 남은 작은 입자를 여과한다. 여과 시까지 완전히 제거하지 못한 세균(약 10%~15%)은 액체염소, 치아염산나트륨, 표백분 등으로 염소 소독시켜서 정수지로 보낸다. 그 후 배수지 및 배수 펌프로 가정으로 보낸다.

## (1) 침전

- **보통침전** : 물보다 무거운 부유물질은 가라앉는다. 그러나 0.003mm 이하의 미립자나 유기성 입자는 침전이 잘 되지 않는다. 침전속도는 온도가 높을수록 빨라서 23~24℃일 때는 0℃의 2배가 된다.
- **약품침전** : 약품으로 미립자를 덩어리로 만들어 침전시킨다. 응집제로는 폴리알루미늄 클로리드실리케이트(폴리염화알루미늄) 5~35ppm을 사용한다. pH는 6.5(5.5~7.5)가 적당하고 교반하면 응집시간이 빠르다. 대개 2~5시간이면 충분하다.

## (2) 여과법

### 1) 완속여과법

모래층으로 거르는 방법이다. 전 단계로 보통침전법을 사용하며, 모래층과 모래층 표면에 증식한 미생물이 수중 미생물을 잡아서 산화 분해한다. 탁도 300ppm 이하의 물은 응집제를 사용하지 않고 여과하며, 넓은 저수지가 필요하다. 유기물, 암모니아, 아질산 등을 감소시키고, 세균제거율은 98~99%이다. 직경 0.3~0.45mm의 가는 모래를 위층에 60~90cm 깔고 굵은 모래, 작은 자갈, 큰 자갈을 10~15cm씩 깐다. 여과속도는 3m(6~7m)/일이다. 너무 느려서 현재는 그다지 사용하지 않는다.

### 2) 급속여과법

모래층으로 거르는 방법이다. 수원의 탁도, 색도가 높거나, 수조류가 많이 발생하고, 철분량이 많을 때 사용한다. 추운 지역이나 대도시에서 많이 이용한다. 전 단계로 약품침전법으로 미세입자를 침전시켜 제거한다. 약품은 폴리염화알루미늄이 많이 사용된다. 모래알은 완속여과지보다 큰 0.47~0.7mm 입자를 사용하며 모래층은 60~70mm 두께로 한다. 밑의 자갈층은 모래가 침입하지 않도록 상부에 작은 자갈을 깔고 하층으로 갈수록 큰 자갈 순으로 깔아 준다. 여과속도는 하루 120~150m가 적당하며 완속여과의 40배 정도이다.

## (3) 소독

정수 시 침전이나 여과로 세균의 99% 정도는 제거되지만 병원체를 완전히 제거할 수 없기 때문에 소독해야 한다. 소독에는 가열법, 오존법, 자외선법, 이온 교환법, 염소 처리법이 있으며 상수에는 염소 처리법을 사용한다. 수돗물에는 액화염소 또는 이산화염소를 사용하고, 공동급수시설에는 표백분을 사용한다.

염소소독법은 냄새가 강하고 트리할로메탄(trihalomethane : THM)이 발생하는 등 단점이 있으나 소독력이 강하고, 잔류효과가 우수하고, 조작이 간편하고, 가격이 저렴하다.

- 물의 소독
  - 열: 끓이기 소독, 주로 가정에서 이용
  - 자외선: 250~280nm, 살균력이 강하고, 투과력이 약하고, 고가이다.
  - 화학적 방법: 할로겐류(특히 염소), 과망간산칼륨, 오존 등

### 1) 가열법

물에 있는 병원체는 100℃에서 30분 가량 가열하면 살균된다(단, 무아포성 세균에 한함). 가정용 음료수 소독은 가열법이 좋다.

### 2) 자외선 소독

250~280nm 파장의 살균력이 가장 크다. 그러나 자외선은 투과력이 약하여 물이 혼탁되거나 색도가 있으면 표면밖에 살균되지 않는다. 그리고 비용이 많이 든다.

### 3) 오존 소독

불소 다음으로 산화력이 강하고 냄새, 색, 맛, 망간, 철, 시안화합물, 페놀류, ABS 등의 거품, BOD·COD 수치를 증가시키는 유기물질 등의 제거, 유해 무기물질의 무해화, 살균 등에 효과가 높다. 공기나 산소만으로 간단히 만들기 때문에 장소

와 수송에 구애받지 않고, 물에서 바로 분해되므로 2차오염의 우려가 없다. 그러나 잔류효과가 없고, 값이 비싸고, 발생장치가 복잡하다. 오존 투입량은 1.5~5g/$m^3$로 15분간 살균한다.

### 4) 염소 소독

수돗물은 염소로 소독한다. 액체 염소를 사용하며, 유기물질이나 환원성 물질과 접촉하면 산화력이 약해지므로 수도꼭지까지 0.2ppm이 남아 있어야 한다. 수영장이나 얼음용 물은 0.4ppm 남아 있어야 한다.

- **유리잔류염소** : 불연속점 이후 계속 남는 염소(1기압, 20℃에서 7,160mg/L 정도 용해)이다. 살균효과는 반응시간이 길수록, 온도가 높을수록, pH가 낮을수록, 잔류염소가 많을수록 증가한다.
- **결합잔류염소** : 불연속점 이전의 잔류염소로, 암모니아와 염소가 반응하여 만드는 클로라민을 결합잔류염소라 한다. 결합잔류염소 양은 pH, 암모니아 양, 온도에 따라 달라진다. 결합잔류염소는 유리잔류염소보다 살균력이 약하여 많이 필요하지만 물에 맛과 냄새를 주지 않고, 살균작용이 오래 지속된다.
- **불연속점 염소처리 또는 파괴점 염소 소독** : 염소 주입량에 비례하여 잔류염소량도 증가한다. 암모니아 등과 반응하여 생긴 클로라민이 유기물 분해에 참여하여 잔류염소가 없어진 상태를 불연속점 또는 파괴점이라 한다. 이 한계를 넘으면 주입량과 비례하여 잔류염소가 증가한다.
- **염소 소독의 장단점** : 장점으로는 소독력이 강하고 잔류효과가 크며, 조작이 간편하고, 가격이 저렴하다. 단점으로는 염소의 냄새와 독성, 발암물질인 트리할로메탄의 생성 등이 있다.
- **부활** : 염소로 사멸된 세균이 다시 재증식하는 것을 말한다. 이유는 세균을 포식하는 식물이 염소 소독으로 죽거나, 남아 있는 세균이 죽은 조류를 영양원으로 하여 증가하거나, 포자 형성균의 포자가 발아 증식하기 때문이다.

### 5) 과망간산칼륨 소독

가축의 음료수 소독이나 하수소독에 간혹 사용하며 잔류 효력이 없다.

## (4) 특수정수법

### 1) 경수 및 연수

칼슘과 마그네슘의 탄산염, 황산염이 많은 물을 경수라 하며, 비누거품이 잘 생기지 않는다. 끓여서 연화되는 물을 일시경수, 연화되지 않는 물을 영구경수라 한다.

- **일시경수** : 칼슘이나 마그네슘이 물속에서 탄산이나 중탄산과 염류를 형성한 것으로 끓이면 이산화탄소가 방출되며 연화된다. 칼슘을 함유하는 물을 끓이면 불용성인 탄산칼슘과 수산화마그네슘이 생겨 침전된다.
- **영구경수** : 황산칼슘과 황산마그네슘 등의 황산염은 끓여도 침전되거나 없어지지 않기 때문에 영구경수라 한다. 경수의 연화에는 탄산나트륨(lime soda)이나 수산화칼슘을 가하여 칼슘이나 마그네슘을 불용성으로 침전시킨다. 또 제올라이트법도 이용된다.

### 2) 조류 제거법

이끼 등의 조류 제거에는 황산구리나 염소를 사용한다. 사용량은 0.6~1.2mg /L이 좋다.

### 3) 불소 주입법

음료수의 불소 함량이 1mg/mL을 넘으면 반상치, 적으면 우치에 걸린다. 불소를 과다 섭취하면 불소침착증이 생겨서 골격의 건강, 신장기능, 근육과 신경기능에 영향을 받는다. 불소침착증은 치아반점과 에나멜층의 무기질화 이상 등을 나타내며 불소함량이 2mg/L 이상이거나, 하루 불소 섭취량이 0.01mg/kg 체중을 넘으면 생긴다. 적합한 농도는 0.6~1.7mg/L 정도이다. 불소제거에는 활성 알루미나법을 사용한다.

### 4) 철 및 망간 제거법

철이나 망간의 함량이 0.3mg/L 이상이면 세탁, 음료, 식품의 요리 등에 부적당하므로 제거하여 이용한다. 철분이 있는 물은 세탁 시 물이 빨갛게 들며, 음료수로서 맛이 나쁘고, 공업용수로서도 부적당하다. 철분은 침전, 여과, 폭기로 제거한다. 망간은 폭기법, 과망간산칼륨 산화법, 제올라이트법, 양이온교환수지법 등으로 제거한다.

## 5. 우물

- **종류** : 개방식과 폐쇄식이 있고 깊이에 따라 천정호와 심정호가 있으며, 천정호는 9m 이내를 말한다. 위생적인 것은 폐쇄성인 심정호이다. 구조적으로는 굴정호와 관정호가 있다.
- **위치** : 물이 우물로부터 변소나 하수도 쪽으로 흐르게 위치하고, 변소나 하수도에서 20m 이상 떨어져야 한다. 변소, 외양간, 수챗구멍으로부터는 30m 이상 떨어져야 한다.
- **구조** : 오염 지표수가 흘러들지 않도록 지면 0.5m 이상, 지면 3m 이하까지 물이 새지 않는 시설을 하고, 우물 주위 지면은 지표면보다 높게 하고, 우물 주위는 약 5m2 이상 불침투성 콘크리트 등으로 바닥을 하여 오수유입을 방지하고 배수관은 10m 이상으로 경사를 많이 두어 소통이 쉽게 해야 한다.
- **소독** : 우물이나 펌프수의 소독법으로는 여과법, 가열법, 약품소독법이 있으며, 약품소독은 크롤칼키(bleaching powder, 표백분, $CaOCl_2$)를 사용하며 유효염소량 1ppm으로 한다. 표백분의 염소 함량은 25%이므로 물 양의 1/2.5×105의 표백분을 가한다. 보통 5%의 표백분용액을 만들어서 냉암소에 막아보존하고 1ppm이 되도록 투입한다. 투입 후 30분이 지나면 안전하다. 물에 유기물이 많고 탁도가 높으면 1ppm 이상을 투입한다. 감염병이 발생하면 2~3ppm 투입한다. 우물물은 솟아나오는 물로 희석되므로 1일 3회 정도 1ppm을 투입한다.

## 6. 수영장 및 공공욕장

### (1) 수영장

- **종류** : 물을 갈아 쓰는 환수식, 물이 계속 흘러 들어오는 이수식, 사용수를 펌프로 유수시켜 여과 소독 후 사용하는 정수식이 있다. 이수식은 소독약이 많이 들어서 비경제적이고 환수식은 1일 3회 정도 물갈이를 해야 한다.
- **자연수영장** : 수질 기준은 100mL당 대장균 50 이하, pH 6.5~8.5, BOD 3 이하, 부유물질 25 이하, DO(용존산소) 5mg/L 이상이어야 한다.
- **인공수영장 관리** : 질병환자는 입욕을 금하고, 입욕한계 인원은 1인/2.5$m^2$ 이하로 한다. 설비는 발 닦는 곳, 세면장, 샤워장, 통과식 소독조, 탈의실, 보건실, 화장실 등이 있어야 하고, 잔류염소는 0.4~1mg/L이 유지되도록 소독한다. 이끼류가 번식하면 잔류염소 10mg/L로 10~20시간 처리 후 물을 갈아 준다. 수온은 22℃가 적당하다. 소독법은 표백분의 표면살포법(1시간에 1회 실시)과 주입식 연속소독법(염소액이나 차아염소산 칼슘정제 사용)이 있다. pH는 5.8~8.6, 대장균은 10mL 시험관 5개 중 양성반응은 2개 이하여야 하고, COD는 12ppm, 탁도는 2.8 이하여야 한다.

### (2) 공공욕장

목욕탕, 온천 등이 있다. 온천은 지하에서 법적으로 25℃ 이상의 물이 솟아 나와야 하며, 보통 34℃ 이상, 고온온천은 42℃이다. 욕실은 바닥의 1/20 크기의 창문, 탈의실은 바닥의 1/20 크기의 창문을 설치하여 환기와 채광이 되게 하고, 화장실은 수세식으로 한다. 성병, 피부병, 질트리코모나스증 환자가 있으면 전염되므로 출입을 금해야 한다.

수질기준은 공중위생법으로 규제받으며, 온천수는 대장균에 대한 수질기준만 적용한다.

원수는 색도 5도 이하, 탁도 2도 이하, 수소이온농도 5.8~8.6, 과망간산칼륨 소비량 100mg/L 이하이며, 대장균군은 50mL에서 검출되지 않아야 한다. 욕조에서의 수질기준은 탁도 3도 이하, 과망간산칼륨 소비량 25mg/L 이하, 대장균군은 1mL 중에서 1 이하여야 한다.

chapter 11

# 환경오염

환경오염으로 인하여 특정 또는 불특정 다수의 원인에 의하여 일반 대중 및 불특정 다수인의 생명, 안정, 건강, 재산에 위해를 끼치거나 공중의 공통 권리를 방해하는 행위가 발생하는 것을 공해(public nuisance, 공적인 해)라 한다. 공해와 반대되는 의미로는 사해(사적인 해)가 있으며, 특정 원인으로 특정 개인이나 소수 국민의 생활을 방해하는 행위이다.

공해를 발생시키는 물질은 매연, 진개, 유해가스 등의 대기오염물질과 소음, 진동, 방사성물질, 하수, 공장폐수, 토질오염물질 등이 있다. 현대 공해는 다양화, 불특정 다수인에 대한 연속적인 피해, 생태학적 질서의 파괴, 광역화를 특징으로 하며 공해를 가속화하는 것으로는 인구증가, 환경자원 고갈 및 폐기물의 증가, 산업과 인구의 도시 집중화, 새로운 공해물질의 등장 등이 있다.

## 1. 대기오염

대기오염은 대기에 불순물이 혼입하여 인간생활에 장해를 주는 것을 말하며, 불순물로는 매연, 진애(분진), 가스, 증기 등이 있다.

## (1) 대기오염물질

대기환경기준법상의 대기오염물질은 61가지, 특정대기 유해물질은 35가지이다.

대기오염물질로는 가스상 물질, 입자상 물질, 분진, 매연, 검댕, 악취가 있다.

가스는 물질의 연소, 합성, 분해 시 또는 물리적 성질에 의하여 발생하는 기체물질이다.

입자상 물질은 물질의 파쇄, 선별, 퇴적, 이적, 기타 기계적 처리 또는 연소, 합성, 분해 시 발생하는 고체상이나 액체상의 미세한 물질로서 분진, 매연, 검댕 및 액적이다.

분진은 대기 중에 떠다니거나 흩날려 내려오는 입자상 물질이다.

매연은 연소 시 발생하는 유리탄소를 주로 하는 미세한 입자상 물질이다.

검댕은 연소 시 발생하는 유리탄소가 응결하여 입자의 지름이 1미크론 이상 되는 입자상 물질이다.

악취는 황화수소, 메르캅탄류, 아민류, 기타 자극성이 있는 물질이 사람의 후각을 자극하여 불쾌감과 혐오감을 주는 냄새이다.

생성기구에 따라서는 1차 오염물질과 2차 오염물질로 나누며, 1차 오염물질은 배출원으로부터 직접 배출된 것이고, 2차 오염물질은 이들 1차 오염물질과 대기 중 성분의 광합성반응으로 생성된 물질이다. 2차 오염물질을 광화학 옥시단트 또는 광화학 스모그라고도 하며, 오존 등의 산화물, 알데히드, PAN(peroxy acetyl nitrate)과 아크롤레인 등이 있다.

### 1) 입자상 물질

입자상 물질은 고체상이나 액체상의 0.001~500㎛의 미세한 물질로 분진, 매연, 검댕 및 액적 등이 있으며, 보통 분진이라고 한다. 화학적으로는 무기입자상과 유기입자상이 있으며 무기분진은 유리규산, 석면, 석회석, 비소, 카드뮴, 납, 마그네슘 등과 그 화합물, 유기분진은 다양하지만 주로 세균, 화분, 벤조피렌 등이 문제가 된다.

- **분진(dust)** : 미세한 액체나 고체 알갱이다. 10㎛ 이상으로 침강하기 쉬운 것을 강

하분진, 10㎛ 이하로 장시간 공기 중에 부유하는 것을 부유분진이라 한다.

- 매연(smoke)·검댕(soot) : 연료가 완전히 타지 않고 남은 고체물질로, 매연은 1㎛ 이하의 탄소입자, 검댕은 1㎛ 이상의 유리탄소 및 타르물질이 응결된 것이다. 0.1㎛ 이하의 입자는 낙하하지 않는다. 링겔만 비탁계로 측정하며 2도 이하가 기준이다.
- 액적(mist, 연무) : 가스나 증기가 응축한 2~200㎛의 입자상 물질로 매연이나 가스상 물질보다 크다. 분무, 발포과정에서 액체의 분산으로 생긴다.
- 훈연(fume) : 광물질의 용해나 산화 등의 화학반응에서 증발한 가스가 대기 중에서 응축하여 생기는 0.001~1㎛의 고체입자로 납, 산화아연, 산화우라늄 등이 만든다.

### 2) 가스상 물질

연소, 합성, 분해 시에 발생하거나 물리적 성질에 의해서 발생되는 기체상 물질이다.

- 황산화물(sulfur oxide) : 대기오염의 대표 물질이다. 석탄이나 석유에 들어있는 황(0.1~5%)은 연소하면 아황산가스($SO_2$)·3산화황($SO_3$)·아황산($H_2SO_4$) 등의 황산화물(SOx)이 되며 대부분 아황산가스($SO_2$)형이 된다. 화력발전소, 자동차, 난방시설, 정유공장 등에서 발생하며, 습도가 높을 때 부식성이 강한 황산 미스트(mist)를 형성하여 산성비를 만든다. 황산염을 포함한다.
- 질소산화물(nitrogen oxide) : 연료 연소 시 공기 중의 질소가 산화하여 발생하는 것과 연료 중의 시안, 피리딘, 퀴놀린 등의 질소화합물이 산화하여 생기는 것이 있다. 연료에서 발생하는 양은 자연 발생량의 1/10 정도에 지나지 않는다. 주요 오염물질은 일산화질소(NO)와 이산화질소($NO_2$)이다. 질소화합물(NOx)이라고 할 때는 일산화질소와 이산화질소를 말한다. 질소화합물은 광화학반응으로 2차 오염물질을 발생시킨다.
- 일산화탄소(CO) : 주로 자동차 배기가스에 의하며, 혈액의 헤모글로빈(Hb)과 결합하여 산소 운반을 저해하고, 폐포에서 일산화탄소와 헤모글로빈의 해리를 저해하여 산소 부족에 따른 질식 증상을 만든다.

- **탄화수소(HC)** : 1차 오염물질로서 대기 중의 NO와 반응하여 광화학적 산화물인 2차 오염물질을 만든다. 2차 오염물질인 오존, PAN 등이 눈, 상기도의 점막을 자극하여 폐기능을 저하시킬 수 있다.
- **불화수소 및 염화수소(HF, HCl)** : 제철, 인산 비료, 암모늄, 도자기, 벽돌 공장에서 발생한다.
- **알데히드** : 가솔린, 연료유, 천연가스, 디젤유 등의 연소로 발생한다.
- **유기물 증기** : 파라핀계, 올레핀계, 아세틸렌, 방향족계 탄화수소, 염소를 함유한 탄화수소 등 매우 많으며 연소과정, 정유 공정 등에서 발생한다.

### 3) 악취

하수, 공업폐기물, 동식물 등이 부패한 불쾌한 냄새를 악취라 하며, 가스, 증기, 부유입자(aerosol)로 존재한다.

악취는 어장제조장, 우모재생공장, 어분제조장, 어류(오징어, 가자미 등) 건조공장, 폐수처리장, 진개처리장, 분뇨처리시설, 하수정류처리장, 도축장, 화장장, 동물(말, 소, 돼지, 닭 등) 사육장, 석유정제공장, 각종 화학공장 등에서 발생한다.

악취구성물질은 황화수소의 썩는 냄새, 강한 자극취, 분변의 악취, 부패한 버터즙의 냄새(지방산류), 쥐오줌냄새, 어류의 썩은 냄새, 부추양취, 불쾌 자극취(알코올류) 등이 있다.

인체에 대한 영향으로는 눈이나 인후부가 아프고 불쾌한 느낌, 식욕 저하, 구역증, 구토 등이 있으며, 또한 악취로 인해 마음이 조급해지고, 독서나 작업에 방해가 되며, 잠을 이루지 못한다.

대책으로는 통풍법, 희석법, 흡착법, 흡수법, 응축법, 연소산화법, 촉매산화법, 화학적 산화법, 위장법이 있다.

### 4) 2차 오염물질

오염원에서 배출된 1차 오염물질은 대기 중에서 여러 가지 요인과 작용하여 또 다른 오염물질을 만들어 낸다. 그중 대표적인 것이 광화학반응에 의한 광화학 스모그이다. 광화학 반응으로 생기는 생성물은 알데히드, 케톤, 일산화탄소, 이산화탄소, 유기성 질산염, 오존, $NO_2$, 과산화아세틸형 질산화합물(PAN, PBN 등), 다른 유기성 과산화물 및 히드로과산화물, 과산화수소 등이 있다. 그중 오존과 유기과산화물은 산화성이 매우 강하여 옥시단트라고 한다.

광화학 작용으로 생긴 부유입자는 연기와 먼지 등의 입자와 함께 스모그(smog)를 만든다. 광화학 스모그 생성에는 질소화합물(NOx)과 비메탄계의 올레핀계 탄화수소가 주로 결합하여, 광화학 산화물인 오존·PAN 등의 생성에 영향을 미치며, 자외선은 질소화합물의 1단계 광화학 반응을 유도한다.

1950년대에 로스엔젤레스에서 생긴 광화학 스모그는 아황산가스를 원인으로 하는 매연(smoke)과 안개(fog)가 결합한 것이고, 런던에서 생긴 것은 석탄에서 발생한 아황산가스, 매연 및 안개가 만든 환원형 스모그이다. 로스엔젤레스에서 발생한 것은 석유류의 연소물이 광화학반응에 의해 생성된 고농도의 산화물인 산화형 스모그이다.

## (2) 대기오염과 기상

### 1) 기온역전

대류권에서는 정상적인 경우 고도가 상승함에 따라 기온이 하강하여 건조공기는 100m 상승하면 0.98℃ 저하한다. 그러나 고도가 상승하여도 기온이 상승하여 상부 기온이 하부 기온보다 높아져서 공기의 수직확산이 일어나지 못하게 된 것을 기온역전이라 하며, 이 층을 역전층이라 한다. 기온역전이 일어나면 대기오염물질이 확산되지 못하여 대기오염이 심화되며 복사성 역전, 전선성 역전과 침강성 역전이 있다.

### 2) 열섬현상

대도시의 대형건물이 불규칙한 지형을 형성하여 공기의 흐름이나 바람을 지연시키거나 열생산량이 증가하여 도심의 온도가 변두리 지역보다 높아서, 도심의 따뜻한 공기가 상승하게 되어 도시 주위로부터 도심으로 찬 바람이 지표로 흐른다. 이러한 현상을 열섬현상이라 한다. 도심이 먼지 등으로 오염되면 열섬현상으로 먼지 지붕형태가 되어 공기의 수직흐름이 감소되어 도심은 더 오염될 수 있다.

## (3) 대기오염의 영향

### 1) 지구환경에 미치는 영향

- **지구온난화** : 특정 가스가 지구를 둘러싸서 복사열 방출을 막아 지구가 더워지는 현상을 온실효과라고 하며 이산화탄소, 메탄, 이산화질소, 염화불화탄소, 오존 등이 일으킨다. 지구온난화로 생태계 변화를 초래하고, 해수위 증가로 홍수 피해가 발생한다.
- **오존층 파괴** : 오존층은 고도 20~30km에서 지구를 둘러싸고 있으며 최고 농도는 10ppm 정도로 대류권 내의 오존농도(0.02~0.07ppm)보다 훨씬 높다. 오존층은 자외선을 차단하여 생태계를 보호하므로 오존층이 파괴되면 자외선이 지구 표면에 도달하여 생명체의 유전자(DNA)를 파괴하여 피부암이나 백내장 등을 일으킨다. 오존 농도가 5% 감소하면 자외선 투과율은 10% 증가하여 피부암 발생률이 10%가 증가한다. 또한 바다 속에 있는 플랑크톤이 멸종하여 먹이연쇄에 영향을 미쳐서 생태계의 균형이 깨진다. 오존층을 파괴시키는 물질은 에어졸(스프레이어)의 충전제, 냉장고나 에어콘의 냉동 프레온 가스(CFC, 염화불화탄소) 및 할로겐 등이다.
- **산성비** : 산성비는 pH 5.6 이하의 비로, 콘크리트와 철 등을 부식시키며 나무와 물고기를 죽이고 토양을 오염시켜 생명체가 살지 못하게 한다. 원인은 자동차 배기 가스와 공장 연기의 질소산화물(이산화질소 등)과 황산화물(아황산가스) 때문이다. 화력발전소, 공장, 차량 등에서 배출된 황산화물, 질소산화물 및 탄소산화물이 대기 중 화학반응으로 황산, 질산으로 변환되어 산성비를 만든다. 산성비는 호수나 하천을 산성화시켜서 생태계를 파괴시키며, 금속물이나 석조 건물을 부식시키고 농작물이나 삼림에 피해가 크다.

### 2) 인체에 미치는 영향

인체에 피해를 입히는 대기오염물질은 주로 SOx, NOx, CO, HC 등으로 만성기관지염, 기관지 천식, 폐기종, 인후두염 등 호흡기계 질환과 시야장해, 악취를 일으키며 불쾌감, 심리적 영향을 준다.

- **황산화물(SOx)** : $SO_2$, $SO_3$, $H_2SO_4$, 미스트가 유해하며 만성기관지염 등의 호흡기계 질환을 일으키고, 고농도에 장기간 노출되면 세균감염에 대한 저항력이 약화되며 항체 생성이 억제된다.
- **일산화탄소(CO)** : 헤모글로빈과 결합하여 산소부족사태를 초래하고 체내의 호흡효소와 결합하거나 반응하여 각종 생리기능 장애를 일으킨다.
- **질소산화물(NOx)** : $NO_2$는 독성이 NO의 7배나 되며, $NO_2$가 헤모글로빈(Hb)과 결합하면 변성 Hb을 만든다. 친화력이 CO보다 강하여 혈액 중의 Hb과 결합하여, 메트헤모글로빈(metHb) 혈증을 유발하여 Hb의 산소운반능력을 감소시킨다. 질소산화물은 기관지염, 기관지폐렴, 폐기종, 폐색성 폐질환 등의 호흡기계 질환을 일으킨다.
- **탄화수소(HC)** : 대기 중의 NO와 공존해서 광화학반응을 일으켜 옥시단트(총산화성물질)를 발생시킨다. 옥시단트의 주성분은 $O_3$로 다른 과산화물을 포함하며 눈, 상기도의 점막을 자극하고 폐기능을 저하시킨다.
- **부유부진** : 부유부진은 다른 화학물질과 공존하여서 피해가 크며 주로 0.2~5㎛(1~2㎛) 사이즈가 폐포에 가장 잘 침착하여 만성기관지염 등 호흡기계 질병의 원인이 된다. 진폐증은 폐포에 도달한 입자가 폐조직의 병변을 유발한다. 광산의 경우 유리규산에 의한 규폐증이 많으며, 석탄 탄광에서는 탄폐가 많다. 폐암은 대기오염물질 중 석면(asbestos)이나 자동차 가스에서 배출되는 3,4-benzopyrene, 크롬, 니켈 등의 강한 발암성 물질이 일으킨다.

### 3) 재산 및 농작물에 대한 영향

식물에 대해서는 농작물의 생장 장애, 식물의 조직 파괴 및 대사 장애 등을 일으킨다.

재산 및 경제적 피해로는 세탁물·금속 제품의 부식, 피혁 제품의 손상, 페인트의 변질, 건축물의 손상, 가축의 피해, 항공 운항의 피해 등이 있다.

주로 $SO_2$, HF, Cl, 매연, 분진 등이 농작물의 성장방해, 식물 엽조직의 파괴, 생리대사장애를 일으킨다. 분진 등은 잎에 부착되어 일광의 흡수를 방해하여 발육을 저해하고 $SO_2$, HF는 농작물의 잎을 고사(枯死)시키고 성장장애를 일으키며, 염소가스는 채소를 변색시키거나 위축시킨다.

## (4) 대기의 환경기준

환경정책기본법에 따른 대기의 환경기준은 다음과 같다.

### 1) 환경기준

- **아황산가스($SO_2$)** : 연간 평균치 0.02ppm 이하, 24시간 평균치 0.05ppm, 1시간 평균 0.15ppm 이하이어야 한다.
- **일산화탄소(CO)** : 1시간 평균치 25ppm 이하, 8시간 평균치 9ppm 이하이어야 한다.
- **이산화질소($NO_2$)** : 1시간 평균치 0.1ppm 이하, 24시간 평균치 0.06ppm 이하, 연평균 0.03ppm 이하이어야 한다.
- **미세먼지** : 연간 평균치 50$\mu g/m^2$, 24시간 평균치 100$\mu g/m^2$ 이하이어야 한다.
- **오존($O_3$)** : 8시간 평균치 0.06ppm 이하, 1시간 평균치 0.1ppm 이하이어야 한다.
- **벤젠** : 연간 평균치 0.5ppm 이하이어야 한다.
- **납(Pb)** : 5$\mu g/m^2$ 이하이어야 한다.

### 2) 배출허용기준

배출허용기준은 배출시설에서 배출되는 오염물질의 최대허용량 또는 최대허용농도를 말한다. 우리나라의 배출허용기준에서 대기오염물질은 61종이며, 특정 대기유해물질은 35종으로 총 96종을 규정하고 있다.

- **가스상 물질** : 암모니아, 일산화탄소, 염화수소, 황산화물, 질소산화물, 이황화

탄소, 포름알데히드, 황화수소, 불소화합물, 시안화수소, 브롬화합물, 벤젠, 페놀화합물, 수은화합물, 비소화합물, 염화비닐, 탄화수소 등이다.

- **입자상 물질** : 먼지, 카드뮴화합물, 납화합물, 크롬화합물, 구리화합물, 니켈 및 그 화합물, 아연화합물, 비산먼지, 매연 등이다. 매연은 링겔만(Ringelmann) 비탁표 2도 이하이다.
- **특정 유해물질** : 카드뮴, 시안화수소, 납 및 그 화합물, 폴리염화비페닐(PCB), 크롬화합물, 비소 및 그 화합물, 수은 및 그 화합물, 구리 및 그 화합물, 염소 및 염화수소, 불소화합물, 석면, 니켈 및 그 화합물, 염화비닐, 다이옥신, 페놀 및 그 화합물, 베릴륨 및 그 화합물 등이다.

## 2. 수질오염

물이 없으면 생물은 생존할 수 없다. 사람 몸의 65% 정도가 물이고, 그중 40%가 각종 세포 속에, 20% 정도는 각 조직 사이에, 나머지 5% 정도는 혈액에 들어 있다. 인간이 살아가기 위해서는 매일 평균 2,500~3,000mL의 물을 음식물 또는 음료수 형태로 섭취해야 한다. 목욕·세탁·청소 등 일상생활에는 도시인 1인당 300~500L, 농촌의 경우는 50L 이상 필요하다.

물은 오염이 되었어도 순환 과정을 통하여 침전·분해·희석·일광소독 등의 물리적·화학적·생물학적 작용으로 안전화된 자연수로 되돌아간다. 이를 물의 자정작용이라고 한다. 수질오염(water pollution)이란 물속의 각종 폐기물과 오염물질의 증가로 물의 자정작용 능력이 상실되어 물 이용상 지장을 가져오거나 환경 변화를 일으켜서 수중생물에 영향을 주는 상태이다.

### (1) 수질오염의 특징

수질오염의 원인은 도시하수, 생활오염물, 공장폐수, 농업이나 축산물에 의한 오염 등이다. 가정하수 또는 각종 공장, 특히 식품가공업 등에서 배출되는 폐수에는 유기물이 많아서 하천을 오염시켜 BOD를 증가시키고 용존산소(DO)를 감소시킨다. 그래서 수중생물이 줄어들고 혐기성 세균은 증가하여 메탄가스와 악취를 발생시킨다. 인과 질소가 많아져서 부영양화(영양의 풍부화)가 되면 수초나 플랑크톤이 증가하여 수중의 산소가 더 부족하게 되어 수중 생태계가 파괴된다. 질소와 인은 비료나 유기물에 많으며, 인은 합성세제에도 많다. 가정용 세제도 부영양화의 원인이 된다. 산업폐수와 농약 중에는 유독한 것이나 잘 분해되지 않는 것이 많다. 따라서 미량이라도 수계에 들어와서 플랑크톤이나 물고기의 식물연쇄를 통하여 농축되거나 농작물에 흡수된다. 이것을 장기간 섭취하면 인간에게도 중대한 건강장애가 나타난다.

오늘날의 수질오염은 대도시나 공업도시 주변의 하천이나 강이 심하게 오염되어 인근까지 퍼지는 광역화 경향이 있고 오염물질의 질, 양 및 종류가 다양화되고 있다.

### (2) 오염원

농업(화학비료, 농약), 축산 배설물, 광업(쇄석, 채석, 채탄 시의 미분탄 등), 도시하수(가정하수, 병원폐수), 산업장 폐수, 공업 등의 오염원이 있다.

- **생활하수** : 가정에서 배출하는 가정오수와 상업시설 및 각종 공공기관에서 배출되는 폐수로, 세제류를 제외하면 대부분 천연 유기성 물질이다.
- **산업폐수** : 산업의 다양화와 대규모화로 중금속을 비롯하여 생활하수보다 영향이 큰 고농도 유기성물질, 고도의 처리를 요하는 난분해성물질 등을 배출한다. 문제가 되는 것은 주로 피혁폐수, 금속폐수, 섬유폐수, 펄프폐수 및 채광·채석 폐수 등이다.
- **축산폐수** : 도시하수 분뇨같이 유기물질 함량이 매우 높아서 처리에 어려움이 있다. 대규모 사육 축산이 늘고 있고, 대부분 상수원 근처에 위치하여 문제가 크다.
- **비점오염원** : 오염원 확인이 어렵고 규제와 관리가 쉽지 않은 것을 말한다.

수질오염 발생량은 생활하수, 산업폐수, 축산폐수의 순이며, 오염부하(BOD) 면에서 볼 때는 산업폐수, 생활하수, 축산폐수 순을 나타낸다.

### (3) 오염물질

- 산소감소 유기물질 : 가정하수, 동물 배설물, 공장폐수
- 부영양화물질 : 유기물, 질산염, 인물질 등을 배출하는 가정, 도축장, 양조장 및 펄프 공장의 하수
- 인체, 수중생물 및 어패류에 유해한 물질 : 산업장 폐수, 중성 및 합성세제, 농약
- 하천 자정작용 저해물질 : 광산물질, 제조업·석유공업·농업 등에서 배출되는 광물질, 무기화합물, 금속물질, 농약
- 병원체 : 병원폐수, 가정오수, 도시하수, 동물 배설물
- 물의 부식력 증가물질 : 사업장폐수, 광산물질
- 화학적 유해물질 : 수은, 납, 카드뮴, 불소, 시안, 크롬, 산, 알칼리, 농약
- 병원균 : 살모넬라균, 이질, 콜레라, 장티푸스, 감염성간염 등의 수인성 감염병 병원체
- 비분해성 물질 : 경성세제, PCB, DDT
- 더운물 : 하천수 온도가 올라서 수중생물의 생태계 파괴

### (4) 부영양화 및 적조 현상

호수의 생성초기는 빈영양상태(영양부족상태)로 영양염류가 낮지만 시간경과에 따라 영양염류가 유입되어 영양이 풍부한 부영양화(eutrophication, 영양의 풍부화)상태가 된다. 부영양화는 탄소, 질소, 인 등 조류 증식의 영양분이 되는 물질들이 호수에 축적되어 조류가 번식하여 빛의 투과를 막아 수중식물의 광합성을 저해한다. 그 결과 대기 중의 산소가 수중으로 녹지 못하게 되어 용존산소량을 감소시켜서 어패류를 폐사시킨다.

바다에서는 적색조류가 발생하여 적조를 일으켜 마찬가지의 결과를 낸다.

### (5) 수질오염 지표

- pH(수소이온농도) : 물에 들어 있는 수소이온농도의 마이너스의 대수로 나타내

는 지수로 음료수에 적합한 pH는 5.8~8.5이다.

- **DO(용존산소, dissolved oxygen)** : 물에 녹아 있는 산소량을 mg/L 또는 ppm으로 표시한 것이다. 용존산소는 수온이 낮을수록 높고 수온이 높을수록 저하한다. 순수한 물일수록 높고, 염류의 농도가 높을수록 낮다. 하천수가 심하게 오염되면 용존산소의 과다소비로 산소가 결핍되어 혐기성 미생물이 번식하여 $H_2S$, $NH_3$, $CH_4$ 등이 발생한다. BOD가 높으면 DO는 낮다.
- **BOD(생화학적 산소요구량, biochemical oxygen demand)** : 물속의 유기물질을 미생물이 호기성으로 분해하는 데 필요한 산소량으로, 보통 20℃에서 5일간 측정한 BOD를 mg/L나 ppm으로 표시한다. 유기물질의 함량을 간접적으로 측정하며, 유기물질 함량이 높으면 생물학적 산소요구량이 높아서 세균이 분해·안정화하는 데 많은 양의 산소가 필요하다. 공공수역의 오염지표로 이용되며, BOD가 높을수록 오염된 물이다.
- **COD(화학적 산소요구량, chemical oxygen demand)** : 물속의 유기물질을 산화제($KMnO_4$, $K_2Cr_2O_7$ 등)로 산화시키는 데 소비되는 산소량을 mg/L 또는 ppm으로 나타낸 것이다. 호수나 해양오염의 지표로 이용하며 유독물질을 함유한 공장 폐수의 오염도를 아는 데 적합하다. 물속의 유기물질을 간접적으로 측정하는 방법이다. 폐수의 COD값은 BOD값보다 높다. 미생물이 분해하지 못하는 유기물도 산화제가 산화하기 때문이다.
- **SS(부유물질, suspended solids)** : 여과나 원심분리로 분리되는 0.1㎛ 이상의 입자로, 현탁물질이라고도 한다. 유기질과 무기질이 있고, 물을 흐리게 하고, 가라앉아서 오니가 된다. 유기물질은 용존산소를 소모시켜서 어패류를 폐사시키고 유해가스를 발생시키며 빛의 전달을 방해하여 수중 식물의 광합성 장해를 일으킨다.
- **질소화합물** : 유기성 질소와 무기성 질소가 있다. 하수에는 단백질, 아미노산, 요소, 요산 등 여러 유기성 질소화합물이 있으며 생물학적으로 암모니아성 질소, 아질산성 질소, 질산성 질소 등의 무기성 질소로 분해된 것도 있다. 질소화합물은 분뇨, 생활하수, 공장폐수 등에서 온다. 질소화합물 중 암모니아성 질소($NH_3$-N), 아질산성 질소($NO_2$-N), 질산성 질소($NO_3$-N)는 음료수의 위생학적 지표 물질이다.

암모니아성 질소는 최근 오염된 지표이며 소화기 감염병의 병원균이 생존해 있을 위험성이 높다. 아질산성 질소는 분뇨와 하수 등의 암모니아성 질소가 산화되어 생긴 것으로 물의 오염을 추정하는 지표가 된다. 질산성 질소는 질소화합물이 산화되어 생성된 최종 분해산물이다.

다량의 질산염이 함유된 물을 어린아이가 음용하면 위액의 산도가 낮아져서 위속 환원균의 작용으로 $NO_3$-N을 $HNO_2$로 만드는데 이것이 헤모글로빈과 반응하여 메트헤모글로빈이 되어 청색아(blue baby)증을 일으킨다.

- **페놀류** : 공장 폐수에 의하며, 0.01~0.1mg/L에서도 냄새가 난다. 제거방법은 활성탄 흡착법과 오존산화법이 있다.
- **N-헥산 추출물질** : 광물유와 동식물성 유지를 분석하기 위하여 n-헥산 추출법을 사용한다. 유지류는 생활하수와 산업폐수 중에 유리, 유탁, 또는 검화 용해되어 혼입되어 있다.
- **대장균군 검사** : 대장균군은 사람이나 가축의 장내에서 서식하며 외계에서는 증식하기 어려우므로 물에 대장균이 있다는 것은 사람과 짐승의 분뇨로 오염되었다는 것을 의미한다. 그래서 대장균 자체는 위험성이 없어도 위장관 내에 서식하는 다른 유해성 병원균에 오염되어 있을 가능성을 의미한다.

## (6) 수질오염에 의한 피해

### 1) 인체에 대한 피해

전에는 세균성 질환이 주로 문제가 되었으나 현재는 산업폐수, 광산폐수 등에 오염된 어패류, 식품에 의한 피해가 많이 발생되고 있다.

생물학적 질환은 병원체의 수질오염으로 발생하며, 감염성이 있는 장티푸스, 파라티푸스, 세균성이질, 콜레라, 감염병 설사, 유행성간염, 회충증, 십이지장충증 등이 발생한다.

중독성 질환은 물이 화학적 유해물질(수은, 납, 카드뮴, 구리, 불소, 비소 등)로 오염되어서 발생하는 질환으로 치명도가 높고, 임산부가 기형아를 낳는 등의 부작용이 있다.

- **미나마타병** : 1953년 일본 구마모토현 미나마타만에서 환자 1,583명이 발생하여 284명이 사망하였다. 원인은 공장에서 흘러나온 수은 폐수로 오염된 어패류를 사람이 섭취하였기 때문이다. 수은은 뇌나 중추신경계에 영향을 주어 마비를 일으키거나 팔다리나 입술 등에 통증을 일으키고 시력을 약화시키고 두통을 일으킨다. 태아에게는 태반을 통해서 메틸수은이 미나마타병을 일으킨다.
- **이타이이타이병** : 일본 토야마현의 미즈이 아연제련공장에서 카드뮴이 함유된 폐광석으로 인해 오염된 지하수와 지표수를 벼농사에 사용하여, 쌀을 통해 카드뮴 중독이 발생하였다. 전신권태, 피로감, 신장기능장애, 요통, 골연화증, 보행곤란증을 일으킨다. 매우 아프기 때문에 이타이이타이(아프다아프다)병이라는 이름이 붙었다. 뼈가 연화되어 기침만 하여도 갈비뼈가 부러진다.
- **가네마 사건** : 일본 기타큐슈시의 가네마 회사에서 쌀겨기름의 탈취에 사용한 PCB(polychlorinated biphenyl)가 쌀겨기름에 혼입되어 1,788명이 중독되고 그중 112명이 사망하였다. 식욕부진, 구토, 안질 등을 일으킨다. PCB는 전기제품의 보호피막이나 열전도체 등에 쓰인다.

### 2) 생태 및 산업에 대한 피해

펄프공장, 양조장, 도축장 등에서 유출되는 다량의 유기물은 용존산소를 감소시키고, 부영양화를 촉진하며, 자정작용을 저해하고, 악취를 발생시켜 자연환경 및 생태계를 파괴시킨다.

- **공업** : 배관, 펌프, 밸브, 고무제품을 손상하고, 기계기구의 금속부분을 부식시켜 공업용수로 쓸 수 없게 한다.
- **농업** : 농작물을 고사시키고 축산물과 작물의 오염으로 인체까지 피해를 받는다.
- **어업** : 어패류, 플랑크톤, 해조류의 사멸을 초래하거나 어류양식을 저해한다.
- **공중 위생** : 물을 오염시켜 상수도원으로 사용할 수 없게 하고 생선 등을 오염시켜 중독증상을 일으키고, 악취로 인한 안통, 두통, 기침, 비염 등을 발생시킨다.
- **기타** : 수영을 할 수 없게 된다는 점, 관광가치의 상실이나 문화재 손실 등을 들 수 있다.

## (7) 산업폐수 처리

- **희석법** : 산업폐수를 직접 방류하는 방법, 방류 전에 희석하여 방류하는 방법, 방류 전 2~3시간 침전 후 상층액만 방류하는 방법 등이 있다. 방류수는 BOD 5ppm 이하여야 한다.
- **침전법** : 오염물질을 중력으로 침전시키는 방법이다.
- **생물학적 처리법** : 호기성 방법으로는 활성오니법, 살수여상법, 산화지법 등이 있다. 혐기성 방법으로는 부패조법, 임호프조(Imhoff tank)법, 혐기성 소화지법 등이 있다.
- **공공하수 연결법** : 오염도가 하수와 차이가 없거나, 농도가 높은 것만 공공하수에 직접 연결하여 처리하는 방법이다.

## (8) 수질환경기준

### 1) 수질환경기준

환경정책 기본법에는 하천, 호소, 해역의 환경기준이 있으며 각각의 환경기준은 사람의 건강보호기준과 생활환경기준으로 나눈다.

하천의 환경기준에서 사람의 건강보호기준 항목은 카드뮴, 비소, 시안, 수은, 유기인, 폴리크로리네이티드비페닐, 납, 6가크롬, 음이온계면활성제, 사염화탄소, 1,2-디클로로에탄, 테트라클로로에틸렌, 디클로로메탄, 벤젠, 클로로포름, 디에틸헥실프탈레이트, 안티몬, 1,4-다이옥세인, 포름알데히드, 헥사클로로벤젠 등이 있고, 생활환경기준 항목은 수소이온농도, 생화학적산소요구량, 화학적산소요구량, 부유물질량, 용존산소량, 총인, 대장균군 등이 있다. 수질 등급은 ① 매우 좋음 ② 좋음 ③ 약간 좋음 ④ 보통 ⑤ 약간 나쁨 ⑥ 나쁨 ⑦ 매우 나쁨 등으로 나눈다.

### 2) 수질오염물질 및 배출기준

수질오염물질 및 배출기준은 수질 및 수생태계 보전에 관한 법률에서 정한다. 수질오염물질은 구리 및 화합물 등 총 53종이다. 특정수질 유해물질은 유해성 화합물, 수은 및 그 화합물, 시안화물, 유기인화합물, 6가크롬화합물, 카드뮴과 그 화합물, 테트라클로로에틸렌, 트리클로로에틸렌, 페놀류 및 폴리염화비페닐(PCB) 등으로 28종류이다.

오염물질의 배출허용기준은 생화학적 산소요구량, 화학적 산소요구량 및 부유물질량에 대하여 4개 지역을 정하여 배출허용한도를 정하였다. 배출허용기준이 적용되는 4개 지역은 다음과 같은데 차등을 두고 있다.

- **청정지역** : 환경정책기본법의 수질 및 수생태계 환경기준 매우 좋음(Ⅰa) 등급 정도의 수질을 보전하여야 한다고 인정되는 수역의 수질에 영향을 미치는 지역
- **가지역** : 수질 및 수생태계 환경기준 좋음(Ⅰb), 약간 좋음(Ⅱ) 등급 정도의 수질을 보전하여야 한다고 인정되는 수역의 수질에 영향을 미치는 지역
- **나지역** : 수질 및 수생태계 환경기준 좋음(Ⅲ), 약간 나쁨(Ⅳ), 나쁨(Ⅴ) 등급 정도의 수질을 보전하여야 한다고 인정되는 수역의 수질에 영향을 미치는 지역
- **특례지역** : 환경부장관이 법 제49조제3항에 따른 공동처리구역으로 지정하는 지역 및 시장·군수가 「산업입지 및 개발에 관한 법률」 제8조에 따라 지정하는 농공단지

페놀류 등 오염물질 배출허용기준은 청정지역, 가지역, 나지역 및 특례지역에 대하여 44종의 오염물질을 규제하고 있다.

수질 및 수생태계 보전에 관한 법률의 수질오염 배출허용기준은 수온이온농도, 노말헥산추출물질, 페놀류, 시안, 크롬, 용해성 철, 아연, 구리(동), 카드뮴, 수은, 유기인, 비소, 납, 6가크롬, 용해성 망간, 플루오르(불소), PCB, 총대장균군수, 색도, 온도, 총질소, 총인, 트리클로로에틸렌, 테트라클로로에틸렌, 음이온계면활성제, 벤젠, 디클로로메탄, 생태독성, 셀레늄, 사염화탄소, 1,1-디클로로에틸렌, 1,2-디클로로에탄, 클로로포름, 니켈, 바륨, 1,4-다이옥산, 디에틸헥실프탈레이트, 염화비닐, 아크릴로니트릴, 브로모포름 등 44항목이다.

## 3. 소음 및 진동

> ※ 소음·진동관리법
>
> 공장·건설공사장·도로·철도에서 발생하는 소음·진동의 피해를 방지하여 국민이 평온한 환경에서 생활할 수 있게 하는 데 목적이 있다. 내용은 상시 측정, 측정망 설치, 소음지도의 작성, 공장 소음 · 진동의 관리, 배출시설의 설치 신고 및 허가, 공장 소음 · 진동배출허용기준, 방지시설의 설치, 생활 소음 · 진동 관리, 교통 소음 · 진동 관리, 항공기 소음 관리, 방음시설의 설치 기준 등이다.

### (1) 소음

소리는 공기 진동을 귀에서 감지하는 것으로, 진동수에 따라 고저, 진폭에 따라 음의 강약, 진동파형에 따라 음색 등이 나타난다. 소음(noise)은 듣기 싫은 소리로 음악 등의 낙음(melody)과 반대되는 의미이다. 소음이란 불쾌감을 주는 음으로 적당하지 않은 때 적당치 않은 장소에서 들리는 음이다.

소음은 상대적이다. 클래식을 좋아하는 사람은 유행가가 소음이 될 수 있고, 유행가를 좋아하는 사람은 반대로 클래식이 소음이 될 수 있다.

사람은 1초에 15~19회의 진동에서 20,000회까지의 진동음을 듣는다. 그러나 높은 주파수는 나이를 들수록 듣기 힘들어져서 소아는 평균 20,000사이클, 장년은 15,000회 사이클, 노인은 13,000사이클이 한계가 된다.

환경보존법에서 음의 강도는 1Bell의 1/10인 데시벨(dB)을 기준으로 한다.

#### 1) 소음 발생원

> ※ 소음배출시설(마력기준, 소음진동관리법 제2조의2 관련)
>
> 10마력 이상의 압축기, 송풍기, 단조기, 금속절단기, 비유압식 프레스, 탈사기, 분쇄기(파쇄기), 기계체, 연탄제조용 윤전기, 20마력 이상의 목재가공기계, 원심분리기, 제재기, 콘크리트관 및 파일의 제조기계, 펌프, 30마력 이상의 유압식 프레스, 제분기, 변속기, 도정시설, 주조기계(다이케스팅기 포함), 초지기, 금속가공용 인발기, 50마력 이상의 혼합기, 공작기계, 인쇄기계, 압연기, 성형기

공장소음, 건설작업소음, 교통소음(자동차, 전차, 항공기 등), 도시소음(선전, 전파사, TV, 악기, 발전기, 난냉방기, 영업장, 시장) 등이 있다.

### 2) 소음이 인체에 미치는 영향

- **청력장애** : 90dB 이상의 청음은 내이에 변화를 일으키며 100dB 정도 소음하에서는 단시간이라도 청력손실이 나타난다. 청력장해는 고주파일수록 크고 개인의 감수성, 순응 등에 따라 차이가 있다.
- **생체의 기능장해** : 소화기능, 위액분비, 타액분비를 억제하고 혈압상승, 호흡억제, 근육의 혈장, 항진, 불면, 신경과민을 일으킨다.
- **작업능률 저하** : 불쾌감을 주고, 정신활동과 작업능률을 저하시킨다. 반응시간이 지연되며 추리력, 주의력, 기록력이 떨어지고 회화, 신호등, 통신과 연결에 방해를 하여 작업 능률을 떨어뜨린다.
- **도시생활에 미치는 영향** : 교통기관 등의 도시소음은 생활과 건강에 장해를 주며, 공해발생 빈도가 가장 높다.

### 3) 소음의 허용한계

소음의 허용기준은 고주파일수록 낮아진다. 청력장해에 대한 기준은 80~90dB이고 작업능률로서는 60dB 이하이어야 한다. 도시공해를 방지하기 위한 허용한계도 60dB 이하가 바람직하다.

작업환경에서 소음의 허용한계는 8시간 기준으로 90dB이지만, 115dB을 초과해서는 안 된다. 환경정책기본법에서는 낮(06~22시)에는 50~75dB(A), 밤(22~06시)에는 40~65dB(A)로 하고 있다. 환경정책기본법에 의하면 보정 평가소음도가 50dB(A) 이하이어야 한다.

### 4) 소음방지 대책

- **소음원 대책** : 공장소음은 소음발생이 적은 기계의 사용 및 소음기의 부착 등의 대책이 필요하며, 건설장 소음은 무음 해머의 사용이나 방음시설 등의 대책이 필요하다. 교통 소음은 소음기의 부착, 경적사용의 제한, 속도의 제한 등이 필요하다.

**표 11-1 소음환경기준** 단위 : Leq dB(A)

| 지역구분 | 적용대상지역 | 낮 | 밤 |
|---|---|---|---|
| 일반지역 | 가지역: 보전관리지역, 농림지역, 자연환경보전지역, 녹지지역, 전용주거지역, 종합병원·공공도서관·학교로부터 50m 이내의 지역 | 50 | 40 |
| | 나지역: 생산관리지역, 일반주거지역 및 준주거지역 | 55 | 45 |
| | 다지역: 상업지역, 계획관리지역, 준공업지역 | 65 | 55 |
| | 라지역: 일반공업지역, 전용공업지역 | 70 | 65 |
| 도로변지역 | 가 및 나지역 | 65 | 55 |
| | 다지역: 상업지역, 준공업지역 | 70 | 60 |
| | 라지역: 일반공업지역, 전용공업지역 | 75 | 70 |

주) 낮 06~22시, 밤 22~06시
도로 : 2차선 이상의 도로
기준미적용 : 철도소음·항공기소음·건설작업

**표 11-2 공장소음 배출허용기준(소음진동관리법 8조)** 단위 : Leq dB(A)

| 대상지역 | 시간대별 | | |
|---|---|---|---|
| | 낮 (06:00~18:00) | 저녁 (18:00~24:00) | 밤 (24:00~06:00) |
| 가. 도시지역 중 전용주거지역·녹지지역, 관리지역 중 취락지구·주거개발진흥지구 및 관광·휴양개발진흥지구, 자연환경보전지역 중 수산자원보호구역 외의 지역 | 50 이하 | 45 이하 | 40 이하 |
| 나. 도시지역 중 일반주거지역 및 준주거지역 | 55 이하 | 50 이하 | 45 이하 |
| 다. 농림지역, 자연환경보전지역 중 수산자원보호구역, 관리지역 중 가목과 라목을 제외한 그 밖의 지역 | 60 이하 | 55 이하 | 50 이하 |
| 라. 도시지역 중 상업지역·준공업지역, 관리지역 중 산업개발진흥지구 | 65 이하 | 60 이하 | 55 이하 |
| 마. 도시지역 중 일반공업지역 및 전용공업지역 | 70 이하 | 65 이하 | 60 이하 |

■ **소음의 확산방지 대책 등** : 공장단지의 입지 선택에서 주거지역과의 단절이나 차음벽의 설치 및 소음 발생시설의 이전 등이 필요하다.
그리고 도시계획상 안락한 주거생활을 할 수 있도록 정비해야 하며, 소음에 대한 법적 기준의 제정 및 이행이 필요하다.

소음 대책으로는 음원의 제거, 방음장치 설치, 기계장치의 개선, 종업자에 대한 방호 등이 있다.

## (2) 진동

진동은 물체가 주기적으로 운동하는 것으로 진동의 크기에 따라서 국소진동과 전신진동으로 나눌 수 있다. 수직 진동레벨은 dB(V)로 표시한다.

공장진동, 건설진동, 교통차량 진동 등이 있으며 수면, 작업, 독서, 회화 방해 및 정신적 피로 등 피해를 주고, 심하면 건물이 갈라지는 등 재산상의 피해를 주기도 한다. 인체에 대하여서는 전신진동증과 국소진동증으로 나타난다. 방지는 진동이 적은 기계나 작업방법을 이용해야 한다.

**표 11-3 공장진동 허용기준(소음진동관리법 제8조 관련)**

| 대상지역 | 시간대별 | |
|---|---|---|
| | 낮 (06:00~22:00) | 밤 (22:00~06:00) |
| 가. 도시지역 중 전용주거지역·녹지지역, 관리지역 중 취락지구·주거개발진흥지구 및 관광·휴양개발진흥지구, 자연환경보전지역 중 수산자원보호구역 외의 지역 | 60 이하 | 55 이하 |
| 나. 도시지역 중 일반주거지역·준주거지역, 농림지역, 자연환경보전지역 중 수산자원보호구역, 관리지역 중 가목과 다목을 제외한 그 밖의 지역 | 65 이하 | 60 이하 |
| 다. 도시지역 중 상업지역·준공업지역, 관리지역 중 산업개발진흥지구 | 70 이하 | 65 이하 |
| 라. 도시지역 중 일반공업지역 및 전용공업지역 | 75 이하 | 70 이하 |

* 진동배출시설(소음진동관리법 제2조의2 관련)

20마력 이상의 프레스, 30마력 이상 분쇄기, 단조기, 도정시설, 목재가공기, 50마력 이상의 성형기, 연탄제조용 윤전기, 4대 이상 시멘트벽돌 및 블록의 제조기계

chapter 12

# 하수, 분뇨 및 폐기물 처리

※ 하수도법

하수도의 설치 및 관리 기준을 정하여 하수와 분뇨를 적정하게 처리하여 공중위생 향상과 공공수역의 수질을 보전하는 데 목적이 있다. 내용은 국가 및 지방자치단체의 책무, 하수도정비 기본계획, 공공하수도의 설치 및 관리, 개인하수도의 설치 및 관리, 분뇨 처리, 하수·분뇨 관련 영업 등이다.

## 1. 하수처리

하수에는 오수와 천수, 공장(산업)폐수 등이 있으며 더러운 물질이 섞여서 생활이나 산업활동에 사용할 수 없는 물이다. 생활하수는 수세식 변소, 목욕탕, 주방 등에서 나오며, 공장폐수는 공장에서 배출된다.

하수도는 오수나 빗물을 처리하는 도관 또는 공작물로, 하수를 운반하는 시설이다. 오수와 천수 등 모든 하수를 운반하는 것을 합류식, 하수중 천수를 별도로 운반하는 것을 분류식이라 하며, 천수와 사용수의 일부를 함께 운반하는 것을 혼합식이라 한다.

합류식은 시설비가 적고, 비가 오면 하수관이 자연 청소되며, 하수관이 크기 때문에 수리, 검사, 청소 등을 쉽게 할 수 있으나, 단점은 우기에 범람하거나, 천수를 별도로 이용할 수 없고, 악취가 잘 발생되는 점이다.

### (1) 예비처리

예비처리는 스크린으로 부유물이나 고형물을 제거하는 방법과 비중이 큰 물질을 침전시키는 침사법, 침전법이 있다. 예비처리 방법으로는 침전법을 가장 많이 사용하며, 보통침전과 약물침전법이 있다. 약물침전법으로는 황산알루미늄, 소석회, 염산철 등을 사용하며, 주로 황산알루미늄과 소석회를 함께 사용한다.

### (2) 본처리

- 혐기성 분해처리 : 산소 없이 혐기성균의 작용으로 분해시키는 방법이다. 탄소계는 이산화탄소, 메탄, 유기산으로 분해되고, 단백질은 암모니아로 분해되고, 황화물은 황화수소로 분해된다. 호기성 처리에 비하여 유기물질의 제거율이 낮지만, 산소공급이 불필요하며 오니 발생량이 적다. 부패조와 임호프조(Imhoff tank)법이 있다.
  부패조는 단순한 탱크로 분해시키며 폐수처리에는 거의 사용하지 않고 있다. 임호프조는 부패조의 결점을 보완하여 두 층이 있어서 위층(침전실)에서는 침전이 진행되고 하층(소화실)에서는 오니를 소화한다.
- 호기성 분해처리 : 산소를 공급하여 호기성균이 처리하는 방법으로 활성오니법, 살수여상법, 관개법, 산화지법 등이 있다. 이산화탄소 발생이 많다.
  ① 활성오니법 : 호기성균이 풍부한 오니를 하수량의 25%만큼 첨가하고 산소를 충분히 공급하여 호기성균의 활동을 촉진시켜 유기물을 산화시키는 방법이다. 활성오니법은 살수여상법보다 경제적이고, 처리면적이 적어도 되며, 숙련된 기술을 필요로 하고 하수처리에 사용한다.
  ② 살수여상법 : 도시하수의 2차 처리에 사용되며, 1차 침전 전 유출수를 미생물 점막이 덮인 쇄석이나 매개층 등 여과기 위에 뿌려서 미생물막과 폐수 유기물을 접촉시킨다. 쇄석은 2.5~10cm 크기가 좋고 두께는 1.8~3m

가 좋다. 상부 표면에서는 호기적으로 처리되고 속에서는 혐기적으로 처리된다. 제1침전지, 살수여과지, 최종침전지가 있으며, 침전지의 오니는 소화조에서 처리하며, 살수방법은 분수식, 주행식, 회전식 등이 있다. 살수여상법은 산업폐수나 분뇨의 소화처리 후의 탈리액 처리에 이용하며 수량이 갑자기 바뀌어도 되지만, 여름에 위생해충이 발생하고 악취가 심하며 높은 수압이 필요하다.

③ 산화지법 : 비용이 적게 들고 BOD의 변동에 강하지만 효율이 낮고 부지가 넓어야 하며, 소도시에서 주로 사용한다. 호기성균이 분해한 유기물을 조류가 이용하여 광합성하여 산소를 방출하고, 세균은 산소로 유기물을 분해한다.

## (3) 오니처리

육상투기, 해양투기, 소각처리, 사상건조, 소화법 등이 있다. 사상건조법은 모래 위에서 말려 비료 등으로 이용하며, 소화법은 소화탱크에서 오니를 혐기성 부패시키고 병원미생물을 사멸시키는 방법으로 소화한 후 말려서 비료화할 수 있으며, 나머지는 해양투기나 육상투기할 수 있다.

## (4) 방류수 수질기준

**표 12-1 폐수종말처리장의 방류수 허용 수질기준(수질 및 수생태계 보전에 관한 법률)**

| 항목 | Ⅰ지역 | Ⅱ지역 | Ⅲ지역 | Ⅳ지역 |
|---|---|---|---|---|
| 생물화학적 산소요구량(BOD)(mg/L) | 10(10) | 10(10) | 10(10) | 10(10) |
| 화학적 산소요구량(COD)(mg/L) | 20(40) | 20(40) | 40(40) | 40(40) |
| 부유물질(SS)(mg/L) | 10(10) | 10(10) | 10(10) | 10(10) |
| 총질소(T-N)(mg/L) | 20(20) | 20(20) | 20(20) | 20(20) |
| 총인(T-P)(mg/L) | 0.2(0.2) | 0.3(0.3) | 0.5(0.5) | 2(2) |
| 총대장균군수(개/mL) | 3,000(3,000) | 3,000(3,000) | 3,000(3,000) | 3,000(3,000) |
| 생태독성(TU) | 1(1) | 1(1) | 1(1) | 1(1) |

( )는 농공단지 폐수 종말처리시설의 방류수 수질기준

## 2. 분뇨처리

분변 때문에 발생할 수 있는 질병은 장티푸스, 세균성이질, 콜레라 등의 질병과 구충, 회충, 편충, 요충, 아메바성이질 등이 있다. 분뇨는 수원이 되는 원수나 지하수 및 지표수에 영향이 없도록 처리해야 하고 방서 및 위생해충 서식의 단절장치를 하여야 하고, 불쾌한 냄새가 없어야 하며, 비료화할 경우 완전부숙시켜서 사용한다.

- **변소의 종류** : 변소에는 소변과 대변을 분리하는 분뇨 분리식, 땅을 파고 분뇨를 저장하는 흡취식, 밀폐식으로 하여 메탄가스가 발생하는 변소, 정화조를 갖춘 수조변소가 있으며 정화조는 부패조, 예비여과조, 산화조, 소독조로 구성되어 있다. 수세식 변소는 자체 분뇨정화조 없이 하수처리장으로 방류처리하는 방법이다.
- **분뇨의 종말처리** : 분뇨의 종말처리는 변소의 종류 및 도시와 농촌에 따라서 차이가 있다. 처리방법에는 비료화하는 방법, 매립법, 해양투기법, 소화처리법, 화학적 처리법, 정화조 이용법, 수세식 처리법(하수처리장), 습식 산화법 등이 있다. 소화처리법은 소화조에서 소화시키는 방법으로 가온식(25~35)은 1개월, 무가온식은 2개월 이상이 소요된다.
  화학적 처리법은 본처리에서 황산제이철, 염화제이철, 석회, 철염 등으로 응집침전시켜서 상징액은 종말처리장에 투입하고, 종말처리 시 중화를 시킨 후 살수여과법으로 생물학적 처리하여 침전 및 소독한 후 방류하는 방법이다. 습식 산화법은 고압(70~80기압), 고온(200~250℃)하에서 산소를 충분히 공급하여 병원균을 완전히 소각살균하는 방법이다.

**표 12-2 정화시설의 방류수 수질기준(가축분뇨의 관리 및 이용에 관한 법률)**

| 구분 \ 항목 | 생물화학적 산소요구량 (㎎/L) | 화학적 산소요구량 (㎎/L) | 부유 물질량 (㎎/L) | 대장균 군수 (개/㎎) | 기타(㎎/L) |
|---|---|---|---|---|---|
| 공공처리시설 | 30 이하 | 50 이하 | 30 이하 | 3,000 이하 | 총질소: 60 이하<br>총 인: 8 이하 |
| 가축분뇨처리업자가 설치한 처리 시설 | 30 이하 | 50 이하 | 30 이하 | 3,000 이하 | 총질소: 60 이하<br>총 인: 8 이하 |

## 3. 폐기물(쓰레기) 처리

폐기물관련법에는 건설폐기물의 재활용촉진에 관한 법률, 방사성폐기물 관리법, 중·저준위 방사성폐기물 처분시설의 유치지역지원에 관한 특별법, 폐기물관리법이 있다.

> ※ 폐기물관리법
>
> 폐기물의 발생을 억제하고 발생한 폐기물을 친환경적으로 처리하여 환경보전과 국민생활 향상에 이바지하는 데 목적이 있다. 사업자는 폐기물 발생과 배출을 최소화하고, 환경과 주민 건강에 해를 끼치지 않게 하고 양과 유해성을 줄여서 배출하고 재활용하여 자원 생산성을 향상시킨다.
>
> 내용은 국가와 지방자치단체의 책무, 폐기물 광역관리, 폐기물 투기금지, 폐기물 처리 기본 및 종합계획, 폐기물 통계 조사, 폐기물의 배출과 처리, 폐기물의 재활용, 생활폐기물 처리, 사업장폐기물 처리, 폐기물의 수출입, 폐기물처리업 등이 있다.
>
> 수질 오염 방지시설에 유입되거나 공공 수역으로 배출되는 폐수는 수질 및 수생태계 보전에 관한 법률, 가축분뇨는 가축분뇨의 관리 및 이용에 관한 법률, 하수분뇨는 하수도법, 가축의 사체와 오염물 등은 가축전염병예방법, 수산동물의 사체와 오염물은 수산동물질병 관리법에 따른다.

### (1) 분류

폐기물은 쓰레기·연소재·오니·폐유·폐산·폐알칼리·동물의 사체 등 불필요하게 된 물질로, 유해성에 따라 일반폐기물과 지정폐기물로 구분한다.

일반폐기물은 지정폐기물 외의 폐기물이다. 지정폐기물은 산업활동으로 발생하는 오니·폐유·폐산·폐알칼리·폐고무·폐합성수지 등 유해한 물질이다. 즉, 일반폐기물은 일반 생활쓰레기, 연소재 등과 산업폐기물 중 유해하지 않은 쓰레기를 말하며, 지정폐기물은 산업폐기물 중 유해한 물질이다.

폐기물관리법에서는 다음과 같이 나눈다.

- 생활폐기물 : 사업장폐기물 외의 폐기물
- 사업장폐기물 : 「대기환경보전법」, 「수질 및 수생태계 보전에 관한 법률」 또는

「소음·진동관리법」에 따라 배출시설을 설치·운영하는 사업장이나 기타 사업장에서 발생하는 폐기물

- **지정폐기물** : 사업장폐기물 중 폐유·폐산 등 주변 환경을 오염시킬 수 있거나 의료폐기물 등 인체에 위해를 줄 수 있는 해로운 물질로서 대통령령으로 정하는 폐기물
- **의료폐기물** : 보건·의료기관, 동물병원, 시험·검사기관 등에서 배출되는 것중 인체에 감염 등 위해를 줄 우려가 있는 폐기물과 인체 조직 적출물, 실험 동물의 사체 등 보건·환경보호상 특별한 관리가 필요한 폐기물

폐기물은 가연성과 불연성으로 나누기도 하며, 품목에 따라 제1류, 제2류, 제3류로 나눈다. 제1류는 부엌에서 나오는 것(주개)으로 퇴비로 사용할 수 있고, 제2류는 가연성 물질, 제3류는 불연성 물질이다. 수집된 폐기물은 매립법, 소각법, 비료화법, 투기법 등으로 처리한다.

### (2) 일반폐기물

- **매립법** : 저지대에 폐기물을 버리고 복토하는 방법으로 면매립법, 구매립법, 경사매립법이 있다. 매립경사는 30도 경사가 좋으며, 최종 복토는 0.6~1m(폐기물관리법상 50cm 이상) 두께로 한다. 매립지는 도로, 운동장, 농장 등으로 사용하며, 주택지로는 복토 후 10년 이상 경과한 후에 사용한다.
- **소각법** : 폐기물을 태우는 방법으로 가장 위생적이다. 현지 소각법은 폐기물 처리 현장에서 간이 소각로 등으로 소각하는 방법이다. 소각로법은 개량 소각로를 사용하는 방법이다. 소각로 소각은 가장 이상적이다. 소각방법을 사용하려면 가연성과 불연성 물질을 분리수거해야 하며, 주로 강제통풍식 고온로(800~980℃)가 사용된다.
- **퇴비법** : 폐기물 중 플라스틱, 고무 이외의 유기물질을 호기성균이나 혐기성균으로 퇴비로 만드는 방법으로 야적 퇴비법 및 고속 퇴비법이 있다. 야적 퇴비법은 4~5개월 부숙시켜야 하며, 고속 퇴비법은 2~3일 정도 필요하다. 그리고 발효과정 중에서 발생하는 60~70℃의 열은 병원미생물이나 기생충을 사멸시킬 수 있다.

## (3) 지정폐기물

지정폐기물 배출자는 사업장에서 발생하는 지정폐기물을 스스로 처리하거나 지정폐기물 처리업자, 재활용을 목적으로 지정폐기물을 처리하는 자, 지정폐기물 처리시설을 설치·운영하는 자 등에게 위탁하여 처리하여야 한다.

지정폐기물은 지정폐기물 처리시설에서 안전하게 처리되어야 한다. 지정폐기물 처리시설은 중간처리시설과 최종처리시설로 구분된다.

중간처리시설은 소각, 파쇄, 절단, 용융, 증발, 농축, 정제, 반응(중화·산화·환원 등 화학반응 시설), 유수분리, 응집·침전, 탈수, 건조, 고형화, 안정화 시설(퇴비시설 포함)을 갖추어야 한다. 최종시설은 차단형 매립시설, 관리형 매립시설, 침전형 매립시설 및 안정형 매립시설을 말한다.

- **차단형 매립시설** : 매립가능면적 $50m^2$ 이상 또는 $250m^3$ 이상의 매립지로 15cm 철근콘크리트 또는 이와 동등한 차단효과가 있는 구조물을 설치하여야 하며, 방수처리하고 빗물을 막을 수 있는 덮개가 있어야 한다.
- **관리형 매립시설** : 침출수가 매립시설에 유출되는 것을 방지할 수 있는 점토나 고밀도 폴리에틸렌 등으로 차수해야 하며 발생하는 가스를 처리할 수 있는 시설로, 매립가능면적 $1,000m^2$ 이상 또는 매립가능용적 $3,000m^3$ 이상이어야 한다.
- **침전형 매립시설** : 침전지 면적이 $1,000m^2$ 이상 또는 침전지용적 $3,000m^3$ 이상으로 매립시설에서 넘쳐 흐르는 침출수를 적정하게 처리할 수 있는 시설이다.
- **안정형 매립시설** : 매립가능면적 $1,000m^2$ 이상 또는 매립가능용적 $3,000m^3$ 이상인 매립지로 지정폐기물이 유실되지 않도록 안전성을 고려하여 제방을 축조하여야 한다.

## (4) 폐기물의 처리기준

### 1) 다량배출자의 일반폐기물의 수집·운반 처리기준

수집·운반은 스스로 하거나 시장·군수·구청장 또는 일반폐기물수집·운반업자가 수집·운반한다. 처리는 단독이나 공동으로 설치한 일반폐기물 처리시설에서

하거나, 다른 일반폐기물 처리시설에서 한다.

매립기준 및 방법은 일반폐기물 매립지로 표시된 장소에 매립해야 한다. 매립지에서 발생하는 침출수가 수질을 오염시킬 우려가 있으면 침출수 처리시설을 설치해야 한다. 소각은 정해진 시설에서 해야 하고 소각시설에서 악취·먼지가 배출되지 않아야 한다.

### 2) 분뇨처리

흡인식 장비로 수집하여 분뇨처리시설에서 처리한다. 그러나 용량이 부족하면 축산폐수 공동 처리시설, 하수도법의 종말처리장이나 수질 및 수생태계 보전에 관한 법률의 폐수종말 처리시설에서 처리한다. 그래도 용량이 부족하면 부숙조에서 충분히 썩힌다. 해양투기처리는 전면 금지되었다. 처리한 분뇨는 방류수 기준에 적합해야 한다.

### 3) 지정폐기물

폐기물관리법 기준에 따라 지정폐기물 처리시설에서 처리한다. 매립지에서 배출되는 침출수가 수질을 오염시킬 우려가 있으면 침출수는 배출허용기준 이하여야 한다. 시멘트로 고형화하는 경우는 시멘트 양이 $1m^3$당 150kg 이상이어야 한다. 소각처리하는 경우는 잔재물의 강열감량이 15% 이하가 되도록 하고, 고온 열분해하는 경우에는 잔재물의 강열감량이 5% 이하가 되게 해야 한다.

chapter 13

# 산업보건

산업보건은 노동자의 생명과 건강을 위협하는 요소를 제거하고 예방법을 강구하여 생산능력을 높이는, 근로방법과 생활조건에 대한 과학이자 기술이다. 세계보건기구와 국제노동기구는 '산업보건은 모든 산업장의 근로자들의 육체적, 정신적, 사회적 안정이 최고도로 증진, 유지되도록 하는 데 있다'고 정의하였다. 구체적으로는 근로자의 건강관리, 작업환경 관리, 직업병의 예방과 치료를 통해 작업의 능률과 효율을 가져오는 것이다.

## 1. 노동시간

노동시간이 너무 길면 잡담, 휴식 등의 공전 시간이 생기고 재해, 질병, 사고가 생기기 쉽다. 12시간 이상이 되면 수면 단축으로 졸음과 피로가 생기고 호흡량 저하, 항상성 파괴, 액체성분의 변동이 생긴다.

근로기준법에서 '근로시간은 휴식시간을 제하고 1일 8시간, 1주 40시간을 초과할 수 없다. 단, 특정한 날에는 12시간, 특정한 주에는 52시간까지 허용된다.'고 정하고 있다.

작업이 어려울 때, 의식주 조건이 불량할 때와 야근 시, 심신장애자, 연소자, 여자, 새로 채용된 자, 저임노동자는 작업시간을 단축해야 한다.

근로기준법 제64조에서 '15세 미만인 자는 근로자로 사용하지 못한다'라고 정하고, 제65조에서 임산부와 18세 미만자는 도덕상 또는 보건상 유해한 사업에 사용하지 못하며, 제69조에서 15세부터 18세 미만까지는 1일에 7시간, 1주일에 40시간을 초과하지 못하도록 하고 있다.

## 2. 직업병

직업병이란 어떠한 직업에 종사함으로써 일어나는 질병이다. 현대 사회는 직업의 종류가 복잡·다양하여 직업병도 다양하다. 특정 환경에서 특정 조건이나 물질에 의하여 발생한다.

인체에는 화면, 작업환경(시환경, 음환경, 온열환경 등), 공간, 조작성, 작업의 난이도, 작업시간, 작업편성 등이 영향을 미친다.

직업병 발생 원인으로 온도, 습도, 환기, 광선, 소음, 기압, 분진, 증기 및 유해가스 등 불량한 환경 조건, 근로 강도, 근로 밀도, 작업 자세, 작업 속도, 근로 시간 및 휴식 시간 등의 부적당한 근로 조건, 남녀별·나이 등에 따른 인적 감수성 조건 등이 있다.

## 3. 산업재해

재해는 원하거나 계획하지 않은 사건의 발생으로 생기는 인명손실과 경제손실이다.

발생 요인은 환경적 요인과 인적 요인이 있으며, 환경적 요인은 기계적 요인과 환경적 요인을 세분하기도 한다.

**＊ 산업안전보건법**

목적은 산업안전·보건 기준 확립, 산업재해 예방, 쾌적한 작업환경 조성, 근로자의 안전과 보건 증진에 있다.

산업재해는 건설물·설비·원재료·가스·증기·분진 작업이나 업무로 인한 근로자의 사망, 부상, 질병을 말한다.

정부는 산업안전·보건정책, 재해예방, 유해하거나 위험한 기계·기구·설비·물질에 대한 안전·보건 조치 기준을 작성하고 지도·감독한다.

사업주의 의무: 산업재해 예방, 근로조건 개선, 피로로 인한 건강장해 예방 등으로 근로자의 생명, 안전, 보건을 유지·증진시켜야 한다.

안전조치: 사업주는 안전보건관리규정 작성, 유해·위험한 시설과 장소에 경고, 비상 조치 안내, 안전·보건표지 설치, 유해·위험한 기계·기구에 대한 방호조치, 안전성이 인증된 기계와 기구 사용을 해야 한다.

보건관리: 사업주는 작업환경 측정, 근로자 건강진단 실시, 질병자의 근로 및 근로시간 연장 금지나 제한. 고용노동부 장관은 발생 질환의 역학조사를 한다.

석면관리: 건축물·설비의 철거나 해체 시 석면이 함유되어 있는지 조사하여 안전기준을 지켜서 작업해야 한다.

전문인력 및 위원: 사업주는 안전보건관리책임자, 보건관리자, 산업보건의, 산업안전보건위원회를 두어야 한다.

유해물질 및 인자: 사업주는 근로자의 건강장해를 일으키는 화학물질과 물리적 인자에 대한 허용기준을 준수해야 한다.

유해인자별 노출농도의 허용기준: 화학적 인자 113, 금속류 23, 산 및 알칼리류 17, 가스류 15, 허가 대상 유해물질 14, 물리적인자 2, 분진 6종류, 기타 해로운 인자에 대한 기준이 있다.

유해 · 위험작업에 대한 근로시간 제한: 유해·위험작업은 갱(坑) 내 작업, 고열이나 저온 물체 다량 취급 작업, 매우 덥거나 추운 장소의 작업, 유해 방사선 취급 작업, 먼지가 심한 곳의 작업, 강한 소음과 진동 발생 장소 작업, 인력으로 무거운 것을 취급하는 작업, 납·수은·크롬·망간·카드뮴 등의 중금속과 이황화탄소·유기용제 등 특정 화학물질이 많이 발생하는 장소에서 하는 작업이다. 사업주는 유해·위험작업에 대하여 예방, 작업과 휴식의 배분, 근로조건의 개선으로 근로자의 건강을 보호해야 한다.

### (1) 원인

이상온도, 소음, 채광, 조명 불량 등의 작업환경 조건에 의한 것, 작업속도, 작업의 규칙성과 복잡성, 노동시간과 휴폐시간 제도 등 작업방법에 의한 것, 체질기능의 결함, 피로 권태 유무, 과로와 음주 등 종업원의 심신의 이상에 의한 것, 기타 등이 있다.

### (2) 종류

영구장해나 일시장해는 전면장해와 부분장해가 있다. 전면장해는 1일 정규 근로시간에 종사할 수 없을 정도이고, 부분장해는 하루 정규 근로시간 중 일부시간에 종사할 수 없을 정도이다.

재해 정도에 따라 사망, 영구장해, 일시장해로 구분하기도 하며, 또는 사망, 중상(휴업 14일 이상), 중등상(휴업 8~13일), 경상(휴업 3~7일), 미상(휴업 1~2일), 불휴재해(휴업일 없음)로 나누기도 한다. 그리고 절단상, 화상, 절상, 신경 및 척추의 손상 등으로 나누고, 상해 부위에 따라 두부, 안부, 흉부 등으로 나눈다. 산재에서는 1에서 14급까지의 등급으로 나누며 1급일수록 중증이다.

### (3) 발생률

근로자에게 발생하는 산업재해 발생률은 사망 0.7~0.9%, 중상 23~27%(휴업 2주 이상, 중등상 : 휴업일수 8~14일), 경상 72~76%(휴업일수 3~7일)이다. 재해 발생부위는 수족이 70~80%으로 가장 많고 신체 부위별로는 손 30~50%(왼손과 왼손가락이 다발), 다리 25~35%, 왼쪽눈 순이다.

### (4) 대책

예방대책으로 안전한 작업조건 유지, 안전훈련, 재해기록 기구제도, 의료구급제도, 근로자에 의한 개인적 책임 등이 있다. 정리정돈 및 보호구의 착용이 주요하며, 작업자는 적성배치가 필요하다.

## 4. 근로와 영양

작업량 증가에 따른 에너지의 소비량만큼 열량을 보충한다.

섭취하는 열량 중 10%는 단백질을 섭취하는 것이 좋다.

고온 노동은 소금, 비타민 A, B, C가 필요하고, 저온 노동은 지방질과 비타민 A, B, C, 심한 노동에는 비타민류와 칼슘이 필요하다.

열량을 높이기 위하여 당질을 많이 섭취하므로 비타민 $B_1$도 보충하고 비타민 C도 감소되므로 많이 섭취하여야 한다.

산업장에서는 성인은 2,500kcal, 단백질은 80g, 식품의 양은 1,280g 정도가 적당하다.

## 5. 산업피로

산업피로에는 국소피로와 전신피로, 보통피로, 과로 등이 있다. 피로 증상으로는 자각적 증상, 순환기와 호흡기의 변화, 정신적인 신경변화 등이 있다.

### (1) 원인

휴식시간, 작업강도 및 작업환경 등에 관련된 작업적 인자, 신체적 인자 및 작업의욕의 상실, 흥미 상실, 가정불화 등에 관련된 심리적 인자로 구분할 수 있다. 작업부하, 작업환경조건, 작업편성과 작업시간, 생활조건 및 개인조건에 따라서도 구분할 수 있다.

### (2) 종류

정신적 피로와 육체적 피로가 있다. 또, 국소피로와 전신피로로 구분하고 보통피로, 과로, 곤비(困憊)의 단계가 있다. 보통피로는 하루 저녁잠을 자고 나면 회복되고, 과로는 다음날까지 피로가 계속되는 것, 곤비는 과로가 축적된 상태로 단기간의 휴식으로 회복될 수 없는 병적 상태이다.

### (3) 증상

머리가 무겁고, 전신이 나른하고, 어깨 및 가슴이 결리고, 숨쉬기 어렵고, 팔과 다리가 쑤시고, 입이 마르고, 하품이 나며, 식은 땀이 나는 등의 신체적 증상과 머리가 띵하고, 생각이 정리되지 않고, 졸음이 오고, 주의력이 산만해지고, 마음이 안정되지 못하는 등의 정신증상이 나타난다. 피로가 진행되면 동작이 완만해지고 협동능력이 떨어지고 관절의 강직과 이완이 오고, 상태가 더 악화되면 얼굴의 부종, 근육통, 호흡곤란, 이상질환, 소화기장애, 두통과 현기증 및 허탈감 등의 증세가 온다.

### (4) 대책

예방대책으로는 작업 숙련, 동적 작업화, 작업량 조절, 식사시간의 적정화, 쾌적한 작업환경, 체조와 레크리에이션, 수면 등이 있고, 회복 대책으로는 충분한 영양섭취, 목욕, 마사지, 피로회복제 복용 등이 있다.

## 6. 작업환경

근로자들의 건강관리와 생산성 향상 및 산업재해 방지를 위하여 작업장 환경은 위생적으로 관리되어야 한다.

입지조건은 안전성과 위생, 근로자 주거환경, 교통, 오락시설, 생산능률조건을 고려하여 정한다.

작업환경은 생산성 향상, 건강유지, 생명 위험방지를 위한 조건을 충족시켜야 한다. 재해예방 및 피난설비, 냉난방·온습도 및 환기와 채광·조명 시설, 분진·유해가스·소음·진동방지 설비 및 악취제거 시설, 폐기물 처리시설, 후생 복지시설이 있어야 한다.

작업조건은 작업종류에 의한 작업강도, 정적 작업, 작업자세, 작업곡선 그리고 근로자의 의욕, 숙련도, 피로 등에 영향을 받으며, 이외 작업시간과 휴식 등도 관련된다. 자기 적성에 맞는 직장에 배치, 근무하게 한다.

**표 13-1 작업강도와 분류**

| 구분 | 노동강도 | 실효율 (%) | 근무시간 중의 소비열량(cal) | 1일 소비열량 (cal) | 비 고 |
|---|---|---|---|---|---|
| A | 경노동 | 80 이상 | 남 920 이하<br>여 720 이하 | 2,200 이하<br>1,920 이하 | 의자에 앉아서 손으로 하는 작업(2,200kcal) |
| B | 중등노동 | 80~76 | 남 920~1,250<br>여 720~1,020 | 2,200~2,550<br>970~2,220 | 지속작업, 6시간 이상 쉬지 않고 하는 작업(2,500kcal) |
| C | 강노동 | 76~67 | 남 1,250~1,750<br>여 1,020~1,420 | 2,550~3,050<br>2,220~1,420 | 전형적인 지속작업 (3,000kcal) |
| D | 중노동 | 67~50 | 남 1,750~2,170<br>여 1,420~2,920 | 3,050~3,500<br>2,620~2,920 | 휴식이 필요한 작업 (3,500kcal) |
| E | 격노동 | 50 이하 | 남 2,170 이상<br>여 1,780 이상 | 3,500 이상<br>2,980 이상 | 중도적 작업 (4,000kcal) |

## (1) 고열

고온·고습하고 폭사열이 생기는 환경에서 노동하여 생기는 장애를 총칭하여 열중증이라 하며 열경련, 열사병, 열허탈증 및 열쇠약증 등이 있다. 원인은 고열, 고습, 무풍, 복사열, 체질과 예비적 조건에 의하며 장해로는 체온조절의 부조화, 순환기계 기능이상, 식염 및 수분의 상실 등이 있다. 예비 조긴으로는 수면부족, 위장장애, 과로 등이 있다.

작업의 최적온도는 여름 21.7℃, 겨울 18.9℃이다. 최적온도를 좌우하는 인자는 작업의 종류와 작업량, 계절, 민족, 의복, 연령, 성별, 음식물, 낮 근무와 밤 근무 등이 있다.

작업한계는 온도 38.3℃, 맥박수 125/min 이하, 잠깐 동안 계속되어도 무방한 한계는 38.9℃, 맥박수 160~170/min 이하이다. 땀발생량은 안정 시 1.8kg/hr, 작업 시 3.9kg/hr이다.

### 1) 열경련

■ 원인 : 고온에서 심한 근육 노동으로 땀이 많이 나면 탈수와 염분 감소로 노폐

물 축적, 중추 신경 및 간기능 장애를 초래한다.

- **증상** : 전구 증상은 현기증, 귀울림, 두통, 구역질, 구토, 호흡곤란 등이고, 주증상은 수의근 경련이다.
- **조처** : 신선한 곳에 환자를 안정시키고 작업복을 벗겨서 체온을 방산시키고, 생리 식염수를 정맥주사한다. 증상이 가벼울 때는 생리 식염수를 마시게 한다.

### 2) 열사병 및 일사병

- **원인** : 고온, 고습, 무풍의 작업장에서 육체 노동을 심하게 하면 체온 방산 장애로 열이 축적되어 뇌막혈관이 충혈되고 뇌의 온도가 상승하여 중추성 체온 조절 기능 장애가 일어나기 때문이다.
- **증상** : 전구 증상으로 두통, 현기증, 귀울림, 무관심 상태, 졸음 등이 있다. 체온은 41~43℃까지 상승하며 혼수 상태에 빠진다.

### 3) 열허탈증

- **원인** : 장시간의 고온환경에서 말초혈관 신경 조절 장애 및 심박출량의 부족으로 인한 순환 장애로, 피부 혈관의 확장 및 탈수 상태가 원인이다.
- **증상** : 전구 증상으로 전신의 권태감, 탈력감, 두통, 현기증, 귀울림, 구역질이 있고, 허탈 상태에 빠져 의식을 잃는다.
- **조처** : 쾌적한 곳에서 휴식하며 탈수에는 5% 포도당을 정맥주사하거나, 강심제를 투여한다.

### 4) 열쇠약증

만성적 소모로 인하여 생기므로 만성 열중증이라고도 한다. 전신 권태, 식욕 부진, 위장 장애, 빈혈 등이 있다. 비타민 $B_1$을 투여하고, 영양을 공급하며 쾌적한 곳에서 휴식시켜야 한다.

- **대책** : 작업공정의 열차단 및 개선, 환기 및 냉송풍기의 설치, 부적격자 제외, 휴식과 수면, 음료와 소금의 섭취, 비타민 B 복합제, 비타민 C의 투여 등이다.

## (2) 한랭

극심한 추위에 오래 있으면 체온이 내려간다. 체온이 26.7℃에 달하면 혼수상태에 빠지고, 25~21℃까지 내려가면 동상과 참호족에 걸린다.

### 1) 참호족염

한랭한 습기나 물에 발을 오래 담그면 참호족(trench foot, 또는 침수족, immersion foot) 증상을 나타낸다. 국소 조직의 산소 결핍과 한랭으로 모세혈관벽이 손상을 입는다. 종창, 소양감, 동통, 수포형성, 표재성 피부괴사, 궤양 등이 생긴다.

### 2) 동상

피부가 −10~−5℃ 이하의 찬 공기에 닿아서 생긴다. 단순히 피부의 홍조와 일시적인 지각마비, 표재성 수포 형성 등을 일으키는 것부터 혈행 장애, 혈전증, 청색증 및 괴저를 일으키는 것까지 있다.

### 3) 대책

작업능률 저하를 막기 위하여 작업장의 온도를 높여 준다. 방법으로는 수증기나 온수난방, 온풍난방이 있다.

## (3) 소음과 진동

### 1) 소음

소음은 원치 않는 음향이다. 소음은 음압을 데시벨로 측정한다. 실내 음향 수준을 결정하는 요소는 음에너지 총량, 밀폐 정도, 흡음도, 방의 크기와 모양, 음향원 또는 반사와 보호면까지의 거리가 있다. 청력 장해는 소음의 음압수준과 주파수, 폭로시간, 하루의 폭로회수, 소음작업의 근속연수, 개인의 감수성에 따라 다르다.

- 직업성 난청 : 소음이 심한 작업장에서 일하는 사람에게 나타나며, 급성은 귀의 압력, 귀울림, 귀의 통증, 출혈, 두통출혈, 두통 등이 나타나고 만성은 귀울림,

속삭임, 회화곤란, 귀머거리가 나타난다.

- **노인성 난청** : 나이가 들면 생기는 노화현상으로 신경성 난청이다.
- **생리적 장해** : 혈압, 맥박, 발한 증가, 전신 근육 긴장, 소화장해 등. 50~60dB에 폭로되면 위액의 분비가 감퇴된다. 회의실 30dB, 사무실, 가정 50dB, 옥외는 배경음보다 10dB 이상이면 불쾌감을 초래한다.
- **영구 장해** : 3,000~6,000Hz에서는 영구 청력손실이 생기고 4,000Hz에서 가장 심하며, 소음성 난청 초기증상을 나타낸다. 100dB 이상의 직업성 소음에 따른 청력손실은 4,000Hz에서 5~10년 후에 최고이다.
- **일시적 장해** : 공장소음은 4,000~6,000Hz에서 일시적 난청이 생기고, 폭로된 지 2시간 이내에 청력손실이 발생하고, 작업이 끝날 때 20~30dB 손실이 생기고 1~2시간 내에 회복된다.
- **수면방해** : 40~60phon 이상의 소음은 수면을 방해하고 과민증, 정서방해, 불안, 피로, 불화와 반항심을 유발한다.
- **작업능률 저하** : 흥분과 긴장, 피로를 일으키고, 주의력과 동작성 저하나 상실을 가져온다.
- **허용기준** : 평가소음도 50dB 이하, 지속음 90dB, 간헐음은 청력역치의 변동이 휴식기간 시 완전히 회복될 정도, 충격음은 140dB 이하, 평생 총폭로량 150dB 이하이다. 산업안전보건법에서는 85dB 이상을 소음성 난청 유발인자로 규제하고 있다(**표 13-2**).
- **대책** : 소음원의 제거나 차단, 소음방지기 설치, 흡음과 차음, 보호구 사용 등의 대책이 있다.

**표 13-2 소음의 허용기준(충격소음 제외)** 단위: Hr, dB(A)

| 1일 노출시간 | 8 | 4 | 2 | 1 | 1/2 | 1/4 |
|---|---|---|---|---|---|---|
| 소음강도 | 90 | 95 | 100 | 105 | 110 | 115 |

*115dB(A)를 초과하는 소음수준에 노출되어서는 안 된다.(산업안전보건법)

## 2) 초음파

16~20kHz 이상의 음파로 사람이 들을 수 없다. 저주파성 초음파는 직접 접촉

하는 경우 외에는 건강상의 문제가 크지 않으나 전신 및 국소작용이 생길 수 있다. 전신작용은 공기 전파될 경우에 일어나고 국소작용은 처리 대상물이나 초음파 기기에 신체 접촉이 이루어질 경우에 일어난다.

고출력 발전기는 국소 접촉으로 다발성 자율신경염, 수지·손·전박부의 부분마비가 올 수 있다. 110dB 이상의 저주파성 초음파 발생기기를 취급하면 중추와 말초신경계 및 심장혈관계의 병변과 청각과 평형 기능의 이상이 초래된다. 자각증상은 폭로 3개월 이내에 음에 대한 불쾌감, 두통, 피로, 귀울림, 귓속 통증, 복통, 이상 수면 등이다.

### 3) 진동

전신진동과 국소진동이 있으며 문제가 되는 주파수는 1~400Hz이다. 1Hz 이하에서는 누구나 불쾌감을 느끼고, 100Hz 이상은 피부에 작용하므로 국소장해를 초래한다. 진동에 따른 공명도 일어나며, 상체는 5Hz, 머리는 20~30Hz, 안구는 60~90Hz에서 공명한다. 전신진동은 8~1,500Hz, 국소진동은 2~100Hz가 문제가 된다.

- **전신진동** : 자율신경 장해, 말초혈관 수축, 혈압상승, 맥박증가, 피부의 전기저항 저하, 내분비계 영향, 월경장해, 위장장해, 내장하수증(배의 장기가 아래로 처지는 병), 척추이상 등이 생긴다. 차량에 의한 관절통, 디스크도 전신진동에 의한다.
- **국소진동** : 자동톱, 공기 해머, 전동식 연마기를 사용할 때에 손에 나타나며 백랍병 레이노 현상, 말초순환장애가 생긴다. 레이노 현상은 진동공구 사용자의 손가락에 일어나는 수지 창백증으로 손가락이 죽어 가는 증상 또는 백지병이라고도 한다.
- **대책** : 전신진동에 대해서는 진동을 최소화하거나 격리하여 전파를 방지하고, 진동 폭로기간을 최소화하고, 감수성 촉진 유해물질을 제거한다. 국소진동에 대해서는 휴식을 자주 하고, 진동공구는 10kg을 초과하지 말아야 하고 장갑을 사용한다. 방진재로는 강철용수철, 방진용 고무, 코르크나 스폰지, 펠트, 공기용수철 등을 사용한다.

## (4) 기압

인체는 대기압의 변화에 잘 적응하지만 변화가 크면 건강에 영향이 크다.

대기압은 해발 5,600m에서는 약 1/2, 10,000m에서는 1/4, 16,600m에서는 1/10로 감소된다. 해발 3,000m 이상 올라가면 산소호흡기가 필요하며 사람이 살 수 있는 한계 높이는 5,000~5,500m이다. 고산지대에 살면 적응된다.

고산지대에 처음 살거나, 고공비행을 할 때는 대기압이 낮아서 고산병이나 항공병이 발생한다.

해면에서 10m 깊이로 내려갈 때마다 1기압씩 증가하며, 잠수 광산의 갱, 해저터널 등의 고압환경에서 일하는 사람은 고압으로 혈액에 녹아든 질소가스가 상압으로 돌아올 때 끓어 올라 생기는 잠함병에 걸리기 쉽다. 공기 중에서도 땅속 깊이 들어갈수록 압력이 증가한다.

증상으로는 사지관절에 심한 동통과 시력장애가 나타난다. 감압이 끝난 후 산소를 흡입시키고 서서히 상압으로 하여 치료한다.

산업안전보건법에서는 게이지 압력이 $cm^2$당 1kg을 초과하거나 미만인 기압을 이상기압이라 하고 있다.

## (5) 광선

### 1) 불량 조명

- 안정 피로(asthenopia) : 조도 불량, 현휘가 심한 장소에서 작업하면 발생된다. 증상은 눈, 전안부의 압박감, 통증, 두통 및 시력감퇴가 있다. 대책은 적정 조명이다.
- 근시(myopia) : 주로 불량 조명하에 근접 작업하여 발생한다. 그러므로 조명을 알맞게 하여야 하며 올바른 작업 자세, 휴식 등이 필요하다.
- 안구 진탕증(nystagmus) : 원인에 대해서는 여러 가지 학설이 있으나 조명 불량과 일산화탄소 중독이 원인인 예가 많다.

### 2) 전리방사선

방사성 원소가 파괴될 때 방출되는 방사에너지로, 물질을 이온화한다. 투과력은

X선, $\gamma > \beta > \alpha$의 크기이고, 전리작용은 X선, $\gamma < \beta < \alpha$의 크기이다.

가장 영향을 받기 쉬운 조직은 골수와 림프조직 등의 조혈기와 생식선 등이며 신경조직, 골, 근육 등은 감수성이 낮다.

피폭에는 체외피폭, 표면오염, 체내피폭 등이 있다.

- **장해** : 장해 중 가벼운 개체효과는 회복될 수도 있으나 유전효과는 돌연변이가 생겨서 회복 불가능하다. 개체효과 장해로는 림프구, 백혈구, 적혈구 순으로 혈구가 감소되며 피부궤양, 피부암 등이 생기고, 만기장해는 백혈병, 각종 장기암, 백내장, 수명단축 등이 있다.
- **대책** : 허용기준을 준수하여 LD50인 400±100rem/주를 최대허용으로 한다.

### 3) 비전리 방사선

전리능력이 없거나 약한 것으로 자외선, 가시광선, 적외선 등이다.

- **자외선** : 4~4,000nm 사이의 전자파로 280~315nm의 자외선은 인체에 유익하다.
  장해로는 투과력과 홍반으로 색소침착(멜라닌 색소), 피부비후, 피부암, 결막염, 설맹(자외선에 의한 눈의 염증, 즉 자외선결막염), 각막 표층염, 작열성 전광선안염(전기용접 시 발생하는 파란 자외선 불꽃에 의한 염증으로 용접공에게 주로 나타남) 등이 있다. 대책으로는 보호안경을 쓴다.
- **가시광선** : 380~760nm의 전자파로 물체를 보이게 한다.
  장해로는 조명부족으로 근시, 안정피로, 안구진탕증 등, 조명과잉으로 시력장해, 시야협착, 망막변성과 황반부변성, 암순응의 저하, 약시가 있다.
  안전한 조명은 초정밀작업 750Lux, 정밀작업 300Lux, 보통작업 150Lux, 기타 작업 75Lux 이상이다(표 13-3).
- **적외선** : 열선으로 750~12,000nm의 전자파이다. 700~760nm은 피부 투과성이 강하여 충혈, 혈관 확장, 괴사를 일으킨다. 1,400nm 이상은 각막 손상, 1,400nm 이하는 만성폭로로 백내장(초자공 백내장)을 일으킨다. 백내장은 유리공, 용광로 화부들에게 많다. 머리에 어지러움, 자극작용을 한다. 강한 적외선은 열사병을 일으켜 사망까지 하게 한다.

**표 13-3 조도** (단위 : Lux)

| 작업종류 | 작업장전반 | 작업면 |
|---|---|---|
| 조잡작업 | 15~30 | 50~100 |
| 보통작업 | 40~60 | 100~300 |
| 정밀작업 | 60~90 | 310~1,000 |
| 특별정밀작업 | 90~250 | 1,000 이상 |

## (6) 먼지

1㎛ 이하에서 500㎛ 정도이다. 공중의 먼지는 호흡기로 들어와 폐에 침착하여 진폐증을 일으키고, 흡수되어 중독증을 일으키거나 병을 나타낸다. 폐포에 들어가 축적되는 것은 0.1~10㎛이며 그중 0.5~5.0㎛짜리의 침착률이 높다.

무기성 분진에는 규폐증, 탄광부진폐증, 활석폐증, 석면폐증 등이 있고 유기성 분진에는 면폐증, 농부폐증, 목재분진폐증 등이 있다.

건강에 미치는 작용에 따라 불활성 먼지, 자극성 먼지, 전신중독증 먼지, 알레르기성 먼지, 진폐증 먼지 등으로 나누며, 인체에는 먼지에 대한 방어 장치가 있다. 먼지는 코의 점액에 포착되어 기관지의 섬모운동으로 위쪽으로 운반되어 밖으로 배출되거나 위 속까지 삼킨다. 먼지 흡입량이나 점액 분비량이 너무 많으면 연동과 기침 또는 재채기로 밖으로 배출된다. 폐포에까지 이른 먼지는 대식세포에 먹혀서 림프선으로 운반된다.

- 규폐증 : 유리규산($SiO_2$) 먼지의 흡입으로 폐에 만성 섬유증식을 일으키는 증상으로 3대 직업병의 하나이다. 유리공장, 금속광산, 금속제련소, 탄광, 토석 채취업 등 광산 관계 업종에서 수십 년간 일하면 발병하며 보통 3년 이상에 발병한다. 예방으로는 설비개선, 시설개량, 노무관리, 의무관리가 있다.
  ① 원인 : 유리규산 입자가 폐포에 도달한 후 간질 내에 침입하여 조직구 또는 섬유세포가 증식하여 규폐결절이 생겨서 허혈성 괴사가 일어나고 괴사조직이 생긴다.
  ② 증상 : 주 증상은 호흡곤란, 기침, 흉통 등이며, 규폐가 진행되면 폐활량, 흉

위의 위축 차의 감소가 일어나고, 말기에는 규폐성 폐결핵이 생긴다.

- **석면폐** : 소화용제, 절연체, 내화직물의 석면을 취급하는 곳에서 발생한다. 2~5㎛ 입자의 장해가 가장 크다. 기관지에 부착되어 섬유증식을 만든다. 증상은 규폐증과 비슷하며 초기에 체중감소가 나타난다.
- **활석폐** : 활석채굴, 도료, 리놀륨, 고무, 화장품제조 등의 활석분 사용 작업장 근로자에게 발생되며, 석면폐와 비슷하다.
- **예방** : 분진을 발생시키는 근본 원인을 제거하고 분진방지시설을 설치하고 개선한다. 작업자는 방진마스크를 착용한다.

### (7) 유해가스 및 증기

유해가스 및 증기는 경구, 기도, 피부로 침입하며 그중 기도가 침입하기 가장 쉽다.

자극 물질에는 1차 자극물질, 2차 자극물질, 질식물질이 있다. 휘발성 물질에는 마취성 물질, 신경계 침입물질, 간·신장의 침입물질, 혈관계 침입물질, 용혈성 물질, 발암성 물질 등이 있다. 산업안전보건법에 근로자의 보건상 해로운 가스류를 15종류 명기하고 있다.

표 13-4 위험물의 표기

| 유해물 | 종별 | 색채 | 비고 |
|---|---|---|---|
| 유기용제 | 제1종<br>제2종<br>제3종 | 적색바탕에 흑색글자<br>황색바탕에 흑색글자<br>청색바탕에 흑색글자 | 사염화 아세틸렌류<br>파라클로로에틸렌 등<br>노말 헥산 등 |
| 특정화학물질 | 제1류<br>제2류 | 적색바탕에 청색글자<br>황색바탕에 청색글자 | 디클로로벤지딘과 그 염<br>벤젠 등 |

## 7. 공업중독

공업중독에는 유기용제 중독과 중금속중독이 있다. 유해물질은 물리적으로는 기체 및 증기, 액체 미스트 및 안개(fog), 먼지와 훈연(fume), 연무질(aerosol) 및 스모그(smog)로 나누고, 화학적으로는 할로겐 화합물, 산 및 알칼리 화합물, 페놀류, 아민류 등으로 나눈다. 생리적 작용으로는 자극제, 질식제, 마취제, 진정제 및 전신중독제로 구분한다.

대책으로는 시설개선 및 방지시설 설치, 작업방법의 개선 및 작업시간의 고려, 보호장비의 사용, 후생시설 설치, 건강진단 실시, 예방 약제 투여 등이 있다.

## (1) 작용 형태

### 1) 자극제

상기도 점막 자극물질, 상기도 점막 및 폐조직 자극물질, 종말기관지 및 폐포점막 자극제가 있다. 용해도가 높은 자극제는 후각을 자극하므로 유해물질이 있는 것을 잘 알지만, 용해성이 낮은 물질은 인지하지 못하는 경우가 있다.

### 2) 질식제

단순 질식제는 산소공급의 부족을 초래한다. 화학적 질식제는 헤모글로빈과 결합하여 산소운반능력을 방해하거나 함철(含鐵) 산화효소를 불활성화시키며 일산화탄소, 니트로벤젠, 황화수소 등이 있다.

### 3) 마취제와 진정제

마취작용과 중추신경작용을 억제하는 것으로 아세틸렌계의 탄화수소, 올레핀계의 탄화수소, 에틸에테르 및 이소프로필에테르, 지방족 알코올 등이 있다.

### 4) 전신중독제

흡입 또는 피부를 통해 흡수되어 전신중독을 일으키는 물질로서 할로겐 탄화수소와 벤젠, 납, 망간, 수은, 카드뮴, 베릴륨, 비소화합물 등 중금속이 있다.

## (2) 중독 메커니즘

### 1) 폭로

산업장의 유해물질은 호흡기, 피부, 소화기 등을 통하여 폭로되어 장기의 세포막을 통해 혈류 내로 침입하여 혈장단백, 간과 신장, 지방조직, 뼈 및 중추신경계에 분포되어 장해를 일으킨다. 흡수된 유해물질은 원래의 형태 또는 대사산물의 형태로 배설되며, 신장이 가장 주된 역할을 한다.

### 2) 배설

분해산물이 소변으로 직접 배설되는 것(유기인제), 장기에 축적된 것이 혈중으로 동원되어 소변으로 배설되는 것(납, 카드뮴, 수은), 침샘으로 분비되어 황화물을 만들어 치은에 금속연(緣)을 만드는 것(납, 망간, 비스무드, 비소), 젖으로 분비되어 영아에 중독을 일으키게 하는 것(납) 등이 있다.

### 3) 독성

유해물질의 독성 단위로 LD50은 50% 치사량, LC50(lethal concentration 50%)은 시험용 물고기가 독성 오염수에 노출 시 50%가 죽을 수 있는 치사농도로 ppm이나 $mg/m^3$ 등으로 표시한다.

## (3) 물질별 중독

### 1) 납중독

- **직업** : 납을 제련, 용해, 분쇄, 소성, 용접, 축전지, 안료로 쓰는 곳에 생기고, 옥탄가를 높이기 위해 가솔린에 첨가하는 4에틸납도 원인이다.
- **중독** : 먼지 및 증기 흡입으로 중독된다. 호흡기계중독이 빠르고 소화기계는 느리다.
- **증상** : 4대 증상으로 빈혈·연선·염기성 과립적혈구의 증가, 소변의 hemato-

porphyrin이 있다. 연선(lead line)은 잇몸에 암자색의 차색선으로 황화납이 침착한 것이다. 위장장해의 초기증상으로 식욕부진, 변비, 복부팽만감이 나타나며, 더 진행되면 급성 복부산통이 생긴다. 신경 및 근육계통의 장해로 사지의 신근이 쇠약하거나 마비되며 관절통, 근육통이 일어난다. 마비가 일어나는 것은 근육의 피로 때문이다. 중추신경장해는 심한 뇌중독증상을 나타낸다. 유기연에 폭로된 경우에 잘 일어나며, 심한 흥분과 정신착란과 깊은 혼수상태에 빠진다.

- **치료** : EDTA(ethylenediamine-4-acetic acid)염을 투여하여 납배설을 촉진시킨다.

### 2) 수은중독

- **수은의 종류** : 무기수은에는 질산수은, 승홍, 감홍, 뇌홍 등이 있고, 유기수은에는 페닐수은 등 아릴수은화합물과 메틸 및 에틸수은 등이 있으며 독성은 무기수은화합물의 독성보다 훨씬 강하다. 수은은 상온에서도 증발되므로 흡입하거나 분진과 함께 들이마시게 된다.
- **직업** : 정련, 증류 시 또는 수은광산, 계기, 수은등 제조공장 등에서 발생한다.
- **흡수** : 금속수은은 증기로 기도를 통해 흡입하면 80%가 폐포에서 신속하게 흡수된다. 경구 섭취 시 흡수율은 섭취량의 0.01% 이하이다. 금속수은은 신장과 뇌에 축적되며, 무기수은은 신장에 축적된다. 주로 대변과 소변으로 배설되며, 피부나 침 및 땀 등으로도 미량 배설된다.
- **증상** : 구내염, 근육진전, 정신증상 등 세 가지가 있다. 초기에는 안색이 누렇고 두통과 구토, 복통, 설사 등 소화불량증세가 나타난다. 구내염으로 잇몸이 붓고, 눌리는 통증이 있고, 근육경련이 있다. 술을 마시는 사람은 더 잘 나타난다. 정신흥분증으로 불면증에 시달리며, 근심걱정, 겁이 많아지고 부끄러움을 많이 타게 된다. 이를 홍독성 흥분이라고도 한다. 만성중독은 뇌조직에 침범하여 청력·시력·언어장해, 보행장해가 일어나며 모체를 통해 아기에게도 중독증상이 나타나게 된다.

### 3) 크롬중독

- 직업 : 크롬도금작업, 크롬산염 촉매 작업 등 크롬증기나 분진 흡입으로 발생한다. 6가크롬이 유해하다.
- 증상 : 전신장애로 크롬산염의 피부점막 부착으로 인한 부식 궤양이 있다. 호흡기계를 통해서는 비염, 인두염, 기관지염, 특히 비중격천공을 일으킨다.
  급성중독은 신장장해를 일으켜서 혈뇨, 결핍뇨, 무뇨증이 나타난다. 결국 요독증으로 1~2일, 길어야 8~10일 안에 사망한다. 만성중독은 코, 폐 및 위장의 점막에 병변을 일으키며, 장기간 폭로될 때는 기침, 두통, 호흡곤란이 일어난다. 특히 비중격천공 증상이 잘 알려져 있는데, 먼저 비점막의 염증증상이 빠르면 2개월 이내에 나타나며, 처음에는 비염과 구별하기 어려우나 나중에는 비중격의 연골부에 둥근 구멍이 뚫린다.

### 4) 카드뮴 중독

- 직업 : 카드뮴 정련가공, 도금, 합금제조, 카드뮴 전지와 화합물 제조 시 또는 합성수지, 도료, 안료 등 제조처에서 발생한다.
- 흡수 : 흡수(흡입)된 카드뮴은 혈액을 거쳐 2/3는 간과 신장으로 이동하고, 나머지는 혈액을 통하여 다른 장기로 이동하는데, 50~70%가 간과 신장에 축적된다.
- 증상 : 고농도 흡입하면 급성중독증이 발생하여 구토, 설사, 급성위장염, 복통, 착색뇨가 나타나며, 간 및 신장기능장해가 온다. 만성중독은 폐기종, 신장기능장해, 단백뇨가 주 증상이고, 뼈의 통증, 골연화증 및 골소공증, 등골격계 장해가 잘 알려져 있다.

### 5) 아황산가스 중독

아황산가스는 점막·피부 등의 수분 존재하에서 산으로 작용하여 독작용을 한다.

- 직업 : 천연유황 갱내 굴착, 유황 암석의 가열, 황산제조, 셀룰로이드 제조, 제지, 제빙 등에서 발생한다.

- **증상** : 눈·상기도·폐·위 등의 만성염증, 산혈증이 발생한다. 흡입으로 인해 인두통, 해소, 기침, 재채기 등이 생긴다(0.008~0.0012%). 0.002%가 되면 안결막에 자극증상이 나타난다. 0.001% 이상의 농도에서는 만성기관지폐렴 증상이 나타난다. 체내에 섭취되면 산성증(acidosis)이 생긴다.

### 6) 망간중독

- **직업** : 망간과 산화물의 먼지를 흡입하는 망간광산의 채굴작업장 및 망간광석의 분쇄작업장에서 발생한다.
- **증상** : 장기간 흡입하면 파킨슨씨병과 비슷한 증상으로 보행장애가 생기고 안면이 무표정하며 가면 모양의 안면을 하고, 쥐는 힘과 배근력이 저하된다.

### 7) 인 중독

- **직업** : 황린과 인산을 제조하는 곳, 즉 살충제, 쥐약 공장이나 비료공장에서 발생한다.
- **증상** : 황린 또는 인산염 증기의 흡입으로 생긴다. 인은 산화효소의 작용을 저지하고, 독성도 강하다. 전신증상으로는 권태·식욕부진·소화기장애·빈혈·황달이 생긴다. 아래턱뼈 발육이 불량해진다. 잇몸의 발적·종창·농양(고름집)도 나타나는 수가 있다.

### 8) 유기용제 중독

유기용제를 흡입하면 중독되기 쉽고, 피부에 닿으면 그 부위의 지방을 용해하여 피부장애를 일으킨다. 흡수된 유기용제는 지방이 많은 조직이나 장기, 중추신경계나 부신피질 등과 친화성을 가져서 기능을 장해한다.

어떤 유기용제이든 먼저 피로감, 흥분, 두통, 구토, 현기증, 위의 팽만감, 식욕감퇴 등을 나타내며, 그 후에 고유의 증상이 나타난다.

유기용제로는 탄화수소계 물질, 염화탄화수소계, 알코올, 알데히드, 케톤, 에테르계 물질이 있으며 그중 메틸화합물, 사염화 또는 오염화 메탄, 벤젠, 이황화탄소 등의 독성이 강하고 두 가지 이상 함께 작용하면 상승작용을 나타낸다.

■ 벤젠류

① 벤젠, 톨루엔, 크실렌, 시클로헥산 등이 있다.

② 주로 흡입으로 중독되며, 피부에 닿으면 피부장애를 일으킨다. 급성중독은 신경계에, 만성중독은 혈관·혈액·간에 중독작용을 나타낸다.

③ 직업 : 벤젠류 제조, 분류, 증류, 주입, 안료 용해, 도료 용제, 분무 도장 등의 작업자에게 생긴다.

④ 증상 : 급성중독으로 두통·귀울림·현기증·오심·구토·근육의 경련·마비·의식상실이 발생되며, 중증은 죽는다. 만성중독으로 피로감, 두통, 전신쇠약, 위장장애가 생긴다. 조혈기능 장애로 심한 빈혈이 나타난다. 간기능장애도 나타난다.

■ 이황화탄소

① 이황화탄소($CS_2$)는 휘발성 액체이므로 가스의 흡입으로 중독된다.

② 직업 : 인조섬유 공업, 고무·양모·피혁의 제조 및 가공공업 종사자, 지방추출 작업자에게 발생한다.

③ 증상 : 지용성이므로 지방산이 많은 장관에 친화성이 있고 신경장애와 부신피질의 기능장애가 나타난다. 초기에는 흥분, 우울증, 기억력 감퇴, 주의력 산만과 환청 및 환시 등의 정신장애가 온다. 전신증상으로는 두통, 체중감소, 권태감, 불면, 헤모글로빈 감소가 있다.

■ 트리클로로에틸렌

① 직업 : 탈지·세정 작업자에게 발생한다.

② 증상 : 복시·피로감·현기증·구역질·경련 등이 있다.

## 8. 산소결핍

공기 중의 산소농도가 18% 미만인 상태를 산소결핍이라고 한다. 산소가 결핍된 작업장은 산소농도가 18% 이상 유지되도록 환기시켜야 한다. 특별한 경우는 18% 이하에서도 작업을 할 수 있다.

**표 13-5 산소농도에 따른 인체의 증상**

| 산소농도 (%) | 산소분압 (mmHg) | 동맥혈액의 산소분압 (mmHg) | 동맥혈액의 산소포화도 (%) | 증상 |
|---|---|---|---|---|
| 16~12 | 120~90 | 60~45 | 89~85 | 맥박 및 호흡수 증가, 정신집중곤란, 두통, 귀울림 |
| 14~9 | 105~60 | 55~40 | 87~74 | 판단력이 둔해지며 의기양양감, 명정(만취)상태, 불안정한 정신상태, 자상 못 느낌, 전신탈력, 청색증 |
| 10~6 | 70~45 | 40~20 | 74~33 | 의식불명, 중추신경장해, 경련, 청색증 |
| 10~6에서 지속 또는 그 이하 | 45 이하 | 20 이하 | 33 이하 | 혼수(호흡이 늦어짐, 호흡정지), 6~8분 후 심장박동 정지 |

## (1) 발생

호기성 미생물, 혐기성 세균의 가스발생, 금속 산화, 환원성 물질, 광석, 토양의 성분 변화, 지하수 공사장에서의 제1철염 존재, 건성유, 곡물·종자·채소·목재 등 농산물 저장창고, 질소가스의 봉입·누출 및 방출, 내연기관 또는 연소, 냉매가스의 방출 또는 누출, 드라이아이스의 기화 등의 원인으로 산소결핍이 생긴다.

## (2) 증상

산소결핍에 가장 민감한 조직은 뇌신경세포로 산소가 부족하면 뇌세포가 파괴된다. 3분 이상 산소가 공급되지 않으면 뇌가 회복되지 않는다. 산소농도가 14% 이하이면 중증으로 치사한계에 가까워지게 된다.

증상은 초기에는 대뇌피질의 신경세포 기능이 저하되고 이후 중추기능 장해가 발생되면서 사망한다. 산업장에서의 산소결핍은 작업하기 전에 산소가 결핍된 곳에서 발생하며, 작업 중 서서히 발생하는 일은 드물다.

## 9. VDT 증후군

사무자동화로 컴퓨터 등의 시각표시 단말장치(visual display terminal : VDT)의 화상을 보며 작업하여 생기는 증상이다.

그러나 대체로 일과성이다. 증상으로는 안정피로, 경견완증후근, 직업성 요통, 스트레스, 불안, 억울, 초조, 신경질, 감정의 메마름 등이 있다. 대책으로는 아른거림이 적고 무광택인 CRT 등을 사용하기, 조명은 화면에 빛이 비치지 않도록 하기, 키보드의 조도는 300~500Lux로 하고 서류에는 보조 조명을 사용하기 등이 있다. 눈이나 손가락 위치도 적절해야 하고 의자는 높이를 조절할 수 있어야 한다. 연속작업은 1회 1시간 이내로 한다.

chapter 14

# 학교보건

※ 학교보건법

학교보건법 4조 학교의 환경위생 및 식품위생관리 조항에서 학교의 장은 교사(校舍) 안에서의 환기·채광·조명·온도·습도의 조절, 상하수도·화장실의 설치 및 관리, 오염공기·석면·폐기물·소음·휘발성유기화합물·세균·먼지 등의 예방 및 처리 등 환경위생과 식기·식품·먹는물의 관리 등 식품위생을 적절히 유지·관리하여야 한다고 되어 있다.

그 외에 학교환경위생 정화구역의 설정 및 정화구역에서의 금지행위, 건강검사 및 기록, 건강증진계획의 수립, 감염병자가 생겼을 때의 등교 중지, 학생의 보건관리, 보건교육, 예방접종, 치료 및 예방조치, 학생 안전관리, 교직원 보건관리, 질병 예방, 감염병 예방접종, 학교의사·약사와 보건교사, 보건기구의 설치, 학교보건위원회에 대한 조항이 있다.

## 1. 의의

학교보건은 학생과 교직원의 건강과 안녕을 확보하고자 하는 교육 활동의 일환으로 학교 교육의 효율을 증진시키는 데 목적이 있다. 공중보건상 학교보건이 중요한 이유는 학생은 인구가 전체의 1/4이나 되는 큰 집단이고, 학교는 지역사회의 중심이고, 학생을 통해 지역사회 및 가족에게 간접적 보건교육이 이루어질 수 있기 때문이다. 또, 학생기는 배우려는 의욕이 강하기 때문에 보건 교육의 효과를 높일 수 있고, 학생들의 장래 생활화가 가능하고, 학교 교육의 효율을 크게 향상시킬 수 있기 때문이다.

## 2. 학교보건교육

학교보건은 학생과 교직원에게 보건봉사와 환경관리 및 보건교육을 하여, 건강 문제를 스스로 해결할 수 있도록 하며, 가족과 지역사회까지도 그 대상에 포함한다.

사업내용은 학교보건봉사, 학교환경위생, 학교보건교육, 학교급식관리, 학교정신보건, 사고예방과 응급처치 등이 있다.

학교보건사업의 계획은 학교보건 목적을 달성하기 위한 내용을 모두 포함하며 자료수집, 자료분석, 사업계획 수립의 순서로 한다.

학교보건사업의 평가는 계획평가, 진행평가, 결과평가를 하며, 평가내용은 재계획 수립에 활용한다.

## 3. 학교보건사업

### (1) 건강평가

학생과 교직원의 건강을 평가하는 것으로 정기건강평가와 수시건강평가로 하며, 내용은 건강진단, 간이검사, 건강관찰, 건강기록 등이다. 정기건강평가는 매년 1회 5월부터 6월 사이에 학생과 교직원이 함께 평가하고, 수시건강평가는 필요에 따라 수시로 한다.

■ 정기건강평가 : 체격검사(신장·체중·좌고·흉위), 체질검사(시력·청력) 및 체능

검사(달리기·턱걸이·멀리뛰기 등), 영양평가, 치아검사, 결핵검사, 기생충검사(연 2회) 등의 평가를 한다.

- **수시건강평가** : 담임교사, 일반교사, 양호교사, 보호자 등 학생 주변의 여러 사람들에 의하여 수시로 이루어진다.

  평가를 통하여 결핵 등 감염성 질환의 감염자의 발견, 신체적·정신적 결함자의 발견, 건강이상 학생의 상태변화, 신체적 발달상태 평가 등을 한다.

  평가결과에 따라 감염병환자의 등교 정지, 예방접종, 요양조치, 좌석·의자의 조정 및 변경, 특수학교 편입지도, 작업 및 운동의 경감, 정밀검사 지도, 휴교조치 등을 한다.

## (2) 건강진단과 건강관찰

건강진단 시 체격검사는 양호교사와 담임교사, 체능검사는 체육담당 교사와 담임교사, 체질검사는 의사, 치과의사 등이 하며, 양호교사나 담임교사가 협력한다.

건강관찰은 정기적으로나 수시로 담임교사, 양호교사, 체육교사, 학부모, 교의 등이 하며 담임교사의 역할이 가장 크다. 내용은 개인의 청결 등 위생상태, 질병감염 여부, 비정상적 행동, 태도, 용모 및 정신적 또는 정서적 안정 여부, 결석상태, 성적의 급격한 변화 등을 중심으로 관찰한다.

## (3) 건강상담

건강관리에 목적이 있지만 교육목적 성취를 위해서도 중요하며 담임교사, 양호교사, 의사, 치과의사 등이 한다. 대상 학생은 건강평가 결과 계속적인 관찰을 필요로 하는 학생, 심신 이상자, 학부모의 요청이 있는 자 등이며, 각종 교육활동이나 체육행사 등 학교행사의 참여 여부를 결정하기 위한 경우에도 건강상담을 한다.

## (4) 감염병 관리

감염병의 예방 및 관리에 관한 법률, 결핵예방법, 기생충질환예방법 등에 명시된 질병을 충실히 관리하여 예방의학적 면을 강화하고, 결핵 및 기생충을 정기 검사해야 한다. 감염병환자가 발생했을 때는 등교정지, 휴학 등으로 전파되지 않도록 하고, 세균성 감염병환자는 1~2일 간격으로 가검물 검사를 하여 연속 2회 이상 음성일 때 등교시켜야 한다.

### (5) 구강보건관리

학동기는 유치가 영구치로 교환되는 시기이므로 구강위생, 치아위생, 상수의 불소처리, 치아의 불소도포로 우식치의 예방 활동 등을 해야 한다.

### (6) 응급처치 및 안전관리

학교는 화재, 폭발, 폭풍우 등 천재지변, 안전사고나 급환이 생겼을 때 응급처치할 수 있어야 하므로 교직원은 응급처치 요령을 숙지하고, 학부모와의 연락망과 병원 후송 대책이 있어야 하며, 구급 비상약품 등이 있어야 한다.

### (7) 교직원의 건강관리

교직원은 정신적 불안정이나 감염병에 걸리지 않은 사람을 채용해야 하며, 취임 후는 매년 정기 건강진단을 하여 감염병 감염자의 휴직 등 적절한 조처를 한다.

## 4. 학교환경위생

학교환경으로 교지, 교사, 교실, 운동장, 의자와 책상, 채광과 조명, 난방, 급수위생, 화장실, 진개처리 등이 있으며, 위생관리의 목표는 학생의 건강유지 향상, 심신의 안전, 학습능률의 향상, 질병발생 방지, 편리하고 즐거운 학교생활에 있다.

### (1) 교지

면적이 충분히 넓고, 통학이 편리하고, 안전하고, 공기가 맑고 일광이 풍부하고, 수질이 좋고, 배수가 잘되고, 주변에 주점·극장·교도소·도축장·묘지·철도가 없어야 한다.

### (2) 교사

남향이나 동남향이어야 하고 현관과 계단은 넓어야 하며 복도 폭은 2m 이상, 경사는 40°이어야 좋다. 채광은 자연채광이 좋고, 창은 교실면적의 1/5 이상으로 한다. 채광 위치는 좌상방이 좋다. 교실의 창면적은 실내면적의 20~25%로 하고, 창문유리는 무색투명한 것으로 한다.

### (3) 교구

책걸상은 1인용으로 하고, 초등학교 아동은 6종류 크기로 하여 해마다 한 번씩 바꾸어 준다. 의자는 앉는 면의 높이가 학생 하퇴의 길이보다 1.5cm 낮아야 좋고, 책상은 앉은키의 1/3에 의자 높이를 더한 높이가 좋다.

### (4) 위생검사

매학년이나 매학기 정기적으로 학교위생요원이 위생검사하여 부적당한 것이 있을 때는 바로 개선토록 한다.

### (5) 먹는물

먹는물 및 용수는 되도록 수돗물을 사용하고, 우물물은 수질시험에 합격해야 한다.

### (6) 환경기준

교실의 부피는 바닥에서 4m 이상 높이의 공간을 제외하고 1인당 $10m^3$(유아·아동은 5$m^3$)를 표준으로 한다. 작업실과 실험실 및 조리실 등은 환기에 유의하고, 환기 횟수는 1시간 3회 이상, 환기량은 $CO_2$ 0.1% 이하를 표준으로 한다.

### (7) 교실온도

여름의 교실온도는 16~17℃, 겨울은 10℃(0℃ 이하는 불가) 이상 유지하도록 하여 학습 능률을 높인다.

### (8) 채광

가능한 자연채광하고, 인공조명을 보조적으로 이용한다. 조도는 제도실·재봉실은 200~500Lux, 교실 흑판은 150~300Lux, 책상은 100~200Lux, 강당·도서실·실험실은 70~150Lux, 체육관은 100~150Lux, 세면장·변소·계단은 60~70Lux, 복도·출입구에는 50~100Lux가 적당하다.

## 5. 학교급식

학생들에게 영양급식을 하여 심신의 건전한 발달을 도모하고, 건강한 세대를 이룩하게 하고, 국민의 식생활을 개선하기 위한 것으로 보건적 목적과 교육적 목적을 가지고 있다.

건강 면의 목적은 합리적인 영양섭취, 연령에 알맞은 영양공급, 건강증진 및 체위향상이 있다.

교육적 목적은 질서의식과 예절교육, 생활규칙 습득, 바람직한 식습관 형성 및 개선, 위생관념 확립, 학습효율 상승이 있다.

경제적 목적은 효율적인 급식이 있다.

사회적 목적은 농수산물의 구조개선 촉진, 식품의 생산과 소비에 관한 지식, 국민 식생활 개선이 있다.

## 6. 보건교육

### (1) 목적

보건교육은 개인과 집단을 대상으로 건강 문제에 대한 지식이나 태도를 향상시켜 건강한 생활을 하게 하고, 공중보건의 기초가 되는 조직적 사회교육이면서 문화운동이다.

보건교육은 지역사회 주민의 전통, 습관, 관습, 생활양식, 종교의 분포, 교육, 환경, 문화를 고려하여야 하고, 교육자는 자질과 사명감이 있어야 한다. 내용은 자연과학과 사회과학적인 근거가 확실하고, 가치 있고, 시기적으로 적합하고, 교육에 대한 관심과 집중, 동기가 있어야 한다. 습득 과정에서 새로운 사실이나 잘못된 사실을 알게 되어 관심을 갖게 하여 발전적 시도를 실천하도록 한다.

#### 1) 대상 중심

개인 접촉방법은 저소득층이나 노인층에 적합하며 가정방문, 건강상담, 진찰, 전화, 예방접종, 편지 등이 있으며 효과적이지만, 많은 인원과 시간이 필요하다.

집단 접촉방법은 동시에 2명 이상의 일정한 수의 집단을 대상으로 교육하는 방법으로 개인 접촉방법만큼의 효과는 기대하기 어려우며 강연회, 집단토론, 심포지움, 패널 디스커션, 버즈 세션, 롤 플레잉 등이 있다.

#### 2) 매체 중심

대중 접촉방법으로 영화, 슬라이드, 전시, 팸플릿, 리플릿, 포스터, 녹음기, 벽보 등을 비롯하여 신문, 라디오, 텔레비전 등이 이용된다. 이 방법은 넓은 지역의 대중을 상대로 조직적·계속적으로 보건교육을 하고, 교육효과를 통하여 강력한 여론을 형성시키는 데 목적이 있다.

#### 3) 과정 중심

보건교육은 지도교육, 조정, 조직의 3단계의 과정으로, 인간관계와 사회관계의 연쇄이며, 지역사회의 건강문제를 해결할 때 관련 단체, 기관, 사람 등의 사회적 지원이 유기적으로 조직화되어야 한다. 따라서 보건교육은 지역사회 조직활동의 형식을 취하게 된다.

### (2) 대상

#### 1) 학교

##### ① 목적

보건교육의 목표는 보건에 대한 올바른 태도와 행동의 생활화, 간접 교육효과, 장래 완전한 건강세대를 이루는 데 있다.

보건교육은 건강상담, 특별활동, 각종 회합, 교과목을 통한 것이 있다. 학교교육만으로 효과가 없는 학생이나 문제아동을 위해서는 학부모와 학생의 공동실습, 학부형과 학생 대표와의 학교보건 운영위원회 개최 등 협력이 필요하다. 학생도 지역사회의 일원으로 지역사회와의 협력을 얻도록 해야 한다.

##### ② 내용

- 초등학교 : 건강습성의 기초지식이 부여되고 조성되는 시기로, 담임교사를 중심으로 이루어진다. 내용은 청결생활, 구강위생, 눈·귀의 위생, 질병 예방, 음식물과 건강, 신체의 운동과 발달 등이다.
- 중학교 : 재학 시와 장래 성인생활에 필요한 보건지식을 부여한다. 내용은 건강보전, 신체의 형태적인 발달, 신체의 기능적인 발달, 환경위생, 정신질환, 국민의 수명 등이다.
- 고등학교 : 건강의 의의, 가정생활과 건강, 질병의 예방, 사고재해와 예방, 국민보건 등을 내용으로 한다.
- 대학교 : 교양과목으로 건강의 개념, 공중보건사상, 질병관리, 기호품 및 약물과 건강, 건강한 사회생활 등에 관하여 폭넓게 교육한다.

### 2) 일반주민

보건교육 계획은 전체 보건사업의 일부로 이루어져야 하고, 대상 지역사회나 대상주민에 대한 예비조사와 주민의 희망, 자원, 문화적 배경, 즉 신앙, 전통, 행동, 규범, 미신 등을 조사해야 한다. 대상주민 대표와 함께 계획하여 자신들의 일이라는 느낌과 확신을 갖게 한다. 그리고 필요한 인적, 물적 자원을 조사하여 성의 있게 기여하게 한다.

교육은 대상주민의 실정에 맞게 하고, 실시 전에 연습을 해 보아야 한다. 그리고 보건교육 관계직원과 다른 계직원 사이에 협조가 이루어져야 하고 보건관계 모든 직원이 교육의 방법, 매체의 사용법을 충분히 습득해야 하고, 보건교육 전문가의 지도를 받아야 한다.

필요한 경비는 재정사항을 감안하여 우선순위를 정하여 쓰도록 한다.

보건교육 후에는 반드시 평가를 한다.

### 3) 환자

환자가 질병에 대해서 혼동하거나 잘못 인식하고 있을 때에는 바로 가르쳐 주고, 건강증진과 질병 예방에 필요한 지식을 전달하며, 사회환경적인 질병발생 요인을 인식시켜 주고, 의료인의 역할에 대해서 설명하고, 치료의학뿐만 아니라 예방의학의 중요성도 강조하여 교육시킨다.

## (3) 평가

### 1) 시기별 평가

보건교육의 평가는 명확한 기준과, 설정한 목표를 달성하기 위하여 사업의 진도를 점검하고 확인하는 것이다. 평가는 사업의 후에만 하는 것이 아니라 계획, 진행, 결과도 평가한다. 즉, 처음에는 계획이 잘되었는지 평가하고, 진행과정에서 계획대로 진행되는지 여부를 점검하여 변화나 조정이 필요한지 확인하며, 마지막으로 사업이 종결되었을 때 사업의 성과 및 결과를 평가한다.

### 2) 내용별 평가

- **자재 평가** : 자재의 비용, 자재의 질적인 면과 효과를 평가한다.
- **활동 평가** : 활동범위의 적절성을 평가하고, 보건교육이 문제를 해결할 수 있는지 평가하며, 전달매체 및 교육방법이 충분히 이용되었는지, 보건교육 참여자들 간에 협조가 원활하였는지 평가한다.
- **결과 평가** : 양적 평가는 참여 인원으로 평가하며, 질적 평가는 전문가의 감정 및 여론조사 등으로 평가한다. 그리고 습관의 변화는 의료 이용의 증가, 예방접종률의 증가, 보건상담의 증가 등으로 평가한다. 보건상태의 변화는 이환율, 사망률, 보건개선 상태 등을 고려하여 평가한다.

# chapter 15

# 영양보건

영양소는 열량공급, 신체 구성, 생활기능 조절 등의 작용을 하며, 영양소는 생물의 성장과 생활을 담당하는 물질로 열량소와 조절소가 있다. 열량소에는 에너지원인 단백질, 탄수화물, 지방질이 있고, 조절소에는 무기질과 비타민이 있다. 물도 신체기능 조절에 중요한 역할을 하므로 합하여 6대 영양소라고도 한다. 구성비는 단백질(약 16%), 탄수화물(약 1%), 지방(약 14%)과 무기질(약 5%), 수분(약 65%)이다.

※ 국민영양관리법

국민의 식생활에 대한 과학적 조사·연구를 바탕으로 국가영양정책을 수립·시행하여 국민의 영양 및 건강과 삶의 질을 향상시키는 데 목적이 있다. 국가 및 지방자치단체는 올바른 식생활 및 영양관리에 관한 정보를 국민에게 제공하고 대책을 세워야 하며 영양사는 전문능력을 향상시켜 국민영양개선 및 건강증진을 위하여 노력하여야 한다.

이 법의 내용에 의하여 보건복지부장관은 국민영양관리 기본계획을 세우고 시장·군수·구청장은 국민영양관리시행계획을 시행한다. 영양관리사업으로는 영양·식생활 교육사업, 영양취약계층 등의 영양관리사업, 통계·정보, 영양관리를 위한 영양 및 식생활 조사, 영양소 섭취기준 및 식생활 지침의 제정 및 보급, 영양사의 면허, 업무 및 교육 내용이 있다.

## 1. 단백질

단백질은 세포조직의 주성분으로 근육, 신경, 혈액, 내장, 장기, 뼈, 연골, 피부, 모발, 효소, 항체, 호르몬을 구성한다. 단백질은 탄소, 산소, 수소, 질소로 구성되며 분해되어 아미노산이 된다.

단백질을 구성하는 아미노산 중에는 생체 내에서 다른 유기물로부터 합성되는 비필수아미노산과 합성되지 않는 필수아미노산이 있고, 필수아미노산은 식품으로 섭취해야 한다. 단백질이 부족하면 발육정지, 신체 단백질 손실, 부종, 빈혈, 감염병에 대한 저항력 감소 등이 나타난다.

필수아미노산은 10가지로 아르기닌, 히스티딘, 페닐알라닌, 트립토판, 메티오닌, 루신, 이소루신, 리신, 트레오닌, 발린이다.

단백질은 필수아미노산이 많은 동물성 단백질을 1/3 이상 섭취하는 것이 좋다.

하루 필요량은 체중 1kg당 1g이 필요하지만 안전을 위해서 1.3~1.6g이 필요하다. 우리나라 성인남자는 75g, 성인여자는 65g을 권장하고 있다.

## 2. 탄수화물

탄수화물은 포도당·과당 등의 단당, 설탕·맥아당·유당 등의 이당, 전분·글리코겐 등의 다당으로 섭취된다. 96%가 열량으로 이용되며, 당질 1g의 열량은 4cal이다.

다당과 이당, 올리고당은 효소 작용으로 단당까지 분해되어 소장 점막에서 흡수되고, 포도당은 혈액을 통해 전신을 순환하며 에너지원으로 작용한다. 정상 혈당값은 0.1g%이다. 과잉이 되면 글리코겐으로 저장되었다가 부족할 때는 포도당으로 분해하여 방출한다. 탄수화물이 부족하면 지방질 대사가 촉진되어 산혈증을 일으킨다. 탄수화물은 지방으로 변환되기 때문에 과잉 섭취하면 비만이 된다.

FAO에서 권장하고 있는 우리나라 성인(20~49세)의 칼로리는 남자 2,500kcal이고, 여자 2,000kcal이다.

당질이 부족하면 단백질을 분해하여 당질을 만들어 사용한다. 그러므로 당질이 풍부하면 단백질을 절약하게 된다. 당질은 산화분해되며 신체에 부담을 주지 않고, 피로를 막고 피로를 빨리 회복시킨다.

## 3. 지방질

지방질은 단백질과 탄수화물의 두 배(9kcal/g)의 열량을 내어 인체를 따뜻하게 하고, 피부에 탄성을 주고 부드럽게 한다. 그리고 영양물질의 저장고 역할을 하며, 비타민 A, 비타민 D 등의 지용성 비타민을 함유하고, 신체 구성성분으로 작용하고, 만복감을 주고, 필수지방산을 공급하고, 뼈의 석회화를 촉진한다. 지방질이 부족하면 허약, 빈혈, 거친 피부, 피부질병에 대한 저항력 감퇴 등이 나타난다.

포화결합만으로 이루어진 지방산을 포화지방산이라 하고, 불포화결합이 있는 것을 불포화지방산이라고 한다. 포화지방산은 동맥경화증 발생과 관계가 깊다.

linoleic acid와 linolenic acid는 체내에서 합성되지 않으므로 필수지방산이라고 하며, 결핍되면 성장이 중지되고 피부와 신장에 병변이 나타난다. 콜레스테롤 섭취량은 하루 300mg을 초과하지 않도록 한다.

## 4. 비타민

비타민은 효소의 보조효소로 신체 기능을 조절한다. 미량만 필요하기 때문에 편식이나 흡수 장애 등이 없는 한 결핍되지 않는다. 수용성(B류, C)과 지용성(A, D, E, K)이 있다.

### (1) 비타민 A

$A_1$, $A_2$, 프로비타민 A(α-, β-, γ-carotene)가 있으며 동물의 성장발육에 필요하고, 시각회로에 관여하고, 피부와 점막의 기능을 유지한다. 결핍되면 성장발육 정지, 세균 및 기생충에 대한 저항력 감소, 야맹증, 안구건조증이 생긴다. 녹색 식물이나 과일의 카로틴을 섭취하면 비타민 A로 전환된다. 푸른색 채소, 당근, 간유

에 많으며 체내에서 대장균이 합성한다.

## (2) 비타민 D

$D_2$, $D_3$가 있으며 햇빛의 작용으로 피부에서 합성되고, 칼슘과 인의 흡수를 촉진한다. 혈액의 칼슘양을 일정하게 유지시키고 뼈의 신생과 치아발육을 촉진한다. 부족하면 구루병(곱추)과 흉곽 변형(새가슴), 골연화증이 생긴다. 여분이 있으면 간에 저장되며 간유 및 난황 속에 많이 들어 있다.

## (3) 비타민 K

$K_1$(phylloquinone), $K_2$(menaquinone)가 있다. 혈액 응고작용을 하며, 혈장과 뼈, 신장의 단백질 생합성에 필요하다. 결핍되면 혈액응고에 이상이 생겨서 출혈증이 되고, 간기능장해가 생긴다. 푸른잎 채소에 많이 함유되어 있으며 체내에서 대장균의 작용으로 합성된다.

## (4) 비타민 B

$B_1$(thiamin), $B_2$(riboflavin), 니아신(niacin), $B_6$(pyridoxine), $B_{12}$(cobal amin) 등이 있다.

### 1) 비타민 $B_1$

탄수화물 대사를 촉진하며 부족하면 각기병을 일으킨다. 각기병의 증상은 전신권태, 식욕 감퇴, 감각 이상, 심장 비대, 부종 등이다. 곡식의 내피, 배아, 우유, 감자, 배추, 돼지고기, 계란, 효모 등에 많으며 체내에서 대장균의 작용으로 합성된다.

### 2) 비타민 $B_2$

생체 산화에 관여하며 식욕증진, 성장, 발육촉진, 간기능항진, 중독 및 해독작용, 시력 증진 작용을 한다. 부족하면 성장저해, 시각장해, 영양장해, 간기능장해,

피부염, 구각염, 설염이 생긴다. 푸른색 채소, 육류, 소간 등에 많다.

### 3) 비타민 $B_{12}$

분자 중에 코발트를 갖고 있다. 항빈혈작용, 장점막 근육 기능 유지, 성장촉진, 간장보호작용을 한다. 부족하면 악성 빈혈, 콩팥 비대증, 위액결핍, 간장기능 장해, 흥분성 증가, 강직, 우울 등의 증세가 나타난다. 동물성 식품에 많이 들어 있다.

### 4) 비타민 $B_6$

피리독살과 피리독사민이 있다. 단백질대사, 산화 환원, 아미노산 대사, 피부 건강과 저항력 증가 작용을 한다. 비타민 $B_2$와 함께 사용하면 상승작용을 한다. 부족하면 성장 장애, 비염, 설염, 지방간, 빈혈, 흉선 위축, 면역체 생산 능력 저하, 당뇨, 간질성 혼수, 피부염 등이 생긴다. 쌀겨, 간, 효모, 달걀 노른자, 곡류, 당밀 등에 많다.

### 5) 니아신

생체산화에 관여하며, 니코틴산과 니코틴아미드가 있다. 부족하면 펠라그라를 일으켜서 피부염, 구강염, 혀의 적색화, 신경통, 소화불량이 나타난다. 펠라그라는 옥수수를 주식으로 하는 사람들에게 많다. 체내에서 대장균이 합성한다. 효모, 땅콩, 닭고기, 쇠고기, 돼지고기, 콩, 시금치, 감자 등에 있다.

### 6) 비오틴

피부의 지방대사, 세균 감염 저지, 성장촉진, 포도당 대사에 관여한다. 부족하면 피부염, 모발 발육불량, 탈모 등을 일으킨다. 달걀, 우유, 동물의 고기, 채소, 과실 등에 많다.

### 7) 엽산

조혈, 항빈혈, 성장 발육, 소화기점막 정상화, 비타민 A 흡수를 돕는 작용을 한다. 부족하면 빈혈, 혈구 형성 장해 등이 생긴다. 동식물과 미생물에 널리 분포하고 간, 효모, 푸른색 채소, 밀의 씨눈, 굴 등에 많다.

#### 8) 판토텐산

지방질 대사에 관여하며 피부영양 강화, 동상·습진 예방 치유, 백발 방지 작용을 한다.

동물에게 부족하면 닭은 피부염, 쥐는 성장정지, 빈혈이 생긴다. 건조효모, 우유, 쇠고기, 돼지고기, 닭고기, 쌀겨, 땅콩, 고구마 등에 많다.

### (5) 비타민 C

조직의 산화작용을 촉매하고 항출혈, 세포간질의 신생보수, 병적 색소침착 방지, 효소 및 호르몬의 활성화, 강심이뇨, 고혈압 강하, 조혈 해독 작용 등을 한다. 부족하면 괴혈병, 뼈와 치아의 발육이상, 체중 감소, 면역기능 감소, 상처회복 지연, 고지혈증, 빈혈 등이 나타난다. 채소와 과일에 많다.

### (6) 비타민 E

생식기능에 관여하며, 부족하면 불임과 유산, 근육의 발육부진, 신경의 비정상성, 빈혈, 간의 괴사 등이 생긴다. 푸른 채소, 곡류, 육류, 계란 등에 많다.

## 5. 무기질

뼈와 치아, 유기 화합물을 구성하고 pH 및 삼투압을 조절하고, 효소 반응을 활성화시키고 신경의 흥분 전달이나 근육의 수축 작용을 한다. 하루 최소량은 염소 1.2g, 칼륨 2mg, 나트륨 0.8g, 인 1.0g, 철 0.015g, 구리 0.001g, 망간 0.0003g, 요오드 0.015g 등이다.

### (1) 칼슘(Ca)

인체 무기물 중 가장 많다. 뼈와 치아를 구성하고, 근육수축 및 이완, 신경전도 및 심근작용, 모세혈관 및 세포막의 투과성 감소, 신경과 근육의 흥분성 감소, 혈액응고, 효소의 활성화, 질병에 대한 저항력 증가 작용을 한다. 부족하면 뼈와 치아의 발육부전, 충치 증가, 신경의 흥분성 상승, 테타니, 구루병, 골연화증, 골다공증이 생긴다. 인이 많으면 섭취를 방해한다. 칼슘과 인의 섭취 비율은 1 : 1이 이상적이다. 녹색 식물, 멸치, 우유 등에 많다.

### (2) 인(P)

85%는 칼슘과 결합하여 뼈와 치아를 구성한다. 뼈의 인과 칼슘의 비율은 1 : 2이다. 그 나머지는 세포 안팎에 존재하며 뇌신경의 구성요소로 지방, 탄수화물 및 에너지 대사, 혈액의 완충제 역할을 한다.

인산칼슘, 인산마그네슘 형태로 칼슘과 뼈를 만들고 인지질의 형태로 뇌신경을 이루고, 혈액과 체액의 완충액 역할을 한다. 부족하면 칼슘의 이용도가 저하되어 골격이 약해지고 질병에 대한 저항력도 약해진다. 달걀노른자, 콩, 땅콩, 우유 등에 많다.

### (3) 철(Fe)

피의 혈색소를 구성한다. 체내에 저장되지 않으므로 음식물을 통해서 보충해야 한다. 부족하면 빈혈, 감염증에 대한 저항력 저하, 체력 및 지능 저하가 생긴다. 임산부, 영유아는 더 많이 필요하다. 과다섭취로 인한 철 중독증으로는 장내막 손상, 혈액성 설사, 구토, 산독증, 간손상, 쇼크 등이 생긴다. 녹색 식물, 소의 간 등에 있다.

### (4) 소금(NaCl)

이온으로 삼투압 조절, 근육 및 신경의 자극 전도 작용을 한다. 섭취 시 칼륨과 서로 억제작용을 하므로 칼륨이 많은 채소를 섭취할 때는 양을 늘려 섭취한다. 과

다섭취하면 고혈압을 유발한다. 부족하면 열중증이나 탈력감이 생긴다.

### (5) 요오드(I)

갑상선 기능 유지 작용을 한다. 부족하면 갑상선 기능 장애를 가져온다. 해조류에 많다. 임산부에게 많이 공급해야 한다. 부족하면 성장저하, 지능저하, 갑상선 비대 등의 증세가 생긴다.

## 6. 물

인체의 약 70%는 물이다.

성인은 하루에 음료수, 음식, 체내 생성을 통하여 2.5리터의 물을 섭취하고 소변, 대변, 폐호흡 등을 통하여 2.5리터를 배출하며 체내 수분량은 거의 일정하게 유지된다. 물은 용매로서 체액을 만들고, 삼투압의 조절, 영양소의 흡수, 운반, 배설, 화학반응과 신진대사의 매체, 체온 조절 작용을 한다.

## 7. 국민영양

### (1) 국민영양관리

국력 향상 및 경제적 발전을 위해 국민영양관리가 필요하다. 질 높은 영양급식은 국민의 체력향상과 건강유지, 근로자의 작업능력 향상 및 정신적 안정과 활동의욕의 고취에 따른 생산성 향상, 질병 이환율의 감소 및 결핍증 예방과 사망률 감소를 가능하게 한다.

### (2) 국민영양사업

영양소 결핍으로 인한 질병발생 예방, 비만증과 과소 체중 관리, 임산부·조산아 및 영아 영양 관리, 성인병 관리, 노인의 영양 관리 등이다.

## (3) 국민영양조사

식품 섭취량, 건강 상태 및 식생활 상태 등의 양상을 파악하여 국민영양개선 자료로 한다. 문제점은 식사 내용상 열량 구성의 불균형, 비타민 및 무기물섭취 부족, 나트륨의 과잉 섭취, 미래지향적 국가 영양 보건 정책의 빈곤 등이다.

## (4) 영양장애

영양장애란 영양소의 과량섭취나 부족으로 발생되는 결핍증이나 비만증 등의 건강장애나 질병상태를 말한다.

- 결핍증 : 필요영양소의 결핍으로 생긴 병적 상태
- 기아상태 : 저영양과 영양실조증이 함께 발생된 상태
- 영양실조증 : 영양소의 공급이 부족하여 생긴 불건강상태
- 일차적 영양결핍증 : 기아상태, 식욕부진, 열량 단백질 실조증, 골연화증, 구루병, 펠라그라, 괴혈병, 안구건조증, 갑상선종
- 저영양 : 열량섭취 부족상태

### 1) 열량 단백질 실조증

- Marasmus증 : 영유아기 기아상태에서 잘 발생하며, 근육이 소모되어 뼈만 남게 되고 부종이나 지방간이 된다.
- Kwashiorkor증 : 단백질과 무기질이 부족하여 생기는 단백질 결핍증으로 이유기 이후 어린이에게 많고, 감염병에 감염되기 쉽다.

### 2) 비만증

비만은 체지방이 체중의 25% 이상인 것을 말한다.

비만은 섭취열량 과다, 운동부족, 환경, 당질 및 지방질 섭취 과다, 갑상선기능

저하, 인슐린 과다분비 등이 원인이다. 용모손상, 불편, 무능, 질병, 사망을 초래하며 고혈압, 당뇨병, 심장혈관 질환, 담석증, 골관절염 등이 병발하여 장수하지 못한다. 그러므로 비만환자는 적게 먹고 운동을 많이 하며, 단백질 섭취를 충분히 하고 지방과 당질 섭취를 제한한다.

### (5) 국민영양개선

영양결핍증이나 비만증 등 영양장애는 식량부족, 식량의 불균형적 분배, 영양에 대한 무지, 잘못된 식생활습관 때문에 생긴다. 이를 고치기 위해서는 농업정책 및 영농방법의 개선, 영양지원 사업, 경제력 향상, 영양보건교육 등 국가적 사업이 필요하다.

### (6) 한국인 열량섭취기준

가벼운 활동(사무원, 교원, 점원)을 하는 한국인 성인남자(19~49세, 체중 60kg)의 1일 필요열량은 2,500kcal이고 여자(19~49세, 52kg)는 2,000kcal이다. 임산부는 340~450kcal, 수유부는 320kcal를 가산한다. 중등도의 활동(농부, 토건, 경공업 직공, 가사 등)을 하는 남자는 2,700kcal, 여자는 2,000kcal이다. 심한 활동(광부, 석공, 철강공, 모심기, 제초작업하는 농부)을 하는 남자는 3,200kcal, 여자는 2,300kcal이다.

## 8. 단체급식

단체급식은 학교, 병원, 산업장 등에서 균형급식을 하여 건강을 확보하는 데 목적이 있다.

### (1) 학교급식

영양개선과 건강증진을 가져오고, 교육을 통해 편식을 시정하고, 올바른 식생활,

식생활 개선, 영양에 대한 올바른 지식을 갖게 한다. 완전급식과 부분급식이 있다.

### (2) 병원급식

환자에게 적정한 급식으로 질병의 회복과 치료효과를 높이게 한다. 치료식, 영양 보급식, 치료 촉진식, 일반식이 있다.

### (3) 산업장 급식

산업장 직업인에게 영양식을 하도록 하며, 건강을 유지하여 작업능률을 향상시키는 데 목적이 있다. 성별, 연령별, 작업방법, 작업량에 적합한 급식을 한다.

chapter 16

# 모자보건

모자보건은 모체와 영유아에게 전문적인 의료봉사 및 보건봉사를 하여 모성 및 영유아의 사망률을 저하시키고 신체적, 정신적 건강과 정서적 발달을 유지·향상시키며, 유전적 잠재력을 최대로 발휘할 수 있도록 하는 데 목적이 있다.

생식기로부터 폐경기에 이르는 모든 여성(15~49세)에 대한 보건관리로, 임신·분만·수유기의 여성(20~40세)을 주 대상으로 한다. 넓게는 6세 미만 영유아까지 포함한다.

**✲ 모자보건법**

모자보건법에는 모성의 의무, 임산부의 신고, 모자보건수첩 발급, 미숙아 등에 대한 등록카드, 임산부·영유아·미숙아 등의 건강관리, 신생아 집중치료 시설에 대한 지원, 피임약제의 보급, 인공 임신중절수술의 허용한계, 산후조리업의 신고, 모자보건심의회, 모자보건사업 및 가족계획사업에 관한 모자보건기구의 설치·운영이 있다.

## 1. 모성사망(임산부사망)

임신, 분만, 산욕과 관계되는 질병이나 이상 때문에 일어나는 모성사망을 말하며, 원인은 임신중독증, 출산 전후의 출혈, 자궁외 임신과 유산, 산욕열 등이다.

## 2. 모성의 중요 질병과 이상

### (1) 임신중독증

임신 후반기 중 8개월 이후에 많이 생기며 임산부사망의 최대원인으로 유산, 조산, 사산 및 주산기 사망의 주요 원인이다. 증세는 부종, 단백뇨, 고혈압의 3대 증세이다. 예방은 단백질 및 비타민 공급을 충분히 하고, 소금·당질·지방질 과다섭취를 금하고 적당한 휴식과 겨울철 보온에 유의하며 정기 건강진단을 받아야 한다.

### (2) 유산, 조산, 사산

유산은 임신 7개월(제28주)까지의 분만, 조산은 임신 제28주부터 제38주 사이의 분만이다. 사산은 죽은 태아를 분만하는 것, 정기산은 제39주부터 제42주 사이의 분만, 과기산은 임신 제42주 이후의 분만이다.

원인은 분만 전의 모체편의 임신중독증, 만성 및 급성 전신질환, 성기발육부진, 성기위치 이상, 과로 등과 결핵, 심장질환, 당뇨병, 성병(매독), 빈혈 등이다. 태아의 원인은 기형, 발육이상, 태반이상, 양수과다 등이다. 분만 시 이상은 태위이상, 진통이상, 산도이상, 조기파수 등이다. 예방은 임신중독을 조기발견 치료하고, 급성 전신질환에 감염되지 않도록 하고, 과로를 피하고 휴식을 취해야 한다.

### (3) 자궁외 임신과 이상출혈

자궁외 임신은 대부분 난관임신으로 원인은 임균성 및 결핵성 난관염과 인공유산 후의 염증 등이 많으며, 난관 및 자궁파열 등에 의한 출혈과 극심한 복통을 호소한다.

출혈은 임신 전반기(임신 제5개월 전) 출혈, 후반기(임신 6개월 후) 출혈과 산욕기 출혈 등이 있다. 전반기 출혈은 자궁외 임신, 포상기태(胞狀奇胎)에 의하기도 하며, 후반기 출혈은 전치태반, 태반조기박리 등에 의한 출혈이 있다.

### (4) 산욕열 및 감염

산욕기(출산 6~8주 사이) 감염에 의한 심한 발열 현상으로 자궁내막의 염증, 산도의 국소적 염증과 전신적인 균의 침입으로 발생하며, 38℃ 이상의 고열과 오한이 생긴다. 근래에는 감소되고 있으며 선진국이나 도시에서는 발생률이 낮다.

## 3. 임신 중의 보건관리

### (1) 영양관리

태아는 어머니로부터 영양을 공급받으므로 산모와 태아의 건강을 위해 영양소를 충분히 공급해야 한다. 칼로리는 전반기에 15%, 후반기에 30%, 수유기에 45% 이상 증가시켜야 한다. 칼슘, 철분, 인, 비타민 등을 많이 섭취해야 하고 편식을 금하고, 짜고 맵고 자극이 심한 음식을 금한다. 칼슘이 부족하면 산모의 치아나 뼈에 이상이 생긴다.

#### 1) 임신전기

임신초기에서부터 3개월까지로, 태아의 신체 각 부분이 구성되는 시기이다. 초기 1주일은 난자기, 다음 2개월까지는 태생기라고 하여 신체의 각 계통이 수립되는 시기이며 이후 출생까지를 태아기라고 하며 성장하게 된다.

임신은 산부인과에 가서 확인하며, 질병이 있으면 임신을 중절시킨다. 유산을 방지하고, 심신의 안정과 태교를 하고, 외부 감염을 예방하고, 보건교육을 하고, 이상을 조기발견한다.

#### 2) 임신중기

임신 4개월에서 6개월까지로 태아의 신체 구성이 끝나고 성장이 시작되므로 태아는 모체로부터 필요한 영양분을 가져가게 된다. 초기에 나타나는 입덧은 없어지고 식욕이 나서 모체의 건강이 회복되며 체중이 증가되기 시작한다. 유의할 점은 유산 방지, 빈혈과 기타 합병증 치료이고 주기적으로 진찰하며 영양지도를 한다.

#### 3) 임신후기

임신 7개월에서 9개월까지, 즉 말기까지로 태아의 성장이 왕성하여지고 임부의 체중이 점점 늘어 간다. 지도사항은 주기적 진찰, 영양지도, 체중증가, 심신의 안정, 분만에 대한 준비, 출혈 등의 이상 주의이다.

### (2) 신체관리

자주 목욕한다. 그러나 열탕욕이나 해수욕은 삼가는 것이 좋다. 몸을 깨끗하게 하지 않으면 유선염, 방광염, 신우염 등이 생기고, 목욕을 자주 하면 피부가 튼튼해지고 혈액순환이 잘되며, 신진대사도 원활해진다.

임신 4개월 후부터 젖꼭지를 온수로 닦은 후 크림, 올리브유 등을 바르고 가볍게 마사지한다. 알코올로 소독하면 안 된다.

### (3) 일상생활

심한 운동이나 여행을 금한다. 임신 3개월 전과 8개월 이후는 여행을 금하고, 가벼운 운동을 한다. 밤에는 8시간 이상 자고, 낮에는 자주 쉰다. 배변은 1일 1

회 정도 하고 변비가 없도록 한다. 술과 담배는 금한다. 임신 초 6주와 8개월 이후부터 산욕기까지는 성생활을 금한다. 분만 전후 1개월은 심한 일을 금하고, 자주 쉰다. 정신적으로 안정을 취하고 희망을 갖고 명랑하게 생활한다.

### (4) 옷

배가 차지 않게 입고, 내복은 깨끗한 것으로 자주 갈아 입고 따뜻한 것을 입는다. 코르셋을 입지 말고, 신발은 편하고 안전한 것을 신는다.

### (5) 약물 사용

수면제, 진통제, 호르몬제 등을 복용하면 안 되며, 임신 중의 약 복용은 반드시 의사의 지시에 따른다.

## 4. 모성보건지도

### (1) 성교육과 혼전지도

- **성교육** : 어릴 때부터 순결교육을 하며 학교, 가정, 사회의 협력으로 자연스럽고 올바르게 이루어지도록 한다. 어머니가 되는 데 대한 건전한 사고를 길러 준다.
- **혼전지도** : 악성 열성 유전현상과 우생결혼을 지도하고, 혼전에 건강진단서의 교환 등 건강한 결혼이 이루어지도록 한다.

### (2) 임신 및 출산지도

#### 1) 건강진단

임신 초기부터 정기적으로 진단받으며, 임신 제28주까지는 매월 1회, 제 29~36

주까지는 주 2회, 제37주 이후는 매주 1회 받는다. 검사는 요단백, 당, 매독, 혈색소, 혈압, 체중, 신장, 골반, 흉부 X선 검사 등을 한다.

### 2) 출산지도

분만 시의 공포감을 없애고, 신체적 위험이나 정신적 부담감을 줄이도록 한다. 임신중절은 모체에 크게 위험하고, 불임이 될 수 있다는 점을 지도하고, 입원분만을 지도한다.

### 3) 산전보호(임신기의 약 250일간)

임신 중의 위생법, 육아법, 각 질병의 발견 및 예방법, 소독법, 산전체조법, 유아의 옷·기저귀 만드는 법, 분만에 필요한 기구 및 그 준비법을 가르친다. 노동하는 부인에게는 노동시간 제한, 과로방지, 작업환경 개선, 야간작업금지, 경우에 따라서는 직종변경 등을 한다.

### 4) 산후보호(산욕기간 중 4~5주)

조기취업을 방지하고 근무여성은 약 2개월간 일정한 급료를 지급하고 성기복구, 특히 자궁수축을 촉진시키고 산욕열, 유선염의 예방에 주의한다. 영유아의 발육상태, 질병에 대한 건강진단이 필요하다. 모유를 장려하고 인공육아법, 이유 시의 주의를 하여 위장염을 방지하고 환경위생을 개선하여 유아의 주위를 청결히 하고 조산아는 보육기를 사용한다. 내의, 기저귀는 흰 것과 깨끗한 것을 사용하고, 가족 내에 결핵, 이질, 피부병의 감염병이 있을 때에는 격리한다.

### 5) 산후지도

산욕기의 건강관리지도, 생활지도, 영양관리, 신생아 관리, 모유 영양관리 등의 지도를 한다. 산후의 정신적 변동, 감정의 저하나 흥분에 대한 지도, 보건소나 의료기관의 이용방법에 대한 지도가 필요하다.

### (3) 모자보건요원의 활동

모성보건의 3대 사업은 산전보호, 분만보호, 산욕보호이다. 지역사회의 모자보건요원은 이런 문제를 고려하여 다음과 같은 활동을 한다.

- 임신부의 조기발견으로 의학적 보호를 받도록 지도한다.
- 안전분만과 산후기의 필요물품 준비를 지도한다.
- 임신, 분만, 산욕, 신생아 취급, 육아법 등의 보건교육을 실시한다.
- 모성의 영양관리를 지도한다.
- 가족환경이 출산 전후에 영향을 줄 요소가 있는지를 발견·지도한다.
- 기타 모자의 건강에 영향을 줄 수 있는 내용을 지도한다.

## 5. 영유아보건

### (1) 목적

출생 1주까지는 초생아, 4주까지는 신생아, 1년까지는 영아(infant)라 하며, 학교에 입학하기 전 6세 이하를 유아라 한다. 이 시기에 사망과 사고가 가장 많다.

영유아보건은 영유아의 신체적 발육 및 정서적인 성장을 도모하고 촉진시키며 조산아, 불구아, 심신장애자 등을 조기에 발견하여 치료 및 교정하여 건강한 성인이 되도록 하는 데 목적이 있다.

### (2) 특성

영유아의 발육속도는 기관별로 매우 다르며, 정신적으로는 본능적인 것만 주로 작용한다.

질병에 대한 저항력도 선천적인 것만 주로 작용한다.

## (3) 영유아의 사망

### 1) 영아사망

영아사망 원인은 나라에 따라 다소 다르나, 일반적으로 출생아의 고유질환, 출생 시 손상, 폐렴, 기관지염, 장염, 조산아 등이 있다. 그중 신생아기간의 영아 사망이 대부분이다. 신생아 사망은 대부분이 예방 불능인 경우가 많고 거의 선천적 기형, 조산아, 분만 시 손상 등의 원인이 많다.

### 2) 유아사망

유아(1~4세) 사망은 불의의 낙상, 화상, 익사 사고가 증가하고 있다. 우리나라에서는 불의의 사고, 폐렴 및 기관지염, 소화기관염(위, 십이지장, 소장, 대장염), 이질의 순서이다.

## (4) 영유아의 중요 질병과 이상

### 1) 발육이상

- 조산아(low birth) : 조산아는 WHO에서는 체중 2.5kg 이하의 저체중아와 임신 28~38주 이내의 출생아라고 하고 있다. 정상아는 체중 3.2~3.5kg이다. 조산아는 주로 임신중독, 다태임신, 선천기형, 성병, 모체의 질병이나 과로가 원인이다.

  조산아의 결함은 체온 조절불능, 호흡장애, 소화장애, 조혈능력 부족, 높은 질병 감염률, 독성에 대한 높은 감수성 등이다.

  조산아 보호는 체온보호, 감염병 감염 방지, 영양보급, 호흡관리가 가장 중요하며, 이를 조산아의 4대 관리라 한다.

  조산 예방은 임신중독 예방, 영양관리, 유산 및 조산 경력자의 의학적 보호, 고혈압·당뇨병·빈혈증 등이 있는 임부와 비만자·자궁수술경력자의 특별한 지도와 보호이다.

- 과숙아(postmature infant) 및 비만아(high birth weight infant) : 과숙아는 임신 43주 이후의 출생아와 체중 4kg 이상자로서, 산소부족증이나 난산, 중추신경장애가 생길 수 있다.
  비만은 유전적 요인과 초과열량 섭취, 운동부족, 호르몬 분비 이상 등으로 생긴다.

#### 2) 선천적 이상아

선천성 기형으로, 임신초기에 풍진에 걸리면 백내장아, 심기형아, 농아를 출산할 수 있다. 방사능의 과도 조사, 화학약품의 잘못된 복용 등으로 기형아를 출산하기도 한다.

선천성 대사이상은 주로 유전이 원인이므로 혈족결혼, 악성 유전인자 보유자와의 결혼을 금한다. 유전이 원인이 아닌 사람은 비루스성 질병의 감염을 예방하고 약제 및 방사선의 사용을 조심한다.

#### 3) 심신장애

정신박약아, 정서장애아, 시각장애아, 청각장애아, 언어장애자, 지체부자유아, 정신 및 신체장애가 중복된 중증 심신장애아, 소아만성질환자 등이 있다.

### (5) 영유아 보건대책

출생 전의 대책으로는 모성보건지도가 필요하며, 임신 중의 보건관리를 한다.

신생아 보건대책으로는 영양관리(모유, 인공영양), 질병감염 방지, 조산아·기형아 등에 대한 대책이 필요하다.

영아보건 대책으로는 예방접종과 감염예방, 사고예방, 영양 및 이유관리, 신체의 청결, 피복, 목욕 등 위생관리를 하고, 조산아 및 신생아에 대한 방문지도, 의료보호, 복지시설의 증설이 필요하다.

#### 1) 유아보건 대책

불의의 사고가 많으므로 주의하고 폐렴, 기관지염, 소화기관계 질병 등의 예방

관리가 필요하다. 3세 전후에는 지능, 정신, 감각기관 등이 급속히 발달하고 성격의 발달방향이 결정되므로 성격, 습관 등에 대한 관심과 대책이 필요하다.

### 2) 영유아 건강상담소 및 보건소의 이용 지도

영유아의 예방접종, 건강상담, 모성의 정기검사 및 보건교육 등 집단적 건강관리를 하고, 보건소와 긴밀히 연락하여 모자보건에 관한 상담을 받도록 한다. 보건소는 치료보다는 예방을 하는 데 전력을 다하고, 임부 및 모자의 건강을 지키고 좋은 아이를 출산할 수 있도록 지도한다.

## 6. 가족계획

가족계획은 인구문제 해결, 가정 생활 향상, 모성보호, 여성의 사회 진출 도모, 악성 유전병자의 감소 등을 목적으로 한다. 결혼, 초산시기, 산출간격, 산출회수, 육아, 교육에 이르기까지 경제, 영양, 성교육, 정신보건, 우생문제 등을 포함한다. 인구증가를 억제하는 데 우선을 두어 시행하였으나 출생아가 줄어들기 시작하여 우리나라의 산아제한 정책은 폐지되었으나 인구감소가 심각해졌는데도 10여년 이상 산아제한정책이 지속되었다.

### (1) 산아조절과 산아제한

산아제한이란 출산을 많이 못하게 하는 것으로 기구 및 약품에 의한 제한과 인공임신 중절까지도 포함하며 산아조절은 일정 기간 산아 수와 그 간격을 적당히 하는 수태조절이다.

### (2) 수태조절과 피임

수태는 정자와 난자가 결합하는 것이고, 수태조절은 수태되기 전에 수태를 방지하여 출산의 횟수와 임신간격을 조절하는 것이다. 피임에는 수태조절인 일시적 피임, 영구적 불임수술, 거세가 있다.

### 1) 일시적 피임법

화학적 방법으로는 성교 직전이나 후에 질강 내에 화학적 물질을 넣어서 정자를 죽이거나 무력하게 하는 방법으로 분말법, 좌약법, 젤리법, 액체법, 세척법이 있다.

기계적 방법으로는 음경을 싸거나 여성기에 장치를 삽입하여 수정 또는 착상을 방지하는 방법으로 콘돔법, 질페쇄법, 자궁내 장치법이 있다.

피임법으로는 성교중절법, 정기금욕법, 기초체온법, X선 및 방사선 조사법이 있다.

특수피임법으로는 면역피임법, 호르몬제 투여법이 있다.

### 2) 영구적 피임법

남자는 정관 절제법(자르기)과 거세(고환 제거)가 있다. 여자는 난관결찰법(난관을 묶거나 태우는 법), 자궁적출법(자궁을 떼어내는 법)이 있다.

# chapter 17

# 성인병

선진국의 3대 주요 사망 원인은 혈관 손상, 악성 신생물, 심장 질환이고 우리나라의 주요 사망원인은 순환기계 질환(29.7%), 암(19.4%), 사고사(14.9%) 등이다.

## 1. 고혈압

### (1) 원인

피가 나타내는 압력을 혈압이라고 하는데, 혈관의 부위에 따라서 다르며, 혈압이라고 하면 윗팔 동맥의 혈압을 말한다.

WHO에 따르면 고혈압은 160/95mmHg 이상이며, 원인은 콩팥, 부신, 동맥경화성 및 본태성이 있다. 그중 본태성 고혈압의 원인은 불명하며, 대부분 유전적인 것으로 생각되는데, 고혈압증의 약 90%를 차지한다. 증상은 고혈압 자체에 의한 것과 병발증이 있다.

### (2) 증상

뇌증상으로는 두통, 귀울림, 현기증, 불면증, 불안, 뇌졸중 발작, 안저 출혈(망막혈관이 터져서 생기는 출혈), 단백뇨성 망막염 등이 있으며 심장 증상으로는 심계항진, 흉내고통, 호흡곤란, 좌심실의 비대 또는 확장, 제2대 동맥음의 항진 등이 있다.

### (3) 예방

- 고혈압이 유전하는 가족 간의 결혼을 피한다.
- 신염·신우염 환자, 임신 후에 뇨변화나 순환계 변화가 남아 있거나 심신 과로직업에 종사하는 사람은 일상생활에 주의한다.
- 조기 발견하여 조기 치료한다.
- 중증화를 방지한다.

## 2. 뇌졸중

뇌를 급격히 손상시켜서 마비되고 의식불명이 된다. 뇌혈관 파괴와 뇌동맥 내의 장애물에 의한다. 혈전(혈관 속에서 굳은 핏덩이)이나 전색(막힘)에 의한 장애물은 뇌혈류를 방해하거나 폐쇄하므로 뇌세포가 산소를 공급받지 못하여 영구 손상을 일으킨다. 원인은 동맥경화증과 고혈압이다.

## 3. 동맥경화증 및 변성심장질환

심장질환은 감염에 이어서 생기는 심장질환, 동맥경화성 및 변성심장질환, 선천성 이상이 있다.

동맥경화증 및 변성심장질환의 사망률은 60~70세가 가장 높고 병은 35세 이상이 많이 걸린다. 남자가 여자보다 사망률과 이환율이 더 높다.

## 4. 암

상피성의 악성 종양을 암종(癌腫, carcinoma)이라고 하며, 비상피성을 육종(肉腫, sarcoma)이라고 한다. 남성 암이 많이 나타나는 연령은 50~59세이고, 폐암과 위암은 55~59세가 가장 높다. 간암은 40~59세이다.

여성암의 발생률은 45~49세가 가장 높고, 위암은 50~54세이고, 유방암은 35~44세이다.

### (1) 암의 조기 발견 증상

- 비정상적 출혈이나 분비
- 유방이나 기타 부위에 생긴 멍울이나 혹
- 낫지 않는 상처
- 장이나 방광 습성의 변화
- 쉰 목소리나 기침
- 소화불량이나 연하 곤란
- 사마귀나 혹의 변화 등

### (2) 암예방을 위한 지침

- 영양 균형
- 변화가 있는 식생활
- 과식을 피하고 지방은 적게 섭취
- 술은 적당히
- 담배는 적게
- 비타민은 적당히, 섬유질은 많이

- 짠 것은 약간 적게, 뜨거운 것은 식혀서
- 눌거나 탄 음식 피하기
- 햇볕을 너무 쬐지 않기
- 알맞은 운동
- 몸을 깨끗하게

## 5. 당뇨병

당뇨병은 췌장의 랑게르한스섬 β-세포에서 분비되는 인슐린이 결핍되어 생긴다.

당뇨의 증상은 소변의 횟수와 양 증가, 심한 갈증, 식욕 증진과 공복감, 체중 감소, 케톤혈증이 있다. 당뇨병이 일으키는 합병증으로는 백내장, 근시, 원시, 망막증, 실명 등이 있다. 치료는 인슐린 요법과 식이요법이 있다.

chapter 18

# 노인보건

✲ 노인복지법

노인복지법 중 보건과 복지 조항은 노인사회참여 지원, 노인일자리 전담기관의 설치·운영, 지역봉사지도원 위촉 및 업무, 생업지원, 경로우대, 건강진단, 홀로 사는 노인에 대한 지원 상담·노인복지시설 입소 등의 조치, 치매관리사업, 노인재활요양사업 등이 있다.

노인 장기요양 보험법은 고령이나 노인성 질병 등으로 혼자 생활하기 어려운 어려운 노인에게 신체활동이나 가사활동을 지원하는 장기요양급여 사항이다. 내용은 장기요양급여 제공의 기본원칙, 국가 및 지방자치단체의 책무, 국가정책, 기본계획, 장기요양보험, 장기요양급여 및 인정, 종류, 제공, 요양기관, 재가 및 시설 급여비용 등이다.

## 1. 의의

노인보건이 중요한 이유는 다음과 같다.

첫째는 인구문제로, 노인 인구는 평균수명보다 훨씬 증가하고 있다.

둘째는 노화의 메커니즘이나 유전적 조절 때문이다.

셋째는 역학적 이유로, 노인의 급증으로 질병과 장애가 증가하기 때문이다. 노인병인 알츠하이머병 등을 예로 들 수 있다.

넷째는 의료비의 증가로, 노인병은 단기 치료되지 않기 때문에 국민 의료비와 개인 의료비를 모두 상승시킨다.

## 2. 고령화사회

65세 이상 고령자가 전체 인구의 7% 이상 14% 미만이면 고령화사회, 14% 이상 20% 미만이면 고령사회, 20% 이상이면 초고령사회라 한다.

통계청 장래인구추계(2006년)에 따르면, 2009년 7월 1일 기준 총인구 중 65세 이상 인구가 차지하는 비율은 10.7%로 1999년의 6.9%에 비해 3.8% 증가하였다. 우리나라는 2000년에 이미 고령화사회에 진입하였으며, 2018년에는 고령사회, 2026년에는 초고령사회에 도달할 것으로 보인다.

국제통화기금(IMF)은 2009년도 「세계 경제·금융위기의 재정적 시사점」 보고서에서 '신흥국의 노년부양비는 2050년이 되면 평균 3배 정도 증가할 것이고, 한국은 가장 급격한 증가율을 보여서 고령화 속도가 세계에서 가장 빠르며, 고령화에 따른 재정지출 급증으로 국가재정에 큰 부담이 될 것'이라고 하였다.

노년부양비는 생산가능인구 15~64세 100명이 부담해야 될 65세 이상의 인구수인데, 우리나라 노년부양비는 아직 선진국보다는 낮지만 통계청 장래인구추계(2006년)에서는 2000년 10명에서 2030년에는 38명으로 3배 이상 증가할 것으로 예상하고 있다.

## 3. 노화

### (1) 특징

65세 이상은 노인으로 보지만 나이만으로 구분하기는 어렵고 생리적 기능의 감퇴로도 구분한다. 노화와 질병의 차이는 다르다. 노화는 누구에게나 일어나는 보편성을 갖고, 사고가 아닌 내적인 변화로서, 연령 증가에 따라 점차 악화되는 점진성, 사망을 초래하는 쇠퇴성을 특징으로 한다.

노인의 가장 흔한 만성질환은 관절염, 고혈압, 청력장애, 심장질환, 시력장애, 당뇨병 순이다.

## (2) 기능별 노화 현상

### 1) 순환기능

심장은 큰 변화가 없고, 혈관벽의 비대와 경화로 탄력성이 저하되어 혈압이 증가하는 경우가 많다. 혈액순환도 느려진다.

### 2) 호흡기능

호흡근이 약화되며 흡기량, 폐활량, 호기량, 심호흡기량 등이 감소하고 잔기량, 총용량비율(잔기량/총폐용량) 등이 증가한다.

### 3) 소화기능

나이와 함께 저하하며 단백질 가수분해효소는 40세부터 줄기 시작하여 70세 이후에 급격히 감소한다. 침샘도 위축되어 60세 이후에는 아밀라아제 양이 급속히 감소한다. 위산 분비량도 감소한다.

### 4) 신경기능 및 정신기능

인식력, 비판력이나 모순의 발견력, 시력 등이 떨어진다. 또, 건망증, 과민성, 비정상적 반응 등이 증가한다.

## 4. 노인병 예방 및 건강증진

40대 이전에 올바른 생활습관을 쌓는 것이 중요하다. 즉, 40대 이전에 바른 생활을 하고 정신연마하면 행복한 노년기를 맞을 수 있다.

### (1) 식사

노년기는 일상생활을 유지할 정도의 칼로리만 필요하므로 젊은 사람보다 적어서 하루 1,800칼로리 정도면 충분하다. 씹는 힘과 소화력이 약하므로 부드럽고 분해된 당질이 좋다. 단백질은 하루 50~60g 필요하다. 칼슘이 부족하지 않아야 한다. 부족하면 뼈가 부러지기 쉽다. 비타민도 부족하기 쉽다.

### (2) 술과 담배

약간의 술을 마시는 것은 건강에 좋지만 폭주는 해롭다. 담배는 백해무익하며, 폐암을 일으킨다.

### (3) 목욕과 용변

목욕은 때를 씻는 작용을 할 뿐만 아니라 피부 탄력을 위해서도 필요하다. 너무 뜨거운 목욕탕에 들어가면 혈압이 올라서 뇌졸중을 일으킬 수도 있으므로 주의한다.

소화 잘되는 것만 섭취하면 변비를 일으킬 수도 있으므로 섬유질이 있는 음식을 섭취하여야 한다. 용변은 양변기가 바람직하다.

### (4) 수면과 운동

노년기는 잠이 짧고 얕다. 밤에 배뇨가 빈번하면 질병일 수 있으므로 의사의 진찰을 받는다.

운동은 피로하지 않을 정도로 규칙적으로 매일 하는 것이 가장 좋으며, 산책이나 체조가 좋고, 과격하거나 심한 운동은 좋지 않다.

## 5. 질병 예방 및 건강증진

### (1) 일차 예방

상담은 행동 변화를 얻기 위한 것으로 흡연, 신체적 비활동, 영양, 음주 및 사고예방, 구강검진, 우울증 등에 대하여 한다. 예방 접종은 B형 간염, 인플루엔자 등이 있다. 화학적 예방은 뇌졸중에 대한 것으로 저용량의 아스피린요법 등이 있다.

### (2) 이차 예방

선별과 치료가 주 요소로 문진 확인, 이학적 검사에 의한 확인 및 선별검사에 의한 확인이 있다.

### (3) 삼차 예방

예방적 노인진료에서 강조된다. 노인 재활의 주목적은 일상생활 활동에서 잃었던 독립성을 다시 얻는 것이다.

# chapter 19

# 보건행정

## 1. 개념

보건행정이란 공중보건의 목적을 달성하기 위한 행정이다.

공중보건의 목적은 질병 예방, 수명의 연장, 건강 및 효율의 증진에 있다. 보건행정의 특징은 공공성 및 사회성, 봉사성 및 교육성, 과학성 등이다.

범위는 다음과 같이 주체에 따라 여러 가지이다.

- 세계보건기구 : 보건관계 기록의 보존, 대중에 대한 보건교육, 환경위생, 감염병관리, 모자보건, 의료, 보건간호
- 미국공중협회 : 보건자료의 기록과 분석, 보건교육과 홍보, 감독과 통제, 직접적 환경서비스, 개인 보건서비스의 실시, 보건시설의 운영, 사업과 자원 간의 조정
- Emeson : 보건통계, 대중에 대한 건강교육, 환경위생, 감염병관리, 모자보건, 만성병관리, 보건검사실 운영

보건사업에는 중앙정부가 하는 것과 지방자치단체가 하는 것이 있다. 보건사업

은 중앙 정부의 책임하에 수행해야 한다. 이유는 감염병관리같이 지역단위만으로는 목적을 달성하기 어렵거나 효율성이 없는 사업들이 있고, 정부 각 부처간의 조직이나 기술·인력의 협력이 있어야 하고, 보건사업이 일관성을 유지하고, 법적 규제만으로는 사업수행이 어렵고, 정부의 예산 지원 등이 필요한 사업이 있기 때문이다.

## 2. 보건복지부

2010년 3월 보건복지가족부의 청소년·가족 부분이 다시 여성부로 이관되어 4실 3국의 보건복지부로 개편되었다.

### (1) 기획조정실

창의혁신, 정책기획, 국제협력, 비상계획 등을 담당한다.

### (2) 보건의료정책실

의료정책 및 자원, 식품과 의약품에 대한 정책, 공공의료, 생명지원 업무를 담당한다. 그리고 건강보험의 보험정책, 급여, 평가, 약제, 권리구제 업무를 담당한다. 한의학정책, 한의학산업도 담당한다.

### (3) 건강정책국

건강정책 증진, 구강가족건강, 정신건강을 담당한다.

### (4) 보건산업정책국

보건산업 정책 및 기술, 생명윤리 안전, 생명과학진흥 업무를 담당한다.

### (5) 사회복지정책실

사회정책, 사회차별시정, 기초생활보장, 기초의료보장, 지역복지, 인간복지 업

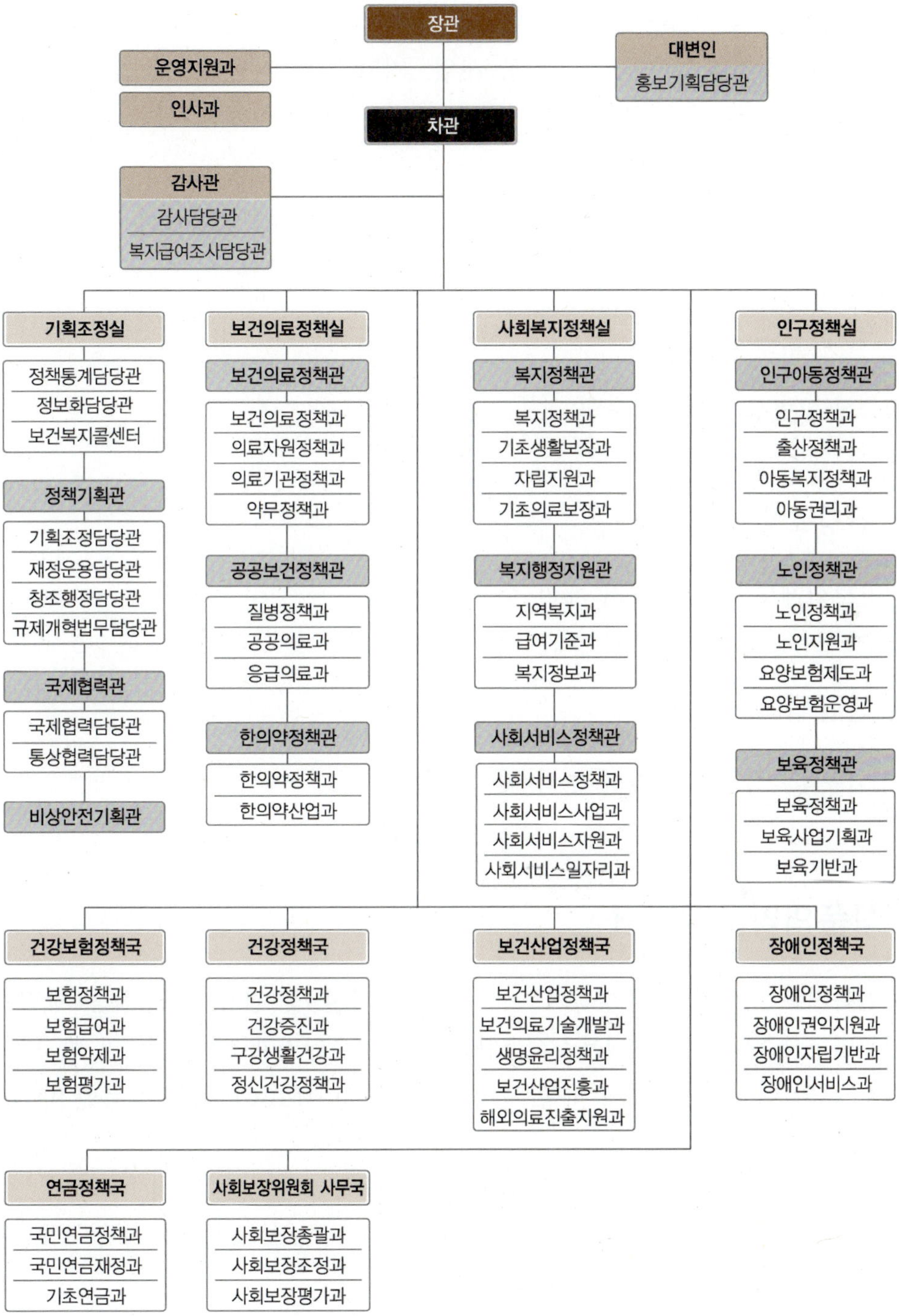


그림 19-1 보건복지부 조직도

무를 담당한다. 연금정책으로 국민연금에 대한 정책, 재정, 급여, 기초노령연금을 담당한다. 사회서비스정책으로 정책, 사업, 기반, 자립지원투자 등을 담당한다.

### (6) 장애인정책국

장애인에 대한 정책, 권익지원, 자립기반, 연금 업무를 담당한다.

### (7) 인구정책실

저출산·고령사회 계획, 수행

### (8) 건강보험정책국

건강보험제도의 육성·발전 계획 수립, 수행

### (9) 연금정책국

연금운영, 정책 발전방향 수립 및 수행

## 3. 식품의약품안전처

보건복지부 산하로 식품행정으로서는 식품첨가물 및 건강기능성식품 제조업의 허가관리, 식중독관리, 부정불량식품단속, GMO(유전자재조합식품) 및 방사선 조사식품 등의 위생관리등급제 시행, 농약, 항생물질, HACCP 등의 식품안전관리를 담당한다.

의약품행정으로서는 의약품, 화장품 등의 제조 · 수입 · 품목허가, 안전성, 유효성 심사 및 규격기준설정, 예방적 감시체계 구축, 성분별 생동성시험 표준지침 마련, 의약품 사후관리, 마약류 관리를 담당한다.

의료기기 행정으로는 의료기기의 제조, 수입, 수리업, 품목허가, 안전성 · 유효성 평가 및 규격기준 설정, 의료기기감시, 의료기기 부작용 등 안전성정보, 재평가 및 재심사, 추적 관리 등을 담당한다.

조직으로서는 기획조정관, 위해예방정책국, 식품안전국, 의약품안전국, 바이오생약국, 의료기기안전국이 있으며 소속기관으로는 식품의약품안전평가원, 서울·부산·경인·대구·광주·대전 지방청이 있다.

### (1) 기획조정관

전반적인 행정을 담당한다.

### (2) 소비자위해예방국

위해예방정책, 정보, 감시, 임상제도 업무를 담당한다.

### (3) 식품안전정책국

식품안전 정책 관리, 수입식품, 식중독 업무를 담당하며 영양정책관과 식품기준부가 있다.

### (4) 의약품안전국

의약품에 대한 안전정책, 관리, 마약 관리, 안전정보, 품질업무를 담당하며 의약품심사부가 있다.

### (5) 바이오생약국

바이오의약품의 정책, 한약정책, 화장품정책을 담당하며 산하에 바이오생약심사부가 있다.

### (6) 의료기기안전국

의료기기 정책, 관리, 품질을 담당하며 산하에 의료기기심사부가 있다.

## (7) 식품영양안전국

식품 영양 안전 및 건강기능식품에 관한 정책의 개발 및 종합계획의 수립·관리

## (8) 농축수산물안전국

농축수산물 위생·안전관리(도축관련)에 관한 정책 및 안전관리계획 수립 총괄

## (9) 소속기관

### 1) 식품의약품안전평가원

식품과 의약품 등의 안전관리를 위하여 독성과 약리, 위해를 연구한다. 식품위해평가부, 의약품심사부, 바이오생약심사부, 의료기기심사부, 의료제품연구부, 독성평가연구부, 백신검정과 등이 있다.

### 2) 지방청

서울, 부산, 대구, 광주, 대전, 경인 지방청이 있다.

### 3) 수입식품검사소

자성대, 신선대, 양산, 신항, 의왕, 인천국제공항, 평택에 있다.

≫ 본청

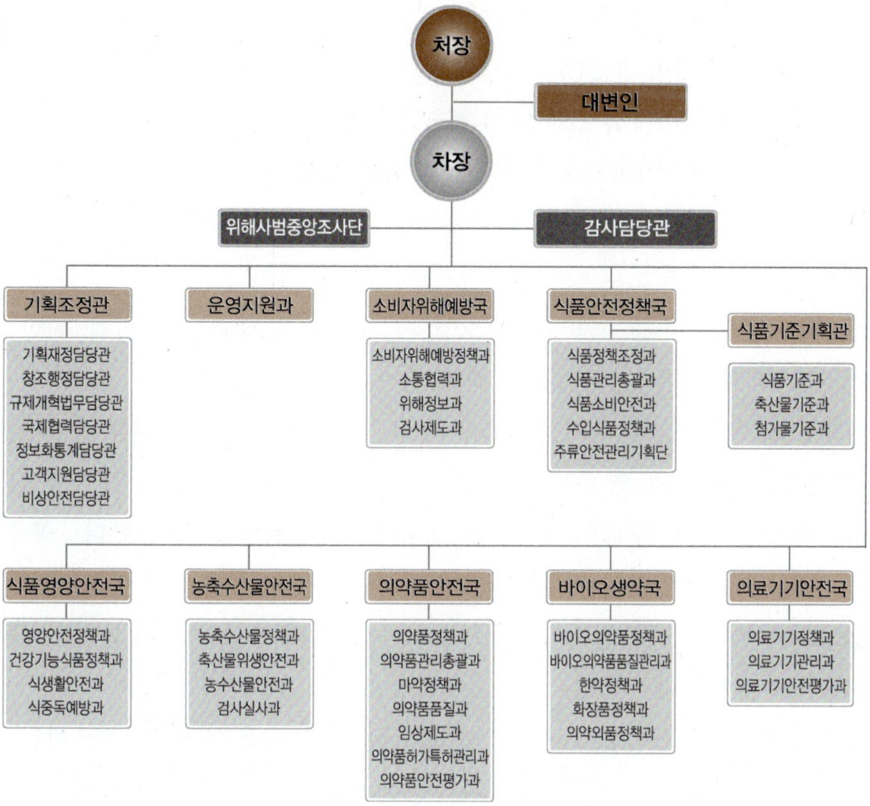


그림 19-2 식품의약품안전처 조직도

## 4. 기타 보건복지부 소속기관

보건복지부장관 산하에 질병관리본부, 국립의료원, 국립보건원, 국립소록도병원, 국립재활원, 국립결핵병원, 국립정신병원, 국립 망향의 동산 관리소, 국립검역소가 있다.

- 질병관리본부 : 국립보건원과 함께 있으며 감염병 및 특수질환에 관한 조사, 연구, 평가를 하여 감염병 전파방지 및 예방, 진단, 치료법을 개발하고 신종감염병에 대비한다.

- **국립의료원** : 의료 수준과 의료기술 수준의 향상을 위한 조사연구, 진료, 의료요원의 훈련, 환자영양에 관한 업무를 담당한다.
- **국립보건원** : 국민보건향상과 보건행정의 발전을 위한 보건요원의 훈련, 방역약품의 생산과 연구, 의약품 및 식품의 품질관리와 연구, 평가, 감염병 예방에 필요한 조사, 연구, 평가, 의료 및 약사에 관한 시험과 방사선 보건사업 업무를 담당한다.
- **국립소록도병원** : 나환자의 수용, 보호, 진료, 교도 및 자활정착을 위한 직업 보도와 한센병에 관한 연구업무를 담당한다.
- **국립재활원** : 장애인의 복지증진을 위한 진료, 상담지도, 재활훈련, 재활전문요원의 훈련, 보장구의 연구개선 및 재활조사연구 사업에 관한 업무를 담당한다.
- **국립결핵병원** : 결핵환자의 구호 및 요양에 관한 사항을 관장한다. 공주, 마산, 목포 등 3군데에 있다.
- **국립정신병원** : 정신과 환자의 진료, 조사, 연구와 정신과 의료요원의 훈련에 관한 사항을 담당한다. 서울, 나주, 부곡, 춘천에 있다.
- **국립 망향의 동산 관리소** : 경부고속도로 건설 시 죽은 사람을 추모하는 곳이다.
- **국립검역소** : 감염병의 국내 침입과 국외 전파의 방지와 수입식품검사에 관한 보건복지부장관의 사무를 분장한다. 부산, 인천, 군산, 목포, 여수, 마산, 김해, 통영, 울산, 포항, 동해, 제주에 있다.

## 5. 지방보건행정조직

서울특별시는 복지건강본부 복지기획관 밑에 복지정책과, 노인복지과, 장애인복지과, 자활지원과가 있고, 보건기획관 밑에 보건정책과와 건강증진과, 식품안전과, 공중위생과가 있다.

광역시와 도에는 보건복지관계국과 환경관광국이 이름을 약간 달리하고 있다.

보건소의 설치 목적은 보건소법에 따른 보건행정의 합리적인 운영과 국민보건의 향상을 도모하기 위함이다. 보건소는 시·군·구 단위로 하나씩 두도록 하였다. 20만 명을 초과하는 시·군·구에 있어서는 그 초과하는 10만 명마다 1개소의 비율로 증설할 수 있는 규정이 있었으나 실제로 증설된 경우도 없고, 1991년 10월 8일에 삭제되었다.

그리고 내과, 일반외과, 산부인과, 소아과, 치과를 갖춘 보건소는 보건의료원이라 하여 병원의 기능을 겸하고, 보건소의 업무수행을 위하여 필요한 경우 읍·면마다 보건지소를 설치할 수 있도록 되어 있다. 또한 군지역 일부지역에 임산부 및 영유아 관리를 위하여 모자보건센터를 설치하였으며, 농어촌 주민을 위한 특별조치법에 의하여 의료취약지역에 보건진료소를 설치하고 있다.

보건소 직제는 지방자치단체의 조례에 의하여 설치하도록 되어 있어 전국적으로 통일된 조직은 없으나 일반적으로 대도시형, 중소도시형 및 농촌형이 있다. 대도시형은 보건소장 아래 보건지도과, 방역과 및 의약과가 있으며, 중소도시형에는 보건소장 아래 사무장이 있고 보건행정계, 예방의약계, 가족보건계 및 검사계가 있으며, 농촌형에는 보건행정계, 예방의약계 및 가족보건계가 있다.

보건소의 업무내용은 다음과 같다.

- 감염병 및 질병의 예방 및 관리와 진료에 관한 사항
- 보건통계 및 보건의료정보의 관리
- 지역보건의 기획 및 평가
- 보건교육
- 영양의 개선, 식품위생 및 공중보건
- 학교보건에 대한 협조
- 보건에 관한 실험 또는 검사에 관한 사항
- 구강보건, 정신보건, 노인보건 및 장애인의 재활
- 모자보건 및 가족계획
- 보건지소, 보건진료소의 직원 및 업무에 대한 지도감독
- 의약에 대한 지도
- 기타 의료사업 및 국민보건의 향상증진에 관한 사항

## 6. 환경부

기획조정실, 환경정책실, 물환경정책국, 자연보전국, 자원순환국이 있다.

환경정책실은 중·장기 환경보전 종합계획 수립, 환경기술개발 및 환경산업 육성·지원, 환경교육 및 환경관련 민간단체 협력, 환경보건 및 유해화학물질 관리, 실내공기질·소음·먼지 등 생활환경관리, 대기환경보전, 기본계획 수립, 대기오염물질 배출사업장 관리 종합계획 수립, 자동차 공해방지, 저공해연료 사용대책, 기후변화 대응 법령 제개정 및 중·장기 대책 수립을 담당한다.

물환경정책국은 물환경관리 기본계획 수립, 수계별 영향권역별 수질관리대책 수립, 수질오염총량관리, 수생태계 복원, 공장폐수, 가축분뇨 및 비점오염원 관리, 상수도 기본정책 수립 및 물수요 관리시책 추진, 물산업 육성 및 지원대책 추진, 하수도 및 생활오수처리에 관한 기본정책 수립, 토양·지하수 보전을 위한 종합대책 수립을 담당한다.

자연보전국은 자연환경보전 기본정책 수립, 자연생태계 보전 및 국립공원관리, 환경영향평가 및 사전환경성 검토를 담당한다.

자원순환국은 폐기물처리 기본계획 및 종합대책 수립, 생활폐기물 및 사업장폐기물 관리기본계획 수립, 폐기물 재활용 및 재활용 산업의 지원·육성, 폐기물에너지화 기본계획의 수립을 담당한다.

소속기관으로는 중앙환경분쟁조정위원회, 국립환경과학원, 국립생물자원관, 국립환경인력개발원, 온실가스종합정보센터가 있고, 지방청으로는 한강·금강·낙동강·영산강 유역환경청, 수도권대기환경청, 원주·대구·전주지방환경청이 있다.

환경부 산하 공공기관으로는 한국환경공단, 국립공원관리공단, 수도권매립지관리공사, 한국환경산업기술원이 있다.

## 7. 국제보건기구

### (1) 국제공중보건사무소(International Office of Public Health)

감염병 예방을 목적으로 창설되었다. 1918년에 국제연맹(League of Nations)이 창설되었으며 1921년에 산하조직으로 보건기구(Health Orgation)를 발족시켰다. 보건기구와 국제공중보건사무국의 업무의 중복으로 1923년에 국제연맹 보건기구에서 파리에 있는 국제공중보건사무국의 업무를 흡수하게 되었다.

### (2) 범미보건기구(PAHO : Pan American Health Organization)

1902년 멕시코의 제2차 회의에서 범미위생국을 창설하였고, 1924년 국제연맹 보건기구의 지역사무처로 되었다가, 1949년에 세계보건기구와 협력을 체결하여 세계보건기구의 미주지역기구 역할을 하기로 하였다.

### (3) 세계보건기구(WHO : World Health Organization)

1946년 UN 헌장 제57조를 근거로 발족하였으며, 1948년 4월 7일에 효력을 발생하여 UN의 경제사회이사회 전문기관의 하나로 출범하였다. 우리나라는 1948년 8월 17일 65번째로, 북한은 1973년 5월 19일에 138번째로 가입하였다.

본부는 스위스의 제네바에 있고, 다음과 같이 세계 6개 지역에 사무소를 두고 있다. 우리나라는 서태평양 지역사무소 소속이다.

- 동남아 : 본부는 인도의 뉴델리
- 동지중해 : 본부는 이집트의 알렉산드리아
- 범미주(남북아메리카 지역) : 본부는 미국의 워싱턴 D. C.
- 서태평양 : 본부는 필리핀의 마닐라
- 아프리카 : 본부는 콩고의 브라자빌(Brazaville)
- 유럽지역 : 본부는 덴마크의 코펜하겐

세계보건기구는 국제적인 보건사업의 조정 및 지휘, 회원국에 대한 기술지원 및 자료의 제공, 전문가의 파견에 의한 기술자문활동 등을 목적으로 한다. 세계보건기구 헌장 제2조에 따른 기능은 다음과 같다.

- 보건문제에 대한 협의, 규제 및 권고안 제정
- 공중보건과 의료 및 사회보장 향상
- 과학자 및 전문가들의 협력에 의한 과학의 발전
- 국제 검역
- 모자보건 향상
- 보건요원의 훈련 및 기술협력
- 보건통계 자료 수집 및 의학적 조사 연구
- 식품, 약물 및 생물학적 제제에 대한 국제적 표준화
- 재해예방
- 감염병관리
- 정신보건 향상
- 진단검사 기준의 확립
- 환경위생 및 산업보건 개선
- 회원국의 요청에 따른 의료봉사

# chapter 20
# 인구보건

## 1. 정의

인구란 '특정 시간에 일정한 지역에 거주하고 있는 사람의 집단'이다. 인구론은 인구학 및 인구분석학적인 연구이다.

폐쇄인구는 사회경제적인 요인으로 인한 인구이동이 전혀 없고 다만 자연·생물학적인 출생과 사망에 의해 형성되는 인구를 말한다.

안정인구는 폐쇄인구가 일정한 연령별 특수사망률과 출생을 유지해 나갔을 때 궁극적으로 어떤 일정한 연령구성을 유지하면서 기하급수적으로 증가하는 인구를 말한다.

준안정인구는 안정인구와 달리 폐쇄인구가 일정한 연령별 특수출생률만 유지된다는 조건하에 궁극적으로 나타나는 인구를 말한다.

정지인구는 안정인구에서 자연인구증가율이 0(zero)인 가상적인 인구를 말한다.

## 2. 인구구성

### (1) 성별구성

성별비율(성비)은 남녀별 구성비로, 여자 100명에 대한 남자 인구비이다. 1차 성비는 태아의 성비, 2차 성비는 출생 시의 성비, 3차 성비는 현재 인구의 성비이다.

$$성비 = \frac{남자수}{여자수} \times 100$$

### (2) 연령별 구성

1세 미만의 영아인구, 1~14세까지의 소년인구, 15~65세까지의 생산연령인구, 65세 이후의 노년인구로 분류하며, 소년인구를 유아인구·학령기 전·학령기로 세분하기도 하며, 생산인구는 청년인구·중년인구·장년인구로 구분하기도 한다.

연령별 구성 중 부양비는 비경제활동연령층에 대한 경제활동연령 인구의 비를 말한다. 즉, 15세 미만의 소년(유년)인구와 65세 이상의 노년인구로 나눈다.

$$부양비(부양지수) = \frac{15세\ 미만\ 인구 + 65세\ 이상\ 인구}{15세\ 이상 \sim 64세\ 이하} \times 100$$

$$노령화지수 = \frac{노년인구}{소년인구} \times 100$$

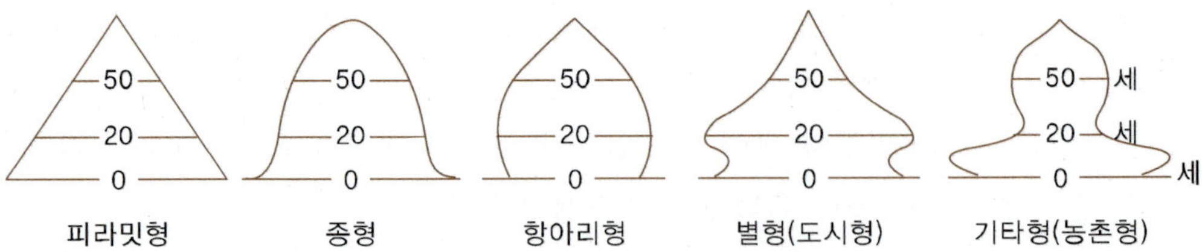


그림 20-1 인구형

### (3) 인구피라미드

인구 구성은 피라미드형, 종형, 항아리형이 있으며, 생산연령인구의 유입·유출에 따라 별형, 기타형이 있다.

- 피라미드형 : 인구 증가형으로, 인구가 증가할 잠재력이 많은 형이며 출생률이 높고 사망률이 낮다. 14세 이하의 인구가 65세 이상 인구의 2배 이상이 된다.
- 종형 : 인구 정지형으로 출생률과 사망률 모두 낮으며, 14세 이하의 인구가 65세 이상 인구의 두 배 정도이다.
- 항아리형 : 인구 감소형으로 사망률이 출생률보다 높으며 평균수명이 높다. 14세 이하의 인구가 65세 이상의 2배 이하가 된다.
- 별형 : 도시형 또는 유입형이라고도 하며, 생산 연령 인구가 많은 도시지역의 인구구성으로 생산층 인구가 전체인구의 50% 이상이다.
- 호로형 : 농촌형이나 유출형이라고도 하며, 인구가 많이 유출되는 농촌이 특징이다. 생산층 인구가 전체 인구의 50% 미만이다.

## 3. 인구성장

### (1) 인구증가

출생과 사망의 차이에 따른 인구증가를 자연증가라 하고 전입과 전출에 따른 인구증가를 사회증가라고 한다. 인구증가의 첫 단계는 고잠재적 성장단계, 둘째 단계는 과도기적 성장단계, 셋째 단계는 인구감소기 단계이다.

- 인구증가

인구증가 = 자연증가 + 사회증가

$$\text{인구증가율} = \frac{\text{자연증가} + \text{사회증가}}{\text{인구}} \times 100$$

$$\text{연간인구증가율} = \frac{\text{연말인구} - \text{연초인구}}{\text{연초인구}} \times 100$$

■ 자연증가

조자연증가율 = 조출생률 − 조사망률

증가지수(동태지수) = 출생수 ÷ 사망수 × 100 또는 조출생률과 조사망률의 비

재생산율은 여자가 평생 낳는 여자 아이의 평균수로, 어머니의 사망률을 무시한 것이 총재생산율이다. 사망을 고려한 것은 순재생산율이다. 생산율 1.0은 인구의 증감이 없고, 1.0 이하는 감소, 1.0 이상은 증가이다.

■ 사회증가

사회증가 = 유입인구 − 유출인구

■ 인구추계

$$P_t = P_0(1+r)^t \text{ 또는 } r = \sqrt{\frac{P_t}{P_0}} - 1$$

$P_0$ : 먼저 실시한 센서스에서의 총인구

$P_t$ : 후에 실시한 센서스에서의 총인구

t : 두 센서스 사이의 기간

r : 연평균 인구성장률

$$\text{배가년수} = \frac{70(\text{연수})}{\text{성장률}(\%)}$$

배가년수 : 인구성장률에 따라 그 인구의 크기가 두 배로 되는 데 소요되는 연수

# 4. 인구조사

## (1) 인구정태와 동태

인구정태는 조사 시점에 있는 인구 상태로 여기서 산출되는 통계를 정태통계라 하며, 인구의 크기·자연적(성별, 연령별)·사회적(국적별, 학력별 등)·경제적(직업별,

산업별 등) 구조에 관한 자료를 산출한다. 국세조사는 일종의 정태통계에 속한다.

인구동태는 일정 기간의 인구의 변동사항으로 출생, 사망, 전입 및 전출 등이 있다. 그중 출생률과 사망률이 중요하다.

### (2) 국세조사

현대 인구조사와 상주 인구조사 방법이 있다. 인구조사는 7월 1일 자정을 기하여 조사한 인구를 기준으로 하며, 다른 날에 조사할 때는 조사일을 표시하도록 되어 있다.

## 5. 세계인구

서기 원년의 세계인구는 2억 5천만 명으로 추산되고, 1650년에는 약 5억이었다. 이같이 두 배가 되는 데 약 1,650년이 걸렸다. 그러나 근대에 들어 1930년에 20억이던 인구는 두 배가 되는 데 35년밖에 걸리지 않아 1975년도에 40억이 되었다. 2010년도의 세계 총인구는 69억 870만 명으로 2009년(68억 2940만 명)에 비해 7,930만 명이 늘었다. 한국은 4,850만 명으로 26위이다.

**표 20-1 세계 및 한국의 인구증가율** (단위 : 100만 명, %)

| | 1950 | | 1975 | | 2007 | | 2025 | | 2050 | |
|---|---|---|---|---|---|---|---|---|---|---|
| 세계 | 2,535 | 100.0 | 4,076 | 100.0 | 6,671 | 100.0 | 8,011 | 100.0 | 9,191 | 100.0 |
| 한국 | 19 | 0.7 | 35 | 0.9 | 48 | 0.7 | 49 | 0.6 | 42 | 0.5 |

자료 : UN(2007), 통계청(2006)

이것은 과학과 의학의 발달, 전쟁과 기근의 감소 등에 따른 결과이다. 이에 따른 인구폭발은 많은 문제를 만들고 있으며 더 심각한 것은 주로 개발도상국가의 인구증가율이 높다는 점이다. 세계인구의 3분의 2를 차지하고 있기 때문이고, 앞으로도 더 증가할 것이기 때문이다. 세계 인구는 2025년에 80억, 2050년 92억이 될 것으로 추산된다.

## 6. 우리나라 인구

1660년(현종 1년)에는 인구가 2,479,000명이었으며 1906년(광무 10년)에는 12,934,000명으로 200년 동안 거의 배로 증가하였다.

1925년에는 19,020,030명이었고, 1944년에는 25,120,174명이었다. 해방 후는 남한이 약 1,900만 명, 북한이 약 600만 명이었다.

그 후 1960년 2,500만 명에서 1990년에는 4,600만 명, 2008년 4,875만 명이었다. 2008년 현재 OECD 평균출산율은 1.71명이고 우리나라 2009년 출산율은 1.15명으로 세계 최저 수준이다.

우리나라의 인구는 2018년까지 증가하다가 감소하기 시작하여 2050년에는 4,234만 명으로 감소하고 노인비율이 증가하여 38.2%를 차지한다. 그래서 현재는 노동인구 5명이 노인 한 명을 부양하지만 2050년에는 젊은이 1명이 노인 한 명을 부양해야 한다.

표 20-2 한국의 성비 및 인구증가율 추이 (단위 : 1,000명, %)

| 연도 | 계 | 남 | 여 | 성비 | 성장률 |
|---|---|---|---|---|---|
| 1960 | 25,012 | 12,551 | 12,462 | 100.7 | 3.01 |
| 1970 | 32,241 | 16,309 | 15,932 | 102.4 | 2.21 |
| 1980 | 38,124 | 19,236 | 18,888 | 101.8 | 1.57 |
| 1990 | 42,869 | 21,568 | 21,301 | 101.3 | 0.99 |
| 2000 | 47,008 | 23,667 | 23,341 | 101.4 | 0.84 |
| 2005 | 48,138 | 24,191 | 23,947 | 101.0 | 0.21 |
| 2010 | 48,875 | 24,540 | 24,334 | 100.8 | 0.26 |
| 2015 | 49,277 | 24,707 | 24,570 | 100.6 | 0.10 |
| 2020 | 49,326 | 24,680 | 24,646 | 100.1 | -0.02 |
| 2030 | 48,635 | 24,190 | 24,444 | 99.0 | -0.25 |
| 2040 | 46,343 | 22,854 | 23,489 | 97.3 | -0.67 |
| 2050 | 42,343 | 20,734 | 21,609 | 96.0 | -1.07 |

자료 : 장래인구추계, 통계청(2010)

남녀 성비는 2020년까지 남자가 계속 높지만 2030년 이후는 여자가 높을 전망이다.

## 7. 인구문제

인구증가 문제는 폭발적 성장과 불균등한 분포가 가장 크다. 또 영양부족, 이환율 증가, 사망률 증가 문제도 있다.

- **경제 발전** : 급격한 인구 증가로 자본과 자원이 부족해지고 완전고용이 어려워져서 경제성장을 어렵게 한다.
- **자원부족** : 자원 소비를 촉진시켜서 자원을 부족하게 한다.
- **환경오염** : 사람이 많아지면 그만큼 사람이 쓰고 버리는 폐기물이 많아져서 환경을 오염시키고, 동식물 자원을 고갈시켜서 문제를 더 심각하게 한다.
- **식량부족** : 식량이 부족하게 될 것이다. 문제가 큰 것은 선진국은 식량 분포가 풍부하지만 개발도상국은 부족하여 사망자수가 늘어나는 점이다.
- **공중보건** : 보건의료의 공급이 부족하고 기아, 불충분한 위생시설 등으로 질병 이환율과 사망률이 높아진다.

## 8. 인구정책

- **양적 조정정책** : 사망률과 출생률의 저하에 역점을 두며, 조정대상은 출생률로서 가족계획사업을 통해 목표를 달성한다.
- **질적 조정정책** : 인구의 성별, 연령별 구조 등의 불균형을 결혼 및 출산을 통해 조절하며 우생학적 정책과 결부되어 있다.

## 9. 생명표

현재의 사망 수준이 그대로 지속된다는 가정하에서, 어떤 출생 집단이 나이가 많아지면서 연령별로 몇 세까지 살 수 있는가를 정리한 통계표로 각 세별로 작성한 생명표는 완전생명표, 5세 계급별로 작성한 생명표는 간이생명표라 한다.

인구집단의 출생과 사망에 의한 생명현상을 나타내는 방법으로 생명표에는 생존수, 사망수, 생존율, 사망률, 평균수명, 평균여명의 6종이 있다.

- **생존수(Lx)** : 일정한 출생수가 어느 연령에 도달했을 때까지 생존할 것으로 기대되는 수로, 동시에 출생한 자가 절반(1/2 Lx)이 된 시기를 반감기라 한다. L1(1세) 이후부터는 남자보다 여자가 많아진다. 반감기는 선진국은 60~70세에 나타나지만 저개발국은 40~50세에서 나타난다.
- **사망수(dx)** : X세의 사람 중 X+1세에 도달하지 못하고 사망한 자의 수를 X세에서의 사망수라 한다. 수식으로는 dx=Lx−Lx+1이 된다.
- **생존율(Px)** : X세의 사람 중 X+1세에 도달할 수 있는 자의 비율을 X세에서의 생존율이라 하며, X세의 사람이 1년간 생존하는 확률이라고 할 수 있다. 수식으로 표현하면 다음과 같다.

$$Px = \frac{Lx+1}{Lx}$$

- **사망률(qx)** : X세의 사람 중 X+1세에 도달하지 못하고 사망하는 비율을 X세에서의 사망률이라고 하며, 수식으로 표시하면 다음이 성립한다.

$$qx = \frac{dx}{Lx} = \frac{Lx-Lx+1}{Lx}$$

- **평균여명** : X세의 생존자수 중 X세 이후 생존할 수 있는 연수의 평균을 X세에서의 평균여명이라 하며, 평균수명은 출생 직후의 평균여명이다. 즉, X세에 도달한 자가 앞으로 평균 몇 년을 더 살 수 있는가에 대한 예상값이다.
- **기대여명** : 특정 연령의 사람이 앞으로 생존할 것으로 기대되는 평균 생존년수이다.
- **기대수명** : 0세 출생자가 향후 생존할 것으로 기대되는 평균 생존년수로서 '0세의 기대여명'이다.

# chapter 21

# 보건통계

## 1. 정의

통계학은 통계자료의 수집, 정리, 분석 방법을 다루는 학문이다. 보건통계는 출생, 사망, 질병, 인구변동 등 인구의 특성을 연구하고, 이에 영향을 주는 생명, 건강 등 보건에 관한 여러 현상과 대상물을 측정, 계측 및 정리, 분석하여 결론을 구하는 것이다.

보건통계의 목적은 인구, 출생, 사망, 사산, 혼인, 질병 등의 제 현상의 수량관계를 명백히 해서 한 나라 또는 한 지방의 보건상태를 파악하는 데 있다.

보건통계와 관련 분야로 의학통계, 생물통계, 생물측정학, 인체측정학 등이 있다.

보건통계의 범위로는 인구통계, 인구통태통계, 사인통계, 질병통계, 체력통계, 발육통계, 영양통계, 의료통계, 보건행정통계, 인체유전통계, 역학통계, 후생보호통계 등이 있다.

## 2. 의의

보건통계는 지역사회나 국가의 보건수준 및 보건상태를 나타내고, 보건사업의 필요성을 결정해 준다. 또 보건입법과 보건사업에 대한 공공지원을 촉구하게 하고, 보건사업의 우선순위를 결정하여 보건사업수행상 지휘, 관제에 도움을 주고 보건사업의 절차, 규정, 분류, 기술의 발전에 도움을 준다. 보건사업의 행정활동에 지침이 되고, 보건사업의 성패를 결정하는 자료가 되며, 보건사업의 기초자료가 된다.

## 3. 공중보건수준의 평가지표

- 영아사망률(대표적 지수)
- 평균수명(WHO가 제시한 국가 간 공중보건의 비교를 위한 건강 지표)
- 비례사망지수(WHO가 제시한 국가 간 공중보건의 비교를 위한 건강 지표)
- 조사망률(WHO가 제시한 국가 간 공중보건의 비교를 위한 건강 지표)
- 사인별 사망률
- 질병이환율
- 유아사망률
- 모성사망률
- 예방 기능 등이다.

## 4. 보건통계 공식

### (1) 조출생률(crude birth rate)

C. B. R.＝연간 출생아수／인구×1,000(사산은 제외)

### (2) 일반출산율

- 일반출산율 : G. F. R. = 연간출생아수/임신가능여자인구수×1,000(출생과 사산 포함)
- 유배우출생률 : L. F. R. = 연간 출생아수/임신가능연령의 유배우 여자인구수 ×1,000
- 산모의 연령별 출생률 : 일정 연령의 산모가 1년간 출산한 자녀수/동일 연령의 여자인구수×1,000

### (3) 인구 재생산

- 합계생산율 : T. F. R.= $\sum_{x-15}^{49} f_x$($fx$ : $x$세 여성의 출산율)
- 총재생산율 : G. R. R.= $\sum_{x-15}^{49} f_x$($fx(F)$ : $x$세의 여자의 여아출생률)
- 순재생산율 : G. F. R.= $\sum_{x-15}^{49} f_x(F)\frac{l_x(F)}{l_O(F)}$

### (4) 사망통계

- 조사망률 : 연간 사망자수/그 해의 인구×1,000
- 영아사망률 : 1년간의 생후 1년 미만의 사망자수/그 해의 출생아수×1,000
- 보정영아사망률 : 일정 기간 내 출생한 자 중 1년 미만의 사망자수/동일 기간의 출생아수×1,000
- 신생아사망률 : 1년간의 생후 28일 미만의 사망자수/그 해의 출생아수×1,000
- 초생아사망률 : 1년간의 생후 7일 미만의 사망자수/그 해의 출생아수×1,000
- 주산기사망률(WHO) : 임신 28주 이후 사산아수+초생아(출생 1주 이내)사망수/출생아수(28주 이상)×1,000
- 모성사망률 : 연간 모성 사망수/연간 출생아수×1,000
- 출생사망비(동태지수) : 연간 출생자수/연간 사망자수×100
- 사망성비 : 남자 사망수/여자 사망수×100

### (5) 질병 통계

- **발생률** : 일정 기간의 환자 발생수/그 지역의 인구×1,000
  연간으로 환산하면 다음과 같다.

  어느 기간의 환자 발생수/그 지역의 인구×그 해의 일수/그 기간의 일수×1,000

- **발병률** : 연간 발생자수/위험에 폭로된 인구×1,000
- **유병률** : 일정 기간에 현존하는 이환자수/어떤 집단의 해당 집단의 인구수×1,000
- **치명률** : 어떤 질병에 의한 사망자수/그 질병의 환자수×100
- **이환율** : 연간의 환자수/연간 인구×1,000

### (6) 인년

만 1개년간 관찰한 사람을 1인년(person-year, 人年)이라고 하며, 관찰 기간이 1개년 이상 2개년 이하인 경우, 예로서 1년 2개월 또는 1년 10개월간 관찰한 사람은 편의상 1년 6개월간 관찰한 것으로 하여 3/2인년으로 한다. 한 해 도중에서 관찰을 시작하고 그해 도중에 관찰이 중지된 사람은 모두 1/4인년으로 한다. 현재 22세인 사람은 만 22세와 만 23세의 중간이므로 생후 22.5년 경과한 것으로 한다.

**표 21-1**과 같이 같은 6인 가족을 6년간 관찰했을 경우 6년째(현재)는 5년째의 조사로부터 1개년이 지나지 않았기 때문에 6년째는 반년으로 한다. 이 표를 중심으로 한 관찰 인년수는 합계 25.5인년이다.

이 관찰인년 사이에 2차 환자가 2인(차녀와 차남) 발생하였기 때문에 발병률은 다음과 같다.

발병률=2/25.5×100=7.8

또, 사망이 1인(차녀)이므로 사망률은 다음과 같다.

사망률=1/25.5×1,000=39.2

**표 21-1** 6인 가족표

| 가족 | 연령 | 1년 | 2 | 3 | 4 | 5 | 6 | 인년 |
|---|---|---|---|---|---|---|---|---|
| 부 | 50 | V | V | V | V | V | 건강 | 5.5 |
| 모 | 45 | V | V | V | V | V | 건강 | 5.5 |
| 장남 | 24 | 발병 | 발병 | 사망 | | | | (2.5) |
| 장녀 | 22 | V | V | V | V | V | 건강 | 5.5 |
| 차녀 | 18 | V | V | 발병 | 사망 | | | 3.5 |
| 차남 | 7 | V | V | V | V | 발병 | 건강 | 5.5 |

계 25.5

# 찾아보기

ㄱ

ㄴ



ㄷ

ㄹ



ㅁ

ㅅ

ㅇ

ㅈ

ㅊ

## ㅋ



## ㅌ



## ㅍ

ㅎ

A



B



C



D



E

# 공중보건학

2000년 7월 5일 초 판 발행
2006년 4월 27일 1개정판 발행
2008년 8월 20일 2개정판 발행
2011년 8월 20일 3개정판 발행
2016년 2월 22일 4개정판 발행
2018년 2월 28일 4개정판 2쇄 발행

지 은 이 | 안용근·김승겸·박상곤·김현정·송황순
발 행 인 | 김홍용
펴 낸 곳 | **도서출판 효일**
디 자 인 | 에스디엠
주 소 | 서울시 동대문구 용두동 102-201
전 화 | 02) 460-9339
팩 스 | 02) 460-9340
홈페이지 | www.hyoilbooks.com
등 록 | 1987년 11월 18일 제 6-0045 호



값 19,000원

ISBN 978-89-85768-97-9